国家卫生健康委员会"十四五"规划教材
全国高等学校药学类专业第九轮规划教材
供药学类专业用

药 学 导 论

第 5 版

主 编　毕开顺

副主编　刘叔文　高会乐

编 者（以姓氏笔画为序）

毕开顺（沈阳药科大学）　　　周其冈（南京医科大学）

刘叔文（南方医科大学）　　　姜　北（大理大学药学院）

李　楠（成都中医药大学）　　倪开勤（湖北中医药大学）

李佐静（沈阳药科大学）　　　高会乐（四川大学华西药学院）

杨建宏（宁夏医科大学）

人民卫生出版社
·北 京·

图书在版编目（CIP）数据

药学导论 / 毕开顺主编 . —5 版 . —北京：人民
卫生出版社，2023.6（2025.4重印）
ISBN 978-7-117-34862-1

Ⅰ . ①药… Ⅱ . ①毕… Ⅲ . ①药物学–高等学校–教
材 Ⅳ . ①R9

中国国家版本馆 CIP 数据核字（2023）第 096268 号

人卫智网	www.ipmph.com	医学教育、学术、考试、健康，
		购书智慧智能综合服务平台
人卫官网	www.pmph.com	人卫官方资讯发布平台

药 学 导 论
Yaoxue Daolun
第 5 版

主　　编：毕开顺
出版发行：人民卫生出版社（中继线 010-59780011）
地　　址：北京市朝阳区潘家园南里 19 号
邮　　编：100021
E - mail：pmph @ pmph.com
购书热线：010-59787592　010-59787584　010-65264830
印　　刷：人卫印务（北京）有限公司
经　　销：新华书店
开　　本：850×1168　1/16　印张：14
字　　数：405 千字
版　　次：2003 年 6 月第 1 版　　2023 年 6 月第 5 版
印　　次：2025 年 4 月第 5 次印刷
标准书号：ISBN 978-7-117-34862-1
定　　价：56.00 元
打击盗版举报电话：010-59787491　E-mail：WQ @ pmph.com
质量问题联系电话：010-59787234　E-mail：zhiliang @ pmph.com
数字融合服务电话：4001118166　E-mail：zengzhi @ pmph.com

出 版 说 明

全国高等学校药学类专业规划教材是我国历史最悠久、影响力最广、发行量最大的药学类专业高等教育教材。本套教材于1979年出版第1版,至今已有43年的历史,历经八轮修订,通过几代药学专家的辛勤劳动和智慧创新,得以不断传承和发展,为我国药学类专业的人才培养作出了重要贡献。

目前,高等药学教育正面临着新的要求和任务。一方面,随着我国高等教育改革的不断深入,课程思政建设工作的不断推进,药学类专业的办学形式、专业种类、教学方式呈多样化发展,我国高等药学教育进入了一个新的时期。另一方面,在全面实施健康中国战略的背景下,药学领域正由仿制药为主向原创新药为主转变,药学服务模式正由"以药品为中心"向"以患者为中心"转变。这对新形势下的高等药学教育提出了新的挑战。

为助力高等药学教育高质量发展,推动"新医科"背景下"新药科"建设,适应新形势下高等学校药学类专业教育教学、学科建设和人才培养的需要,进一步做好药学类专业本科教材的组织规划和质量保障工作,人民卫生出版社经广泛、深入的调研和论证,全面启动了全国高等学校药学类专业第九轮规划教材的修订编写工作。

本次修订出版的全国高等学校药学类专业第九轮规划教材共35种,其中在第八轮规划教材的基础上修订33种,为满足生物制药专业的教学需求新编教材2种,分别为《生物药物分析》和《生物技术药物学》。全套教材均为国家卫生健康委员会"十四五"规划教材。

本轮教材具有如下特点:

1. **坚持传承创新,体现时代特色** 本轮教材继承和巩固了前八轮教材建设的工作成果,根据近几年新出台的国家政策法规、《中华人民共和国药典》(2020年版)等进行更新,同时删减老旧内容,以保证教材内容的先进性。继续坚持"三基""五性""三特定"的原则,做到前后知识衔接有序,避免不同课程之间内容的交叉重复。

2. **深化思政教育,坚定理想信念** 本轮教材以习近平新时代中国特色社会主义思想为指导,将"立德树人"放在突出地位,使教材体现的教育思想和理念、人才培养的目标和内容,服务于中国特色社会主义事业。各门教材根据自身特点,融入思想政治教育,激发学生的爱国主义情怀以及敢于创新、勇攀高峰的科学精神。

3. **完善教材体系,优化编写模式** 根据高等药学教育改革与发展趋势,本轮教材以主干教材为主体,辅以配套教材与数字化资源。同时,强化"案例教学"的编写方式,并多配图表,让知识更加形象直观,便于教师讲授与学生理解。

4. **注重技能培养,对接岗位需求** 本轮教材紧密联系药物研发、生产、质控、应用及药学服务等方面的工作实际,在做到理论知识深入浅出、难度适宜的基础上,注重理论与实践的结合。部分实操性强的课程配有实验指导类配套教材,强化实践技能的培养,提升学生的实践能力。

5. **顺应"互联网+教育",推进纸数融合** 本次修订在完善纸质教材内容的同时,同步建设了以纸质教材内容为核心的多样化的数字化教学资源,通过在纸质教材中添加二维码的方式,"无缝隙"地链接视频、动画、图片、PPT、音频、文档等富媒体资源,将"线上""线下"教学有机融合,以满足学生个性化、自主性的学习要求。

众多学术水平一流和教学经验丰富的专家教授以高度负责、严谨认真的态度参与了本套教材的编写工作,付出了诸多心血,各参编院校对编写工作的顺利开展给予了大力支持,在此对相关单位和各位专家表示诚挚的感谢!教材出版后,各位教师、学生在使用过程中,如发现问题请反馈给我们(renweiyaoxue@163.com),以便及时更正和修订完善。

人民卫生出版社

2022年3月

主 编 简 介

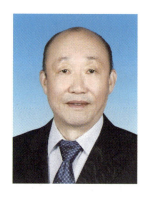

毕开顺

　　沈阳药科大学教授、博士生导师,原沈阳药科大学校长,国务院政府特殊津贴获得者,曾任国务院药学学科评议组召集人、国家药典委员会委员、中国药学会药物分析专业委员会副主任委员、美国药典委草药东亚专家委员会委员等。先后主持和完成国家自然科学基金、国家科技重大专项等国家和省部级科研项目50余项。曾获多项省部级科技进步奖,主编《实用药物分析》《药学导论》《医药统计学》和《高等药物分析学》4部著作,发表学术论文1 000余篇,其中SCI收录300余篇,申请和授权专利数十项。

副主编简介

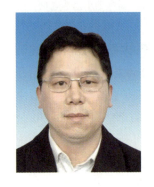

刘叔文

二级教授，南方医科大学副校长，研究生院院长，"器官衰竭防治"国家重点实验室副主任，国家药品监督管理局药物代谢研究与评价重点实验室主任。国家"万人计划"科技创新领军人才，入选国家百千万人才工程，国务院政府特殊津贴获得者。担任教育部高等学校药学类专业教学指导委员会委员，国家药典委员会委员，中国药理学会抗炎免疫药理专业委员会主任委员，广东省药理学会理事长。主要从事抗病毒药物及抗炎免疫药理学研究，主持国家自然科学基金重点项目等30余项课题的研究，获得中国和国际发明专利授权50余项，获得霍英东教育教学奖、中国侨界贡献奖、广东省教学成果奖一等奖，在 *Lancet* 等期刊发表高水平学术论文260余篇，被国际引用13 000余次，h指数为48。

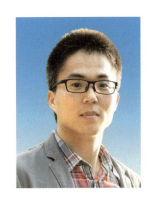

高会乐

博士，四川大学华西药学院教授，教育部青年长江学者，四川省杰出青年，中国科协"青年人才托举工程"入选者，四川省学术与技术带头人后备人选。主要从事脑靶向和肿瘤靶向递药系统研究。在 *Sci Adv* 等杂志上发表第一／通信作者SCI论文140余篇，授权专利6项；入选科睿唯安高被引科学家、爱思唯尔中国高被引学者，全球顶尖前10万科学家。获得中国药学会青年药剂学奖等奖励。主编由 Elsevier 出版社出版的专著两部，参编国家规划教材3种，目前担任 *Acta Pharm Sin B* 执行副主编、*Expert Opinion Drug Deliv* 等6家SCI期刊编委，并担任四川省药学会纳米药物专业委员会主任委员。

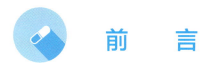 前　言

　　《药学导论》(第5版)与大家见面了,它的前身要追溯到20世纪90年代末。随着我国高等教育改革的全面深化,高等药学教育的课程体系和人才培养模式也发生了深刻的变革。为本科学生开设早期导入药学教育的课程,使学生一进入大学就能够受到药学的启蒙教育,加强大学生的综合素质培养,正是课程体系改革的重要内容。这一改革有效地扭转了长期以来药学学生要到大学三年级以后才开始接触到药学专业课程及相关概念的弊端,对培养学生的药学素养、职业意识和使命感等都起到了积极的作用。本教材的前四版正是在这样的背景下编写出版的,本教材的出版适应了药学类各专业学生早期学习药学知识、了解药学发展的需要,明确了药学工作者的职责和使命。

　　我们在认真收集各学校近年来使用本教材的意见和建议的基础上,对本教材进行了修订。本着荟萃东西、贯通古今、跨越学科、展望未来的编写方针,本教材加入了新技术和新方法的介绍,充分地反映出现代药学的新进展和新成就。有些章节做了调整,药剂学内容从结构上进行了更新,药学统计学与药学信息学加入了药学真实世界数据研究应用和实例。本书整体上更加精练,深入浅出,通俗易懂,有较强的实用性。

　　本教材共分12章,第一章绪论,界定药学的内涵,概括全书后续11章的内容和它们之间的关系,论述药学的发展,并展望其未来;第二章至第九章为药学的8个二级学科;第十章是与西药对应的中药学;第十一章药学统计学与药学信息学,是对药学进步有重要意义的交叉学科,此次编写中增加了真实世界数据研究内容,也是本书的一个特色;第十二章是高等药学教育与药学人才。本书主要作为药学类专业本科生教材使用,也可供医药工作者学习和高中生在高考选择专业时参考,引导读者获得正确的、全面的药学概念,解决其学习中的疑难问题。

　　本教材的第一章由李楠和毕开顺编写;第二、三章由姜北编写;第四、七章由倪开勤编写;第五章由刘叔文编写;第六章由高会乐编写;第八、九章由杨建宏编写;第十章由李楠编写;第十一章由李佐静编写;第十二章由周其冈编写。在修改更新过程中第二章和第三章得到了张德全教授(博士)、肖朝江副研究员(博士)的大力协助,在此表示感谢。由于编者水平有限,教材中难免有缺点和错误,恳切希望应用本教材的广大师生和读者指正。

毕开顺

2022年12月

目 录

第一章

绪　论

第一节　药物萌芽

第一章
教学课件

　　人类最初是怎样知道使用药物的？药物这个概念是怎样形成的？中华民族的祖先炎帝即神农氏，《淮南子·修务训》记载神农氏"尝百草之滋味，水泉之甘苦，令民知所辟就，当时之时，一日而遇七十毒"。神农教会百姓尝药，用神鞭打百草使其显示药性，被中华民族尊为药祖。人们根据对动物习性的观察，如在自然界观察到：鹿生病后专吃薇薁草，病犬吃稻草，病猪吃瓦松；埃及朱鹮大便干结时会用长嘴插入肛门自行灌肠；非洲熊用菖蒲治胃病；黑猩猩用树叶贴伤口止血等，进而推测既然动物都有这种自我救护的本能，作为高级动物的人类自身则更具有生而知之的医药本能。"药食同源"的观点认为，人类早期的生存环境十分恶劣，在猎取动物或采摘植物获取食物的过程中，不可避免地会误食一些毒物，导致吐泻、昏迷甚至死亡等中毒现象的发生，但有时却能使原来的疾病好转甚至痊愈。通过反复地实践与经验的总结，人们发现不同的动植物对人体可以产生不同的影响，于是开始了早期的药用动植物资源的开发。

　　那么，药物究竟是如何萌芽起源的？这要按照历史唯物主义的观点来探究。1876年，恩格斯在《劳动在从猿到人转变过程中的作用》指出了劳动在人类进化中的巨大作用。人类对药物的认识不是突发的，不是生而知之遗传而来的，也不仅仅是本能的，而是在人类的生产、生活劳动实践过程中进化形成的。远古时期，不同的生产方式会影响人们对药的认识和利用。种植业相对发达的地区，人们会种植有药用价值的植物。以狩猎为主要生产方式的人们，更倾向用动物入药，比如驴用其皮、龟鳖用其甲。

　　人类对药物使用又是怎样在劳动过程中得以发展的？这要追溯到一百八十万年前的旧石器时代。摩尔根在其名著《古代社会》中认为，人类最早生存于热带或亚热带森林，食物是草根、果实等；而后开始用火，鱼类成为人类的食物；弓箭发明后，禽兽肉成为一般食物，狩猎活动建立了，此时形成了母系氏族公社的社会组织。欧洲古代称药物为"drug"，即"干燥的草木"；我国东汉《说文解字》称"药，治病草也"。由此看来，人们最早发现的药物最有可能是植物药，因为采集是旧石器时代人类最早、最广泛的生活方式。采集者往往注意那些果实和根茎较大的植物，如药物大黄这类块茎植物最早被中国药书记载。原始社会大多由妇女担任采集任务，因此，首先熟悉草药的人大多是妇女。在荷马史诗《伊利亚特》中描述了原始时期精通药物的妇女叫阿葛米达。原始人类采集植物，发现它们有的香甜可口，有的苦涩难咽，有的使人呕吐、腹泻、昏迷或死亡，有的却使疾病缓解。经过无数人反复尝试、千中得一、积少成多，又经过人类的语言、思想等代代相传，人们逐步地学会了辨别哪些是有用的、有益的草木，哪些是无用的、有毒的草木，植物药因此被发现。在植物药发现使用的同时，人类已学会用火，鱼类也进入人类的食谱，有了弓箭等利器后，飞禽走兽入药也成为可能。原始人类很快尝试用动物的血、脂肪、内脏等作药，动物药的使用在数量上甚至超过了植物药。我国的《山海经》记载有治疗作用的药物共计49种，其中植物药18种，动物药29种，不明2种。动物药数量超过了植物药。远古人类由于和野兽搏斗而致伤或因暴风雨袭击而发生病痛，会有意识地用手抚摸揉按身体的相应部位或用火塘边的热泥、树叶外敷，以致原始的药物外治方法而出现。

人类就是这样在自身的生产与生活实践中逐渐发现了植物药、动物药和外治药。

第二节　古代药学发展

一、古代两河流域与古埃及药学发展

（一）古代两河流域的药学发展

古代两河是指亚洲西南部的幼发拉底河和底格里斯河,这一地区的文明史大约从公元前3000年开始至公元前500年结束,依其年代顺序分别有不同的称谓:苏美尔、美索不达米亚、巴比伦、亚述等。科学家从19世纪中叶起开始对两河流域进行系统的考古发掘,相继发现了两万余块泥板文书。其中涉及医药内容的泥板文书有800余块。医药泥板文书记载了当时常用的藕、橄榄、月桂、桃金娘、鸡尾兰、大蒜等植物药;动物脏器等动物药;铜、铁、石油等矿物药;丸剂、散剂、灌肠剂等剂型;溶解、煮沸、滤过等制药方法;空腹服药和饭后服药等服药方法。以食疗和各种自然疗法为主,出现早期原始外科术。最著名的一块泥板文书陈列在大英博物馆,是公元前3000年以前的一本治疗手册。此书表明,古代美索不达米亚的医生们已能使用几百种植物药,其中许多至今还在应用,如罂粟、曼德拉草、亚麻仁、甘草、没药、香草、肉桂、药西瓜、阿魏、大麻和颠茄。此书还记载了明矾、硫黄、硝石和铜等矿物药。

颁布于公元前1792—公元前1750年左右的《汉谟拉比法典》(人类历史上第一部完备的法典)中也有许多关于医药的记载。法典记载了医生不依法典医治的惩罚条款,还记载了一些常用的动物药、植物药、矿物药。

两河流域的药物发展是古代医药文化重要的组成部分,可以看到最早用文字记载的药物、药物疗法和最早在法典中规定医生责任的记载。

（二）古埃及的药学发展

尽管当时古埃及没有药物专著,但已经出现了保存大量处方的方书,即"纸草书"。纸草书是书写在草本植物根茎上的文字,比较著名的与医药相关的纸草书有康氏纸草书,主要介绍妇科的治疗知识;史密斯纸草书,主要介绍外科的治疗知识;埃伯斯纸草书,介绍一般的医学理论。这些纸草书除了介绍医学理论、妇科和外科的治疗知识以外,还介绍了多种药物,如止咳药、吸入药、熏蒸药、坐浴药、灌肠药等。其中抄写于公元前1550年的埃伯斯纸草书(纸草书以发现者命名)被认为是目前世界上最早的药物治疗手册之一。埃伯斯纸草书全书有700余种药物和800余个处方。药物来自植物、动物和矿物,其中绝大多数为内服。从中发现古埃及人使用的植物药、动物药、矿物药,人体的唾液、尿、胆汁等排泄物也被用作药物。药物纸草书的内容十分广泛,对各种疾病的治疗方法奇特而有效。和美索不达米亚一样,古埃及人也在药物中使用污秽之物。其指导思想与古代两河流域如出一辙。

古埃及和古代两河流域药物在大约公元前3000年至公元前1000年的时间里,几乎同时有了发展,从目前的史料来看,这两个地区的药物发展要早于中国。以经典药物阿司匹林为例,研究阿司匹林的当代历史学家迪尔米德·杰弗里斯(Diarmuid Jeffreys)曾因古埃及人的药品清单中包含柳树而兴奋不已,因为人类最初就是从柳树皮中提取出了阿司匹林。如果认为这意味着古埃及人可能利用了柳树的药用价值,确实会令人心情愉悦,但他们事实上并未把柳树与其他药材区分开来,在他们的认识中,柳树并不比洋葱或芹菜更具疗效。但从中依然可窥见古埃及灿烂的医药文化。此外,古埃及的药物发展还影响了古希腊的药物发展,在文艺复兴时代,古埃及和古希腊药物共同奠定了近代西方药物学的基础。

二、古希腊与古罗马药学发展

(一) 古希腊的药学发展

公元前 2000 年左右,古希腊文化形成了。公元前 11 世纪,希腊盲诗人荷马在史诗《伊利亚特》和《奥德赛》中记载了大量古希腊从氏族社会向奴隶制社会过渡的医药状况。诗中赞美了医生,描写了许多战伤及其疗法:如拔箭头、敷油膏镇痛、裹绷带用压迫法止血或用树根粉末止血等。

古希腊医生希波克拉底(Hippocrates,公元前 460—公元前 370)主张将医学从哲学中独立出来,他认为医学是一门技艺,它必须摆脱哲学家虚妄的思辨,直接指向它的实用目的——治愈患者;他同时又宣布要将医药学从庙堂医学、祭司手中解放出来。希波克拉底的医学经验、四体液学说、医德思想在西方影响很大,也因此被西方称为"医学之父"。他强调用药的目的完全是帮助患者恢复适应自然。他虽然比较注重患者的自然愈合力,但也不忽视有效药物的使用,而把药物作为一种帮助治愈的辅剂使用。在他的《希波克拉底文集》中记有多种药物。在药物治疗方面,他认为第一需要是排出体内过剩的体液,因此常使用的是泻剂、发汗剂、催吐剂、灌肠剂和利尿剂。希波克拉底的治疗原则是相反疗法,即通常说的"以毒攻毒"疗法,如诱发咳嗽的药可用以治愈咳嗽;藜芦会引起呕吐和腹泻,他却用此药治愈上吐下泻的患者。希波克拉底从其医理思想出发更注重饮食疗法。他主张医生不应妨碍病理变化的自然过程,而要用一切办法去激起身体的自然能力,饮食疗法成了首选的治疗方法。在他的饮食疗法中,用得最多的是大麦煎汤。其他饮食还有糖、蜜水、牛奶、葡萄酒等,还有一些十分像现代的营养补剂。

古希腊药物是在吸收了外来医药文化,且宗教迷信束缚较少的情况下,在经验医学的基础上,接受自然哲学影响,以其独特的精神发展起来的。值得指出的是,古希腊医药学开始发展时就已有了专业药物调剂人员,即所谓"切根人"。帮助医生调制药剂,收集药根,晾干、捣碎后制剂。"切根人"后来演变成了药剂师。

(二) 古罗马的药学发展

古罗马大约从公元前 8 世纪开始了它的历史。最早生活在这一地区的是伊特鲁里亚人,其医药水平比其他文明古国要落后得多。在古罗马帝国时期,古罗马人全盘继承了古希腊的医药成果,并在此基础上有所发展,成为整个西方医药发展中一个重要组成部分。在古罗马时期终于形成了集药物药性、药味、剂型、配伍、毒副作用等思想于一体的理论系统与框架。而这一阶段的药物学思想理论的集大成者,就是迪奥斯科里季斯编著的《药物学》。

公元 23—79 年,罗马著名的百科全书家、植物学家老普林尼著有《自然史》37 册,其中第 20~27 册论述植物药,28~32 册论述动物药和矿物药。

公元 30 年前后,医学家塞尔苏斯(著《百科全书》),其中《论医学》(共 8 册)第五册中论述了药物,将药物分为:内服药,包括泻剂、发汗剂、利尿剂、吐剂、麻醉剂;外用药,包括灌肠剂、敷剂、硬膏剂、泥罨剂、坐药等。他认为治疗疾病应依靠药物、饮食、锻炼等综合因素。

公元 40—90 年,古罗马历史上出现了第一个药物学家——迪奥斯科里季斯(Dioscorides)。他是一名外科军医,有机会随军队转战世界各个地区,广泛搜集药物资料,于公元 77 年写成《药物学》专著。书中记载药物的数量相当可观,达 900 余种。该书第一册记述香料、膏剂和油剂,第二册记述动物,第三、四册记述植物,第五册记述酒类和矿物药。并详细记述了当时对每种药物药性、药味、炮制、配伍、毒副作用、采收加工等的认识,还为其中的一部分药物配上了手绘插图。他所记载的药物中有 100 余种至今仍为医药界所用,他最早记述了姜、乌头、芦荟的治疗作用,熟悉铁有收敛止血的作用,知道欧伤牛草和莨菪有安眠的作用。他的《药物学》综合了古罗马的药物知识,代表古罗马药物使用的水平,被后人誉为"古代西方药物学的先驱"。书中不仅涉及了药物的调制法,且对药物的采集、储藏及其真假鉴别都有论述。

公元 200 年左右,古罗马出现了一位医生盖伦(Galen)。盖伦是继希波克拉底以后西方古代最有影响的医学家,他一生从事医学研究,对药物研究也有较大的贡献。他的解剖著作《论解剖标本》影响西方医学达一千余年。盖伦的药学知识相当丰富,在去各地旅行时很注意探索新的药物,并且强调按照地区、季节和气候来用药。他记述使用了 540 种植物药,180 种动物药,100 种矿物药。其中有胡椒治疗间日疟、司格蒙旋花治疗黄疸、洋芫荽和芹菜治疗肾脏病。他反对用动物和人的分泌物作为药物。盖伦还经常调制药品,开办制药作坊,制备各种制剂,包括散剂、丸剂、酊剂、酒剂、煎剂、溶液剂、浸剂、醋蜜剂、硬膏剂等。他有好几个药方被沿用至 17—18 世纪,至今西方药房中那些用物理方法提取制备的酊剂、浸膏、流浸膏等仍被称为"盖伦制剂"。

古罗马帝国从兴起到衰落大约一千年,在这漫长的历史阶段,尤其是全盘吸收了古希腊的文化后,古罗马文明对世界文明发展有一定贡献。古罗马药物学在古希腊药物学的基础上有了长足的发展,涌现出许多真正的、专业的药物学家,使用的有效药物已达近千种。古罗马医药是西方古代医药发展的最高时期。

三、古印度与古代阿拉伯药学发展

(一)古印度的药学发展

印度是世界文明古国之一,有着悠久的药物使用历史。吠陀(Veda)是印度宗教文献的总称,由梵文写成,它最早以口头的形式流传。于公元前 1500 年左右,吠陀时代开始,延至公元前 800 年。吠陀中传递了有关古印度药物的信息,当时记载药物最多的是阿输吠陀(Ayur Veda),在梵文中"阿输"意为"生命、活力、长寿",故此书记载了不少医药知识。

古印度历史上先后出现了两位名医。公元 1 世纪贵霜王朝时期,印度名医科拉加(Caraka)在其著作中提到的草药有 500 种,集中论述了各药的性能、培植方法和收集方法。他认为好药必须有四大特点:潜力大、适合疾病、能与其他药混合、能久藏不坏。在那个时代,科拉加要求,医院应备有草药馆以提供植物药,动物馆以提供动物药,为医疗所用。这一时期印度著名外科医生苏斯拉他(Susruta)对药物贡献也很大。他把植物药分成 37 类共 700 种,提到用酒止痛、用印度大麻熏烟止痛,最早在手术中用药物止血、止痛。古印度人治病的基础是饮食疗法,并使用植物治疗。他们常用的方剂与其他古国略有不同,有吐剂、喷嚏剂、吸入剂、粉剂和软膏剂,各种蒸汽浴也很流行。

古印度由于其特殊的地理位置对世界药物交流影响较大,很早就同中国、古希腊、阿拉伯等国家有文化往来。古希腊的许多文学作品中有印度药物,希波克拉底著作中记述了许多印度药品,如豆蔻、胡椒、生姜等。还提到一种清洁牙齿的药剂,药名就称"印度制剂(india preparation)"。中国早在东汉就和印度有了往来,南北朝时,医书中大多含有印度色彩。《隋书》中记有《龙树菩萨药方》四卷,《婆罗门诸仙药方》二十卷等书。唐朝王焘著有《外台秘要》,介绍了印度眼科药,如硫酸铜、硼砂、明矾等。印度的香药如阿魏、郁金香、豆蔻、龙脑、丁香等传遍世界各地。

(二)古代阿拉伯的药学发展

公元 700 年前,阿拉伯人以游牧生活为主,科学文化与医药知识均很贫乏。公元 800 年,阿拉伯世界强盛起来,其疆土扩大到埃及、叙利亚、巴勒斯坦、伊朗等地。在以后的五六百年时间内,阿拉伯人十分重视吸收各个地区的科学文化知识,在短时期内实现了科学文化的跃进。尤其是中国的造纸术传入阿拉伯,到了 10 世纪,纸已经完全取代了原来的羊皮和纸草,这对阿拉伯文化的发展、传播起了很大的作用。阿拉伯人十分重视收集、翻译古希腊典籍。据记载,当时著名的阿拉伯翻译家胡内恩率领助手在不到 50 年的时间里,几乎把所有重要的古希腊医药书都翻译为阿拉伯文,包括《希波克拉底文集》、底奥斯考里德的《药物学》。从 9 世纪起,阿拉伯医药学从翻译转向建立自己的医药体系。

世界上第一个正规的药房出现在阿拉伯,10 世纪时伊斯兰地区的所有医院都普遍设有药房。阿拉伯医生吸收了古希腊、古罗马、中国、印度等国的药物和处方,将药物分为基本药、佐药、协助药、替代药,可替代使用的药物有 200 余种,如用野鸢尾代替乌头、面粉代替淀粉、鸽子粪代替兀鹰粪、欧伤牛草代替罂粟等。阿拉伯的药物剂型颇具特色,有糖浆剂、舐剂、软膏剂、擦剂、乳剂、油脂剂、香草冷剂、动物器官浸液、金银箔衣等。

雷塞斯(Rhazes,约 860—932)是一位多产作家,所著《万国医典》是一部医学百科全书,多年前被欧洲采用。其代表作《天花和麻疹的鉴别》,在世界上享有盛名。雷塞斯是最早能清楚区别天花与麻疹的人。他还使用汞油膏来治病,被欧洲人尊称为"首先应用汞制剂的人"。

阿维森纳(Avicenna,980—1037)是阿拉伯著名医生,同时又是一位百科全书家。他一生著作很多,其中最著名的为医学巨著《医典》。此书总结了当时传入的希腊、罗马、印度、中国等医药学知识和阿拉伯人的医药知识,大约一百万字。全书不仅有病症描述、治疗方法、药物使用等经验,还十分注重编著的逻辑性,因此被阿拉伯和欧洲的学校作为医药教科书使用。此书在 800 年间再版 200 余次,直到近代西方医学体系兴起后才被取代。《医典》共分五大卷,第一、二卷为生理学、卫生学、病理学内容;第三、四卷介绍疾病治疗的方法;第五卷描述药物的成分及其制法。《医典》中记有药物 800 种,分类记述了常用药的功效、组成、适应证、剂量、用法和毒性。阿维森纳还著有药学专著,如《心脏病用药集》《蜜醋的性质》等。

12 世纪和 13 世纪,阿拉伯鼎盛时期出现了许多医药学者,他们对药物的研究各具特色。如贝塔尔(1197—1248)把希腊、阿拉伯等地区的药物融合为一体,写了《药用植物集成》一书,被誉为阿拉伯最完备的药学著述。其中记载药物约 1 400 种,约 300 种为当时新增药物,堪称阿拉伯药物知识的总结。

古阿拉伯在短短的五六百年中融合吸收了其他民族先进的知识,从一个游牧民族发展为一个跨地区的大国,短时间内实现了科学文化的跃进。阿拉伯医药的发展水平是相当高的,与同时期我国唐宋时代的医药水平相当。古代阿拉伯对世界科学文化及医药发展具有独特的贡献。

四、中国古代药学发展

(一)中国古代药学的萌芽时期

我国殷商时代用龟甲兽骨作文字载体,现已发现甲骨文中记载的疾病有 13 种,但尚未见有"药"字的甲骨文。

我国最早的诗歌总集《诗经》记载了药物 100 余种,如"采采卷耳,不盈顷筐","采采苤苢,薄言采之"(苤苢为车前草)。今天人们仍然使用的《诗经》所记载的药物有:苍耳、车前草、薇、蕨、棠梨、梅、茅、苇、苦菜、菟丝子、麦、桑椹、合欢、益母草、艾、李、芍药、栝楼、枸杞、羊蹄菜、大豆、芹菜等。《山海经》是我国古代的一部著作,其写作年代已很难考查出来,有人认为是战国时代的作品,汉代有所增补。因此,它所反映的内容应该是先秦或更早期的。历代将其内容列入艺文志地理门内,但《山海经》记载有治疗作用的药物共计 49 种,植物药 18 种,动物药 29 种,不明 2 种。一般药名下均说明产地、形状、特点、效用或使用方法,如杜衡,"其状如葵,其臭如蘼芜,可以走马,食之已瘿"(即医治肿瘤)。药物使用方法有:服、食、佩、卧、浴、涂抹等。《山海经》所记载的许多药物为后世的本草所引用。

1972 年在长沙马王堆西汉古墓中发现了我国古老的方书——《五十二病方》。书中介绍了 52 种疾病及其医疗药方,共计药方 280 余个,提及药物 240 余种。至今仍然有效的药物还有许多。由于当时用药经验不丰富,外治方法占很大比例,有外敷法、药浴法、熏法、熨法、灸法、按摩法、角法(拔火罐)等。药方同时记有煮、丸、酒、煎膏等药物使用方法,值得一提的是书中出现了早期辨证施药的思想。《五十二病方》填补了我国先秦时期医药的空白,反映了当时中国的用药水平。

(二)中国古代药学的奠基时期

秦汉时期是我国古代医药学奠基时期,出现了《黄帝内经》《神农本草经》《伤寒杂病论》等一系列著作和张仲景、华佗等著名医药学家。《黄帝内经》奠定了医学理论基础,《神农本草经》奠定了药物应用的基础,《伤寒杂病论》则奠定了医学理论与药物应用有效结合的基础。这些都标志着秦汉时期的药物发展进入一个较高的水平。

《神农本草经》是我国第一部药物学专著,约成书于西汉以前。《神农本草经》共载药物 365 种,采用上、中、下三品的分类法。"上药养命,中药养性,下药治病",又曰:"上药无毒,多服久服不伤人;中药无毒有毒,斟酌其宜;下药多毒,不可久服。"每一种药物下记有异名(一名)、气味、出处、主治等,如:"当归,味甘温,主咳逆上气,温疟寒热洗洗在皮肤中,妇人漏下绝子,诸恶疮疡,金疮,煮饮之。一名干归,生川谷。"《神农本草经》所载 365 种药,80% 以上至今仍然有效。如人参"安精神,定魂魄,止惊悸,开心益智";茵陈蒿治"热结黄疸",现中医广泛用于肝炎的治疗;黄连治"腹痛下痢";麻黄"止咳逆上气",是一种极好的平喘药;栝楼根治"消渴",是中医治疗糖尿病的有效药物;大黄"荡涤肠胃,推陈致新,通利水谷调中化食",是一种治疗积食利下的有效药物;恒山,即常山,治"伤寒寒热,热发温疟"。书中指出处方用药时要注意药性,分辨多寡、主次,"药……有君、臣、佐、使,以相宣摄合和"。用药配伍禁忌很详细,如:"有单行者,有相须者,有相使者,有相畏者,有相恶者,有相反者,有相杀者。"又说:"药有阴阳配合,子母兄弟,根茎花实,草石骨肉。"书中指导采药时则宜注意药性、时间、产地、干燥、真伪。此书在隋唐时期广泛流行,至宋初时遗失。自其问世以后,历代本草药物古籍均以《神农本草经》所载药物为基础,随着时代的发展添加或修改。

《黄帝内经》是我国最早出现的医学典籍,其建立了"阴阳五行学说""脉象学说""病因学说"等中医核心理论,奠定了人体生理、病理、诊断以及治疗的认识基础。《伤寒杂病论》则是我国第一个将医学理论与治疗实践紧密结合的医学典籍,《伤寒杂病论》为东汉张仲景所著,后经后世根据该书佚文,分别整理编辑,分为两部:《伤寒论》和《金匮要略》。《伤寒论》记载医方 113 方,共分 12 类,每类之中各方仅几味之差。《金匮要略》是治疗杂病的书,包括内、外、妇、急救等,载方 262 方,除去重复之方只有 175 种。张仲景著作中所运用的药品达 170 余种。治疗方法分为汗、吐、下三法,现在仍然是中医治病的基础。至汉代,中国医药水平已跃居世界首位。

(三) 中国古代药学的发展时期

魏晋南北朝到唐宋时期,是我国古代药物大发展阶段。中药方剂、中药炮制、药物品种、药典、中外药学交流、炼丹术均有较大发展,出现了第一部制药专著——《雷公炮炙论》、第一部药典——唐代《新修本草》、第一部中外药物交流专著——《海药本草》;还出现了中国历史上著名的唐慎微、药王孙思邈等人。

1. 魏晋南北朝药学的发展　南北朝时期的陶弘景对公元 5 世纪以前的本草做了很好的总结,编写了《本草经集注》一书。书中除《神农本草经》记载的 365 种药物以外,又新增了 365 种药物,合 730 种。《本草经集注》共分三卷,在药物使用、分类、加工等方面有新的进展,对药物的性味、产地、采集、形态和鉴别等方面的论述有显著提高。在药物剂量上,指出"以十黍为一铢,六铢为一分,四分为一两,十六两为一斤……";"一撮者,四刀圭也,十撮为一勺,十勺为一合"。记载的炮炙方法有:去木心、去壳、去心皮、去瓤、细切、捣碎、槌破、锉、刮屑、炙、熬、煎煮等。《本草经集注》在本草发展史上占有重要地位。

晋代的葛洪著有《肘后备急方》,是一部简单实用的小型医药书,载药 350 种左右。其中植物药 200 余种、动物药 70 余种、矿物药和其他 70 余种。书中贵重药物很少,大多记载农野山村易得之物,如大蒜、姜、大豆、豉、艾、灶下黄土、食盐、墨等,鸡、鸭等禽类及其血、便等。现代医学家从《肘后备急方》中发现不少独特药物,如常山、青蒿等。其中,在 20 世纪 70 年代从青蒿中开发出的青蒿素在抗疟疾上取得世界瞩目的效果。

中药炮炙在我国有悠久的历史。《黄帝内经》中记有炮炙药物的内容;《伤寒论》中注明了许多常用药的炮炙方法,麻黄去节、杏仁去皮尖、附子用炮法、大黄用酒浸、厚朴用姜炙等。南北朝时期,我国最早的中药炮制学专著——《雷公炮炙论》问世。此书系统地总结了公元 5 世纪前中药加工炮制的方法,共记载了 300 余味药物的加工方法。如巴豆含剧毒的植物蛋白质,有效成分是其油脂部分。雷公说:"凡修事巴豆敲碎,以麻油并酒等可煮巴豆子,研膏后用。"以上方法足以使有剧毒的植物蛋白变性,同时提取出有效的巴豆油。又如炮制大黄要求蒸后晒干贮存,目的是加热破坏某种分解酶、保存其有效成分。对生物碱类物质,如吴茱萸、莨菪等要求用醋泡浸。中药有许多含鞣质的药物遇铁会反应发黑,雷公指出必须注意"勿令犯铁器",如刮芍药皮需用竹刀;知母、没食子不得遇铁。

2. 唐代药学的发展 公元 7 世纪,唐代,社会生产力水平不断提高,经济繁荣,人民生活水平提高,对医药卫生的要求也越来越高。本草学也因此得到了较大的发展,唐代本草专业类著作达 20 余种,其中最有名的是公元 659 年,由唐朝政府组织编写了药物书籍《新修本草》(又称《唐本草》),全书共载药物 844 种,介绍药物的性味、产地、采制、作用和主治。为便于采药和用药时正确辨认,还详细描绘了《新修本草图》,并以《新修本草图经》加以说明。《新修本草》是我国第一部以政府名义编撰的药书,它是我国也是世界药学史上最早的一部官修药典。《新修本草》一经问世就被广泛流传,在历史上、在国内外都有较大的影响。唐代著名药王孙思邈《千金翼方》中就大量参考《新修本草》中内容。1899 年,在敦煌石窟中发现的大量古代珍贵文献中就有《新修本草》的手抄本。

孙思邈(581—682)是隋唐时期杰出的医药学家,在我国医学史上享有较高的声誉。孙思邈一生著述丰富,最著名的为他在公元 652 年写成的医书《备急千金要方》。此书共 30 卷,涉及基础医学理论和临床医学治疗诸方面,分门别类,内容博深,仅药方就收载了 5 300 余首。孙思邈近百岁时续写出《千金翼方》30 卷。这两部数百万言的医方,在我国的医药史上占有重要地位。孙思邈继承了《神农本草经》《本草经集注》《新修本草》的内容,在此基础上,融入了他对药物研究的成就,特别在药物的采集、种植、炮制、贮藏、保管方面,都有比较系统的论述。在药物治疗方面,孙思邈记载了不少有效药物。如用海藻、昆布和动物甲状腺 - 羊靥、鹿靥治疗瘿瘤即甲状腺肿大;用含有丰富维生素 A 的动物肝脏治疗夜盲症;用赤小豆和谷皮预防脚气病,这比欧洲人应用维生素 B_1 防治该病早了将近千年;用常山、蜀漆治疗疟疾;用茵陈、大黄治疗黄疸;用槟榔治疗绦虫;用栝楼、生地黄治疗糖尿病等。孙思邈是德术兼备的医学家,他指出医生不但要有精湛的医学知识和技能,还要有高尚的医德修养和认真诚恳的医疗作风。孙思邈是我国当之无愧的古代医家伦理学的伟大奠基人,千百年来一直受到人民的尊敬,被后世称为"药王"。

3. 宋代药学的发展 两宋四百年间,科学技术日益发达,尤其是活字印刷的发明,为出版包括医药书籍在内的文字材料创造了条件。公元 973—974 年,宋政府刊行的《开宝本草》,记载药物达 980 余种。公元 1057 年,宋代设立了"校正医书局",集中了一大批医药学者,有计划地、系统地收集、校订、刊行了一批宋代以前的医药书。1060 年,宋政府又收集整理新颁《嘉祐补注本草》,记载药物已达 1 082 种。苏颂是宋代享誉世界的科学家、本草学家。《嘉祐补注本草》乃前朝本草之纠错修正与增广之作,并未能完全体现苏颂所处时代本草与医学之发展进步。因此,苏颂等官员再奏请编写《本草图经》,公元 1058 年奉诏进行全国药物普查,历时 3 年,于 1061 年完成此书。《本草图经》是一部集药物、药图和药用(方剂)为一体的药物学著作。全书 20 卷,目录 1 卷,为中国第一部图文并茂的雕版药物学著作。《本草图经》为宋代本草学家苏颂等编绘的一部承前启后的伟大药物学著作,对后世有着深远影响。惜原书已佚,大部分内容保存于北宋医家唐慎微的《经史证类备急本草》之中。在宋代所有本草中,最宏伟精湛者当数《经史证类备急本草》(简称《证类本草》),书中共收载药物 1 500 余种。此书规模巨大,内容详博,药物众多,方药并举,超过以往的官修本草。

方剂的发展与药物发展息息相关。随着宋代官修本草的不断刊印,公元 992 年宋政府颁发了方剂书《太平圣惠方》共百卷,有 76 834 个验方,内容极其丰富,对病证及病理、方剂、药物都详加论述。后续宋政府又颁布了《太平惠民和剂局方》(简称《和剂局方》),载方 788 首,在每一首方中详列主治疾病、药物的炮制方法等。此时中药的"炮炙"已发展为"炮制"。在《太平惠民和剂局方》中,中药饮片的加工方法列为法定的制药规范。传统中药的炮制方法,如水飞、醋淬、纸煨、面煨、煅、浸、蒸、炒、炼、炮、焙、蜜制等方法已经成熟。

本草学的发展使人们对毒药有了进一步的了解。公元 1247 年,宋慈在前人的基础上写成《洗冤录》一书。书中内容丰富,除人体解剖、尸体检查、现场检查、死伤原因鉴定等法医知识外,还列举了用于自杀或谋杀的毒物,以及急救和解毒方法。《洗冤录》共四卷,第一、二卷记载有关法医检验知识,第三卷论述毒药,第四卷为中毒解救法。此书为世界上最早的法医学著作。

(四)中国古代药学的成熟时期

明代杰出医药学家李时珍(1518—1593)编写的《本草纲目》是中国古代药物成熟的标志。这部 16 世纪的世界性科学巨著,一直到现在还被人们学习应用。李时珍在行医的实践中发现前代许多医药学著作存在着缺陷、疏漏,甚至明显的错误,他核对了数百种古籍,查阅了数百万字的文献资料,三易其稿,在 1578 年,历经 26 年,写成了《本草纲目》这部完整的科学巨著。《本草纲目》一问世,引起巨大反响。《本草纲目》在国内有六十多种版本,印数已无法统计。1607 年,《本草纲目》传入日本,30 年后以日文出版,引起日本医药界的震动。日本学者认为"其影响远至 19 世纪末叶"。1735 年,法国传教士将此书译为法文,后又被译为英文、德文、俄文。《本草纲目》在 18 世纪已传遍欧洲,被作为中国医药学、植物学、矿物学、动物学、化学等专著加以研究。

《本草纲目》共计五十二卷,全书近 200 万字,载药 1 892 种。其中矿物药 355 种、植物药 1 094 种、动物药 443 种,是古代本草中记载药物最多的一部著作。李时珍新增药物 300 余种,有不少成为后世常用药。药后附方 11 096 首,其中李时珍新增药方 8 161 个。书中有附图 1 160 幅。《本草纲目》的分类体系新颖实用,药物被分为 16 部 60 类,检索一个药物,按"部、类、种、药"的编撰顺序即可查到。《本草纲目》在每种药后有八项详细的说明。其中"释名"解释药名的由来和别名;"修治"专论采药季节、炮制方法;"气味"论述药物的性味;"主治"论述药物功效和主治的疾病;"集解"中列举了诸家对药物的详细说明,包括产地、性状、区别;"发明"是对药物功效的具体描述,此处李时珍经常谈自己的行医体会,对前人经验评价独到;"正误"为纠正前人错误的项目;最后一项为"附方",列举了各种药方。《本草纲目》还被称作"16 世纪中国的百科全书"。书中除丰富的医药知识外,还论述了天文、地理、农、林、渔、冶金等方面的知识,对历史及哲学也有涉及。《本草纲目》集中国古代药物之大成,被称为"前无古人,后无来者"之作。《本草纲目》代表我国古代药物发展已进入成熟时期。

第三节　近代药学发展

一、近代药学相关学科的发展

(一)近代化学的发展

化学在 17 世纪至 18 世纪开始萌芽。英国科学家玻意耳提出了元素的科学定义,法国科学家拉瓦锡提出燃烧的本质是氧化,推动近代化学的革命。英国科学家道尔顿提出了原子理论,俄国科学家门捷列夫建立了元素周期表,近代化学在 19 世纪得到蓬勃发展。发展至 19 世纪中叶,无机化学已建立了一系列定律与学说,三酸二碱和合成氨化学工业已建立。19 世纪下半叶有机化学迅猛发展,由于煤的副产品的发现,有机合成工业产生了,大量的人工合成的化学物质出现,尿素的发现打破了无机化学与有机化学的界限。分析化学伴随着近代化学产生了,各种定性分析方法建立并成熟,同时酸碱滴定法、氧化还原法、重量法、容量法等定量分析方法也已建立。无机化学与有机化学成为近代药物发现与发展的基础。

(二)近代生物学的发展

在 19 世纪之前,生物学的研究大多集中在对动植物形态、生活习性的描述上。1735 年,瑞典植物学家林奈提出动植物的分类系统及命名方法,沿用至今,成为目前生药学与药用植物学的世界通用命名与分类方法。

(三) 近代医学的发展

药学的发展与医学的发展密不可分,药学的每一个进步都依赖于医学的发展。18世纪末,英国乡村医生詹纳呕心沥血研究10余年,发明了牛痘法预防天花,成为医学史上重要的里程碑。19世纪的微生物学、细菌学研究取得重大进展,最值得称道的是法国的巴斯德与德国医生科赫。法国科学家巴斯德发现酒、牛奶变质的真正原因是微生物所产生的作用,提出了著名的"巴斯德消毒法"。巴斯德提出了免疫的概念,于1881年成功研制出炭疽杆菌减毒疫苗,以后又研制出狂犬病疫苗。巴斯德的免疫疗法已经突破了詹纳牛痘接种发明的经验思想,奠定了现代免疫治疗的基本思想。德国医生科赫经过几十年潜心研究细菌微生物,找到了十几种细菌,并科学地提出这些细菌是导致许多疾病的真正原因。到20世纪初,大部分致病性病原体都已被科学家发现并证实了,这与科赫的贡献是分不开的。

二、近代药学学科的形成

(一) 药学进步

文艺复兴时期,瑞士医生帕拉塞尔苏斯首先提出炼金术应转向冶金与制药等实用方向,提倡使用化学品,如铅、铁、硫酸铜、砷等作为药物。这一时期在科学史上被称作"医药化学运动"。医学化学学派的影响延续至17世纪和18世纪,使不少著名的医生和药剂师投身化学研究,如普里斯特里、伯齐利厄斯、李比希、席勒等著名的近代化学家,大多从事过医生或药剂师的职业。17世纪德国药剂师格劳贝尔潜心研究无机盐类药物,发现并用硫酸钠(芒硝)作为药物,他的头像曾一度被作为欧洲药店的标志。18世纪瑞典药剂师舍勒在药房开展化学研究,如从苹果中分离了苹果酸、从柠檬中分离了柠檬酸、从尿中分离了尿酸、从酒石中分离了酒石酸等,进而发现了一系列有机酸,还发现了氧气、氯气、高锰酸钾、氢氟酸等无机化合物。席勒也是近代化学史上一位著名的化学家,开创了近代以天然药物为原料的药剂学基础,被称为药剂师之父。这一阶段药学领域并未像医学那样实现真正的革命性的飞跃。

(二) 药理学的形成

药理学是药学中较早成熟、较早分化的一门学科。19世纪从植物中提纯了许多化学物质,如1803年法国医学家塞昆首次从鸦片中提取到吗啡结晶,1817年法国药剂师佩利蒂埃和马让迪从吐根中提取到吐根碱结晶,1818年德国药剂师迈斯纳从药用植物中提取的弱碱性有效成分,将其命名为生物碱。以后的几十年里,大量的被称为"生物碱"的物质从传统草药中提取出来,有番木鳖碱、马钱子碱、奎宁、秋水仙碱、咖啡因、尼古丁、阿托品、麻黄素等。这些化学物质与生物体的相互作用,即生理作用相继被研究,它们的作用部位相继被确定,化学实验技术水平的提高和有机化学的发展使得许多植物药的有效成分被提取出来,为药理学实验创造了有利条件,使药学这样一门叙述性科学过渡到了属于实验科学范畴的实验药理学。19世纪德国建立了第一个药理实验室,施米德贝格为药理学的奠基人。他于1883年出版了第一本药理学教科书《药物学基础》,再版时改称《药理学基础》,书中以生理作用作为药物分类的依据,认为药理学应该是治疗学的先驱。药理学的建立使药学研究更精确化、准确化,成为现代药学的基础学科之一。此后这一西方实验科学伴随着西方医学而一同进入中国,拓展了中药研究的手段,丰富了传统"药理"的内涵,成为中药研究的重要分支领域。

(三) 化学合成药的发现

19世纪有机化学工业发展很快,特别是染料化工、煤化工等的发展,为人们提供了更多的化学物质和原料,人们对众多的有机合成化学的中间体、产物等进行了药理活性研究,比如从以前几乎毫无用处的煤焦油中发现了大量的有效药物。同时合成技术的发展,使人们用简单的化工原料来合成药物成为可能。19世纪40年代,美国与英国医生相继发现了乙醚、氧化亚氮、氯仿等气体吸入后可导致失去知觉,成功地开发出手术麻醉药。苯酚、漂白粉被发现有杀菌作用,用于手术器械、纱布的消毒和医生洗手。这两类药物的发现成功地解决了19世纪外科学中疼痛和感染两大难题,促进了外科学的进步和制药工业的发展。1847年硝酸甘油从化工厂得到,不久便用于治疗疾病,至今仍为治疗心绞痛的有效药物。1859年,化学家利用大量易得的苯酚十分便利地合成了水杨酸,而后制成乙酰水杨酸——百年老药阿司匹林。在19世纪下半叶发现了一大批解热镇痛药,如对乙酰氨基酚(又名"扑热息痛")等。

以上这些药物的发现,意味着人类不仅能将天然物质作为药物使用和从天然物质中提取有机化合物作为药物,还能制造出自然界不存在的化学合成物质作为药物。化学合成药的出现为药物化学的形成奠定了物质基础。药物化学的基本理论、药物构效关系和基本研究方法,在19世纪末和20世纪初相继建立,药物化学从药物学中分化出来,形成一门独立的学科。

第四节　现代药学发展

20世纪药学发展的成就是举世瞩目的。药物有效地控制了各类感染性和非感染性疾病,降低了死亡率,大大提高了人类的平均寿命。纵观20世纪100年的药学发展,人们发现药物治疗呈现了三次重心的转移和飞跃。第一次是从20世纪初至20世纪中叶,药学的发展重心是针对各种感染性疾病的,这一次飞跃是以磺胺药、抗生素的发现与大量生产使用为标志;第二次是从20世纪60年代开始,药学的发展重心转移到治疗各种非感染性疾病上来,发现了一大批受体拮抗剂、酶抑制剂等药物,这一次飞跃是以β肾上腺素受体拮抗剂普萘洛尔、H_2受体拮抗剂雷尼替丁等药物的发现为标志的;第三次是从20世纪70年代开始,各种基因工程、细胞工程药物的出现,使生物大分子活性药物广泛地应用临床,开创了各种疑难病症、遗传性疾病和恶性肿瘤生物治疗的新阶段,这一次飞跃是以人生长激素、胰岛素、干扰素等一大批生物技术药物的产生为标志的。

一、现代药学的概念

当学习与研究药学科学时,很自然地会提出:什么是药学? 药学的研究对象和研究范畴是什么? 药学研究的目的和任务又是什么? 药学学科依赖的科学原理与研究方法是什么? 现代药学又有哪些特征,与古代药学有何区别(以下文中的现代药学均简称"药学")。应当怎样去学习掌握它? 要回答这些问题,还是先从药学的定义与性质入手。

(一) 药学的定义与性质

药学(pharmacy)是研究药物的一门科学,是揭示药物与人体或者药物与各种病原生物体相互作用与规律的科学;药学也是研究药物的来源、成分、性状、作用机制、用途、分析鉴定、加工生产、经营、使用以及管理的一门科学。

药学学科总体上属自然科学的范畴。当药学的研究对象局限于药物时,例如研究药物化学、药物分析、药物制剂时,它的自然科学属性很强;当药学研究集中在药物与人的相互作用即药物应用时,药学的研究对象就涉及人,而人既有自然属性又有社会属性,此时,有的药学学科,如医院药学、社会药学、药品经济学、药事管理学等则有较强的社会科学属性。

(二) 药学范畴

范畴是指"人的思维对客观事物普遍的本质的概括和反映"。各门科学都有自己研究的一些基本范畴,比如化合与分解是化学的范畴,商品与价格是经济学的范畴。药学的服务对象是人,药学研究的对象是药物,要解决的核心问题是疾病,最终的目的是维护人类的生命与健康。故药学的基本范畴为:生命、健康、疾病、衰老与死亡和药品。药学属于医学门类,以上这些范畴同时也是医学的基本范畴。在学习药学科学之时,应该对其本质性的问题(即范畴)有一定程度的认识,这样才能树立正确的健康观、疾病观、生命观和药品治疗观,并用以指导药学科学的学习与研究。

1. 生命　生命是医药学、生命科学乃至哲学的重要概念。生命是由核酸、蛋白质等生物大分子所组成的生物体不断进行着物质、信息和能量交换的一种综合运动形式。不同生命的质量、价值有差异,要区别对待。人的生命就是人的生物学生命和社会学生命的结合体,其本质是一种拥有自觉意识的精神性存在。在人的生存中应强调生命的物质价值、精神价值和人性价值的统一。对生命的认识关系到医药的根本目的并影响其发展。

生命观是人们对生命的最根本、最一般的认识,是由一些相关理论共同构成的综合性哲学范畴,涉及社会伦理、道德、法律、文化等问题。对生命的认识,关系到每个从业人员的职业价值观,影响其对医药根本、本源的认识。生命观不同,对生命、生命价值、生命质量的认识也不同。如医药的根本目的是什么? 如何珍惜生命、善待生命? 控制疫苗安全性的自觉意识,坚守干细胞研究的底线,处理生命医学科技带来的有关伦理难题,把握药物使用与生命质量关系等都涉及对生命的认识与理解。对生命的思考使人们更加珍惜生命、善待生命,从而将医药职业道德,以人为本的精神上升到一个崇高的、自觉的境界。

生命质量(quality of life,QOL),又称生活质量,指不同文化和价值体系中的个体对他们的生活目标、期望、生活标准以及生活状态的体验,包括个体在生理、心理、精神和社会各个方面的主观感受和综合满意度。常用的生命质量测定指标包括:①疾病症状、治疗副作用、压抑表现等生理指标;②活动水平、认知状态、角色状态、性功能等身体功能指标;③情绪良好、情绪压抑等心理指标;④社会关系、工作角色、业余休闲、经济状况等社会指标;⑤生活意义等精神指标。健康是人的基本权利,是评价生命质量的重要指标,是生活质量的基础,是人生最宝贵的财富之一。良好的生命健康质量不仅是个人的追求,也成为社会的奋斗目标,而疾病则是人类面临的重大挑战,如恶魔般对人类健康进行破坏和摧残,生命健康质量与疾病成为一对无法分离的冤家。在人类发展的历史长河中,保护人类健康、消除疾病成为永恒的话题。由此,人类在生存发展中捍卫生命与健康最重要的武器 - 药物,就成为我们关注的重要对象。正是由于对药物的发现和利用,人类才渡过了面临的一次次危机,使得人类社会得以发展和延续。药物是与生命和健康相关联的物质,可用于疾病的预防、诊断和治疗,满足人们的健康需求。质量好的药品并且科学、合理地使用,可以保障患者的健康和生命; 质量差的药品或药品的不合理使用,可能因延误治疗或毒副作用损害患者的健康,甚至危及生命。目前,药物治疗效果逐渐采用发病率、死亡率、生存期、生命质量指标进行评价。随着社会的发展,威胁人类的疾病谱发生了重大改变,心脑血管病、恶性肿瘤、糖尿病等慢性疾病成为当今人类死亡的重要原因,而临床实践中发现这些疾病单用药物治疗往往不能收到满意的效果,且伴随着各种不良反应的出现。研究表明,许多疾病的发生发展和预后都与心理、社会因素有着密切的关系。

2. 健康　防治疾病,保障人们健康长寿是医药学的目标。健康的概念有广义与狭义之分。狭义的健康概念为:"人体各器官系统发育良好,功能正常,体质健壮,精力充沛。"随着医学模式从生物医学模式向生物 - 心理 - 社会医学模式的转变,人们对健康的认识更为深刻。世界卫生组织提出一个广义的健康概念:"健康不仅是免于疾病和衰弱,而且是个体在体格方面、精神方面和社会方面的完美状态。"健康不仅是躯体没有疾病,还要具备心理健康、社会适应良好和有道德。世界卫生组织进一步提出"健康是基本人权,达到尽可能的健康水平,是全世界范围内一项最重要的社会性指标"。人类不仅要提高健康水平,还要全面提高生活质量和生存质量。对健康概念的认识影响着人们的用药观念与用药行为。比如减肥药物的研究与大量上市,引发对健康美丽概念的争论与思考。

3. 疾病　疾病是有别于健康的一种生命运动形式。我国《辞海》对疾病的定义是:"人体在一定条件下,由致病因素所引起的有一定表现形式的病理过程。"

疾病发生的原因是医学研究的核心,也是药物对症治疗的关键所在。疾病发生的原因分为三大类:外在原因、内在原因、自然环境与社会心理原因。疾病发生的外界因素包括:①生物因素,即生物性因素专指各种病原生物,如病毒、立克次氏体、支原体、细菌、螺旋体、真菌、原虫以及各种有害动植物;②物理因素,温度、电流、气压、机械力、各种辐射线等,当其超过机体的生理耐受阈值时便成为致病因素;③化学因素,生物毒素、代谢物质、药物、农药等各种无机物质及有机物质在造福于人类的同时也成为人类的一大致病因素;④营养因素,营养不良可导致贫血、发育不良、佝偻病等,严重的可导致死亡,营养过剩又会导致高血脂、心脏病、高血压、糖尿病等现代"富贵病"的发生。

疾病的发生与宿主(人体)的内在条件密切相关。人体的神经内分泌、免疫、遗传、先天发育、年龄、性别、种族等也会成为疾病产生的易感因素。自然环境影响生态系统的质量,直接影响人的生理功能;当生态质量恶化时,会危害人体健康而产生疾病。人的社会生活方式、心理因素也与人的健康和疾病密切相关。自然环境与社会心理因素往往通过各种外界或内在因素综合作用,导致疾病的产生。由于国家民族、社会经济、生活习惯、战争、个体遗传与行为等各不相同,疾病在不同时期、不同人群中的发病率与死亡率不尽相同,有时会发生较大的变化。这种变化从疾病谱中反映出来。疾病谱对科学、动态、全面地掌握疾病的变化规律,制定疾病防治和药物研究的战略决策提供了科学的保证。

营养不良、传染病等往往伴随着饥饿贫穷现象。随着我国经济发展、人民生活水平提高,这类疾病的发病率急剧下降,已经在前十位之后;与此同时,心脑血管疾病、恶性肿瘤等慢性非传染性疾病的发病率跃居前十位。

4. 衰老与死亡　衰老是生物体随着年龄增长而发生退行性变化的总和。当前人口寿命增加、人口老龄化趋势加剧。在一个国家或地区的人口中如果 60 岁以上的人口超过 10%,或者 65 岁以上人口超过 7%,或者 14 岁以下人口少于 30% 就被视为老年型国家或地区。世界上包括我国在内的 50 余个国家已进入老年型国家行列。我国第七次人口普查显示,中国 60 岁及以上人口超 2.6 亿,老龄化程度进一步加深,预计 2059 年我国 65 岁及以上人口将增长到 4 亿左右。人口老龄化后,从资源消耗端看,一方面给医药市场带来了巨大的商机,另一方面给社会福利带来了巨大的压力。认识到人口老龄化的问题将有助于推动医药研究的发展。

死亡是生命活动的终止。生理死亡是衰老的结果,病理死亡是疾病发展的结果。由于死亡是一个渐进的过程,死亡的标准就成为医学、法学、伦理学共同关心的问题。

5. 药品　《中华人民共和国药品管理法》对药品做出如下定义"用于预防、治疗、诊断人的疾病,有目的地调节人的生理机能并规定有适应证或者功能主治、用法和用量的物质,包括中药、化学药和生物制品等"。世界各国对药品的定义各不相同,在我国药品专指人用药品,不包括动物疾病用药、农药等。药品按使用目的可分为治疗药品、预防药品、诊断药品、保健药品四类。从药品管理的角度,药品按照不同分类方法可有以下几种类别:处方药与非处方药、新药、特殊管理药品(麻醉药品、精神药品、医疗用毒性药品、放射性药品)、国家基本药物、国家基本医疗保险药品。按使用方法,可将药品分为口服药、外用药、注射用药等。按原料来源,可将药品分为化学药、中药、生物制品。按功能,可将药品分为预防治疗疾病药品、改善缓解痛苦药品、影响生物学功能药品。

药品是一种特殊商品。曾经在一段时间内,人们只重视药品的福利性而忽略了药品的商品性。随着我国经济的发展,药品是商品,医药产业能够产生不可估量的社会效益,更能产生巨大的经济效益,这已经成为共识。但在药品的商品性凸现时,切不可忽略药品是一种特殊商品,与一般商品比较,它有许多特殊性。药品既有效又有毒,具有特殊的用途、特殊的时效性、特殊的消费方式和特殊的质量要求。药品的基本要求应当是:安全、有效、质量可控。由于药品的特殊性质,为保证药品质量,保障人体用药安全,维护人民身体健康和用药的合法权益,各国政府均加强了对药品的监督、控制和管理。药品是公认的管制最严格的商品之一。

(三)药学学科体系结构和内容

任何一门学科都是由一定专门知识体系组合而成的。药学发展到今天已成为一个庞大的科学体系,它包含生药学、天然药物化学、药物化学、药理学、药剂学、药物分析学、药事管理学等学科。由于学科的发展和综合交叉,各学科之间又派生出更多的分支学科。各学科之间相互联系,相互依存,同时又有各自的研究领域。

一个药物从发现到临床应用,要经历以下几个阶段:潜在药用物质的发现或发明、结构成分确定、药理作用筛选、药效学评价、安全性评价、制剂工艺研究、质量控制、检测、临床合理应用等。药学的各个分支学科按药物研究、生产、使用的各个阶段大致可分为以下几类:第一类为发现潜在药用物质以供研究的学科,属于这类学科的有中药化学、药物化学等;第二类为评价药物的安全性与有效性,及研究临床应用的学科,属于这类学科的有药理学、毒理学、药代动力学、临床药理学等;第三类为解决药物生产与质量问题的学科,属于这类学科的有药剂学、药物分析学、生物技术制药等;第四类为针对天然药物、生药开展研究的主要分支学科,属于这类学科的有药用植物学、生药学、天然药物化学等。

(四)药学学科的其他相关学科

各学科的研究均离不开数学方法的应用,如数理统计学已在药学的各个学科中作为定量化、科学化的基础。物理学的方法与原理以及由物理技术支持的各种现代仪器是进行药学研究不可缺少的基本手段。从药学的历史发展过程可见,化学学科在现代药学的形成与发展中起着直接的、举足轻重的作用。医学与药学是密不可分的科学。药学属于医学门类,药学必须搞清楚人体的生理功能、病理状态,搞清楚病原体的本质,搞清楚疾病产生的原因,方可研究生产出真正有效的药物。因此,生理学、人体解剖学、生物化学、病理学、微生物学、诊断学、免疫学等学科成为药学学科的医学基础学科。

用图 1-1 来说明目前药学教育中药学学科与基础学科、应用学科和相关学科的关系。

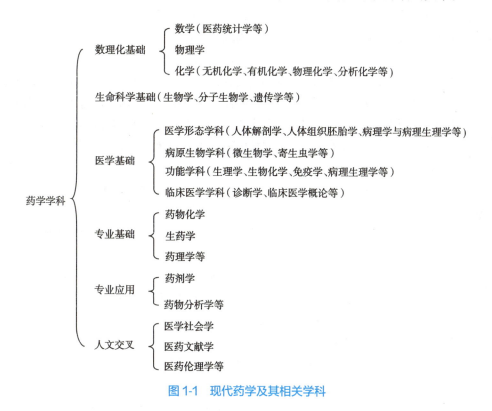

图 1-1 现代药学及其相关学科

二、现代药学的战略地位与作用

(一)现代药学在社会生活中的地位与作用

药学是医疗保健事业的一个重要组成部分,是人类战胜疾病的重要手段。它在人类的生存、繁衍中起着极为重要的作用。在 20 世纪,由于青霉素、氨基糖苷类药物、头孢菌素、喹诺酮类等一系列抗生素、抗菌药物的出现,曾经严重威胁人类生存的各种致病性微生物、烈性传染病已经被人类征服。

伤寒、霍乱、炭疽病、血吸虫病、鼠疫、梅毒等疾病导致的死亡率大大降低,在许多国家,包括我国,感染性疾病已退居为死亡原因的次要位置。20 世纪下半叶,医药科学家致力于寻找治疗各种非感染性疾病(如创伤性脑损伤、骨髓增生异常综合征、肝炎等疾病)的药物,如抗肿瘤药、心脑血管疾病治疗药、中枢神经系统疾病治疗药、抗胃溃疡药等,这些药物极大地缓解了病情,降低了发病率与死亡率。随着社会的进步,人类生活水平的提高,人们不仅需要更多更有效的药物防病治病,同时还需要不断提高身体素质、增强智能、延年益寿,药品成为人类正常、健康生活的必需品之一。医药学的进步促进了社会的繁荣与昌盛,提高了人口素质,延长了人类的寿命。由于工业化、城市化的发展,以及人类生存的自然环境与社会环境的变化,曾流行过的传染性疾病疟疾、肺结核、登革热、血吸虫病等死灰复燃,新的疾病仍不断发生。此外,许多现有疾病如恶性肿瘤、肝炎、心脑血管疾病、阿尔茨海默病等的治疗难题,远未彻底解决。这些现象均表明人类对药物的需求是永无止境的。药学在人类社会生活中还将发挥重要的作用。

(二) 现代药学在经济生活中的地位与作用

药学科学对促进各国国民经济快速发展具有十分重要的意义。人类对新的、高质量药品的需求不断增长,使医药产业一直以较高的速度发展。人类的需求是医药经济发展的原动力,即使一些国家在经济不景气的情况下,医药产业仍然会处于活跃的状态,保持上升趋势。因此,医药产业被称为"永远的朝阳产业"。

近几十年来,我国医药工业产值年均递增均处于 15% 以上,规模不断扩大,经济运行质量与效益不断提高,位居国内各行业领先地位。医药工业总产值由 1978 年的 64 亿元人民币增长到 2015 年已超过 3 万亿元,中国医药市场成为全球第二大医药市场,医药行业近 40 年里总产值增长了 410 倍,比其他产业提前 30 年达到国家现代化三步走的战略目标。据工信部统计,2021 年我国医药工业实现营业收入 33 707.5 亿元,医药工业增加值累计同比增长 23.1%,增速创近 5 年来新高。2022 年医药工业规模以上企业实现营业收入 33 633.7 亿元,同比增长 0.5%。随着全球医药制造业向新兴国家转移,《"健康中国 2030"规划纲要》的全面实施,医药需求和医疗保健体系的健全,我国将成为全球药品消费增长最快的地区之一,医药工业将呈现生产保持中高速增长、盈利水平保持稳定等趋势。

我国医药工业主要由化学药品原料药、化学药品制剂、生物生化制品、医疗仪器及器械、卫生材料及医药用品、中药饮片、中成药七大子行业构成。我国生产的药品品种比较齐全,基本上能满足 14 亿人口防病治病的需求。医药产业是我国国民经济中成长性非常好的一个产业,药学的发展逐渐适应社会发展需求与人们的治疗需求。可以预言,医药产业仍将以高于其他产业的速度迅速发展,我国将从医药大国向医药强国迈进。

药学不仅对各国经济发展有巨大的贡献,产生了直接的经济效益,还产生了不可低估的间接的经济效益。药学的发展保护了劳动力——社会生产力中最积极最活跃的因素。一个有效药物可以使某个疾病的发病率、死亡率降低,减少劳动力的损失。

(三) 现代药学科学在自然科学中的地位与作用

药学作为应用性学科,需要基础学科理论、方法的支持,它的需求又推动了基础学科的进步,学科之间相互促进,共同发展。药学科学是医学科学的重要组成部分,药学为医学提供了大量的预防和治疗药物;而药学的每一次飞跃,都建立在医学疾病机制发现和医学基础学科发展的基础上。药学与医学一样属于生命科学。生命科学对受体、神经递质、核酸、多肽、基因、蛋白组生物大分子的结构与功能研究,为药物构效关系、药物先导化合物和新药研究提供了基本理论和方法,药学也为生命科学提供了重要的信息。药学研究包括从自然界不断分离提纯生物活性物质,用人工方法源源不断创造出崭新的化合物等,为有机化学的发展增添了新内容。药学推动着医学、生命科学、化学向纵深发展。药学成为现代高科技交叉应用的领域,生物工程、新型材料、信息技术、计算机等高科技总是最快地在医学、药学学科找到实践和应用的领域。

三、现代药学的发展特征

现代药学是在 19 世纪近代科学发展的基础上,尤其是近代化学发展的基础上建立起来的,四大化学(包括无机化学、有机化学、物理化学及分析化学)是药学的支柱学科,化学的理论、方法、手段在药学发展中占支配地位,这种药学发展的模式称为化学 - 药学模式。

药学是连接生命科学和化学科学的医疗保健行业,20 世纪后半叶,以化学为基础理论指导的药物研究开发逐渐走入困境。化学药物的研究成本越来越高,成功率越来越小。而现代药学的发展中,以基因工程、蛋白质工程为标志的生物技术,以光电子技术、人工智能为标志的信息技术,以超导材料、人工定向设计的新材料为标志的材料技术等高新技术的引入引起了现代药学研究以及治疗的深刻变革,使现代药学凸显了极强的高科技特征;另外,药学领域多学科齐头并进,系统细化研究人类各项疾病的发生、发展,为找到有效的诊断、预防和治疗的方法打下基础,现代药学亦提出了系统生物学概念,即在系统水平整合多组学数据进行生物学基础问题和疾病病理机制研究,旨在挖掘引起某表型的基因型,从而探索可应用于临床诊断的生物标志物或治疗的药物靶点,改变了药物研究的概念和方法。目前的现代药学发展模式呈现了"高科技发展"及"学科分化、综合、交叉发展"的重要特征,药学发展模式的转变对药学政策制定、药学教育、药学人才培养模式以及药学学科群中带头学科的发展战略性等问题的变革都将是深刻而持久的。

四、抗感染药物的发展

感染性疾病一直严重威胁着人类健康和生命。抗感染药物是指用以治疗病原体(病毒、衣原体、支原体、立克次体、细菌、螺旋体、真菌、寄生虫等)所致感染的各种药物。

1909 年,德国医学家埃尔利希(P. Ehrlich)合成出第一个能够在人体内杀灭病原体的药物(3,3'-二氨基 -4,4'- 二羟基偶砷苯),又称为"魔弹""六〇六"。1935 年德国化学家米奇(Mietzsch)、克拉拉(Clara)与药理学家多马克(G. Domagk)共同研制出第一个磺胺类药物——百浪多息,在青霉素发现之前,磺胺类药物是当时唯一有效的体内杀菌药物。1940 年前后,病理学家弗洛里(Florey)、生化学家钱恩(Chain)在细菌学家弗莱明(Fleming)研究的基础上开发了青霉素,并成功地将其大规模生产。1943 年,细菌学家瓦克斯曼(Waksman)经过 20 余年的努力筛选出链霉素。这两项发现开创了药物的抗生素时代。抗生素的发现与使用是 20 世纪药学发展的重要里程碑。在青霉素被发明后不到一个世纪的时间里,人类在抗细菌、抗病毒和抗真菌药物的研发方面进展非常迅速。但药物滥用、不合理应用、药物污染引起了细菌等病原体耐药,细菌等病原体自身生存产生抗性,随之产生了抗耐药性感染药物。为应对抗生素耐药,21 世纪以来,全球主要上市了新型 β- 内酰胺酶抑制剂复方、头孢菌素、糖肽类、四环素类、唑烷酮类等用于治疗耐药菌感染的药物。同时,联合国粮农组织、世界卫生组织(WHO)和世界动物卫生组织已一致同意扩大"世界提高抗生素认识周"的影响范围,将重点从"抗生素"改为范围更广、更具包容性的"抗微生物药物"。

在人类历史长河中,人们一直在寻求对抗感染性疾病的方法,但通过接种疫苗来抵抗疾病只有很短暂的历史。直到 20 世纪,大规模人群的常规疫苗接种才逐渐被推广开来,也日益被公众广泛知晓和接受。疫苗药物在预防感染性疾病,尤其是在预防病毒感染中发挥了不可替代的作用。由于牛痘疫苗的普遍接种使用,人类已彻底消灭了天花病毒。法国微生物学家卡尔梅特(Calmette)与介朗(Guérin)发现了卡介苗,使结核病的发病率直线下降。美国传染病研究学家索尔克(Salk)、萨宾(Sabin)等人成功地研究出脊髓灰质炎疫苗,有效地预防了小儿麻痹症。20 世纪下半叶,WHO 大力提倡使用"四苗"预防疾病,卡介苗、小儿麻痹疫苗、麻疹疫苗、百白破疫苗(百日咳、白喉和破伤风)在全球广泛使用,有效地预防了 6 种致命性疾病(结核病、小儿麻痹症、百日咳、白喉、破伤风、麻疹)的发生。随着科技的进步,针对不同传染病及非传染病的亚单位疫苗、重组疫苗、核酸疫苗等新型疫苗不断问世。

目前,世界各地有 30 余种包括重组基因工程疫苗、核酸疫苗及减毒活疫苗载体疫苗等在内的人类免疫缺陷病毒(HIV)疫苗正在进行各期临床试验。多种疾病发病率的降低依赖于全球性疫苗的预防接种。

19 世纪,血清疗法出现,开创了抗体药物的先河。在 2014 年西非暴发的埃博拉疫情中,"血浆疗法"被运用于临床,以此治疗疾病。至今,随着医学的发展,"血浆疗法"也逐渐得到了发展与完善,生物学家通过不断探索,将其逐步精确化和可控化——即单克隆抗体药物的研发和应用。单克隆抗体成分单一、靶向性强,且具有高特异性、毒副作用小的特点,是一种良好的治疗和预防手段。2014 年西非埃博拉疫情暴发以来,实验性抗体药物 ZMapp 成为第 1 个临床验证有效的治疗性药物。中国研制的抗体药物 MIL77 正处于 I 临床试验阶段。2018 年,美国食品药品管理局(FDA)批准抗体药物 Trogarzo 用于治疗获得性免疫缺陷综合征(艾滋病)。抗体药物在感染性疾病的治疗中显示了重要作用。

此外,屠呦呦因发现了治疗疟疾的药物——青蒿素,获得了 2015 年的诺贝尔生理学或医学奖。青蒿素是从菊科植物黄花蒿叶中提取分离到的一种具有过氧基团的倍半萜内酯类化合物,具有速效、高效、低毒、与氯喹无交叉抗性等优点,其作用机制主要为:损害疟原虫核膜、线粒体外膜等结构从而杀灭红细胞内的疟原虫,起到抗疟作用。当今,以青蒿素为基础的联合疗法是世界卫生组织推荐的疟疾治疗的最佳疗法,已经成功挽救了全球数百万人的生命。

在人类与疾病的长期斗争中,由于以上药物的使用,严重威胁人类生命的各种烈性传染病发病率及病死率大大降低。被药物控制的各类烈性传染病有如下几十种。属细菌性感染的有:鼠疫、伤寒、百日咳、脑膜炎、炭疽、新生儿破伤风、白喉、猩红热、结核病、麻风病、痢疾、幽门螺杆菌感染等;属螺旋体感染的有:梅毒、钩端螺旋体等;属寄生虫感染的有:血吸虫病、黑热病(杜氏利什曼原虫感染)、阿米巴痢疾、神经系统非洲锥虫病(曾称"昏睡病")、疟疾、丝虫病、肝吸虫病等;属病毒感染的有:小儿麻痹症、麻疹、流行性出血热、狂犬病、乙型脑炎、登革热等。

五、非感染性疾病治疗药物的发展

当严重的烈性传染病被控制之后,非感染性疾病导致的死亡受到广泛关注,心脏病、高血压、肝硬化、肾衰竭、器官移植术后、自身免疫性疾病、糖尿病、恶性肿瘤等疾病在 20 世纪下半叶逐渐成为人类健康的头号杀手。在中国,主要的非感染性疾病有心血管疾病、恶性肿瘤、慢性呼吸系统疾病和糖尿病。因此,开发研究治疗非感染性疾病的药物,是目前关注的热点。由于分子生物学、遗传学、医学免疫学、内分泌学等学科的发展,在 20 世纪下半叶,医药科学家逐渐认识到蛋白质、核酸、酶的作用,认识到药物在体内作用于这些大分子,如受体、酶、核酸可产生药效,逐步揭示了非感染性疾病的发病机制。对疾病机制认识的深入,引领了受体拮抗剂、酶抑制剂、神经内分泌因子、生物反应调节剂、诱导分化剂等一大批药物的诞生,有效地控制了心脑血管疾病、糖尿病、恶性肿瘤等严重疾病。

20 世纪下半叶开发出来的心脑血管疾病治疗药物有 β 肾上腺素受体拮抗剂普萘洛尔、美托洛尔、阿替洛尔等,这类药物的发现,被认为是治疗心血管疾病的里程碑,因为在此之前治疗心绞痛类心脏病的唯一有效药物是 19 世纪发现的硝酸甘油。以后又有钙通道阻滞剂(CCB)、血管紧张素受体阻滞药(ARB)、血管紧张素转换酶抑制药(ACEI)、β 受体拮抗剂(BB)、其他硝酸酯类药物、他汀类等一大批不同作用机制的心脑血管疾病治疗药物开发出来。这些药物的使用有效地降低了心脏病、高血压的发病率与病死率。

高血压是在全世界范围内引起死亡和残疾的重要风险因素,常见于中老年人,影响人数达到 10 亿。长期的高血压状态将诱发糖尿病、心力衰竭、肾病、冠心病等合并症,增大患者的死亡率。因高血压的多发性和混合性,且单一用药后易产生相应的副作用,已经很难达到较好的疗效,故多采用联合用药。

恶性肿瘤是严重威胁人类健康的常见病之一,已成为全球性的公共卫生问题,带来了沉重的经济负担。世界卫生组织国际癌症研究机构(IARC)官网公布,2020年全球新发癌症病例为1 929万例。全球发病率前十的癌症分别是:乳腺癌、肺癌、结直肠癌、前列腺癌、胃癌、肝癌、宫颈癌、食管癌、甲状腺癌、膀胱癌,这十种癌症占据新发癌症总数的63%。手术、化疗、放疗是恶性肿瘤的三大常规治疗手段,能快速、精准地作用于恶性肿瘤,但这种"消割式"的手段往往对机体造成严重、不可逆的损伤。20世纪40年代,发现氮芥的抗肿瘤作用;20世纪50年代,研制出一大批生物烷化剂和抗代谢抗肿瘤药,比如卡莫司汀、疏嘌呤、氟尿嘧啶、甲氨蝶呤等;20世纪60—70年代,又开发出长春新碱、三尖杉酯碱、喜树碱等一大批来源于植物的抗肿瘤药和丝裂霉素、表柔比星、博来霉素、柔红霉素等抗生素类抗肿瘤药;20世纪80年代的免疫和生物反应调节剂,如单克隆抗体、干扰素、白细胞介素、肿瘤坏死因子等成为新一代抗肿瘤药。目前,由于纳米药物的剂型多样,可多途径给药,降低药物的毒副作用,并且保留药物的完整性和生物活性,不被酶降解,成为治疗恶性肿瘤热点领域。

糖尿病是一种以胰岛素分泌和/或作用缺陷引起的以血糖升高为特征的代谢病,主要可分为1型糖尿病、2型糖尿病、妊娠糖尿病和其他型糖尿病四种类型。据国际糖尿病联盟统计,预估到2035年全球约有5.92亿人患糖尿病,主要集中在发展中国家,其中2型糖尿病患者占比85%~95%。1922年,胰岛素的发现与使用拯救了上千万患者的生命,直到现在胰岛素仍是1型糖尿病患者不可替代的有效治疗药物。20世纪80年代,找到了胰岛素新的来源,用基因工程生产的人胰岛素大量投放市场。目前,科学家在致力于改进胰岛素的输送和监测,以求开发疗效更好的胰岛素。

六、生物技术药物的发展

随着分子生物学、遗传学、免疫学的研究深入,在20世纪下半叶,科学家逐渐认识到人体内有许多内源性物质,如各种细胞因子、酶、受体、激素、氨基酸等,作为机体的免疫调节剂、应答效应因子、生物信息传导介质,能参与细胞遗传、代谢,促进细胞生长、分化和凋亡。当机体受到内外环境刺激时(生理或病理性),它们会产生多种生物效应。这些内源性物质是一种天然良药,运用该种药物治疗疾病的方法称作"生物治疗"。但人体内这类物质含量极微,一般需体外补充方可发挥治疗作用。20世纪70年代兴起的基因工程、遗传工程技术使生物技术药物的生物治疗得以实现。这是20世纪药学发展的又一次飞跃。

生物技术药物是使用生物技术(DNA重组),通过生物体合成活性物质,并经纯化、重新折叠、配方等复杂的后续流程生产的药物。1953年Watson和Crick阐明DNA双螺旋结构开启了生命科学领域的分子生物学时代。1972年美国科学家研制出生长激素释放抑制素,用于治疗肢端肥大症、急性胰腺炎等,虽然该药适应证较少,但这是第一个基因工程药物。随后,各国科学家均把主攻方向放到该类药物的研制上。目前已有细胞因子、重组酶和激素、单克隆抗体、融合蛋白、基因治疗药、细胞治疗产品和基因工程疫苗等200多种生物药物上市,为人类疾病的预防治疗发挥了重要作用。

生物医药产业正快速由最具发展潜力的高技术产业向高技术支柱产业发展。生物医药产业是继汽车、机械制造业之后的第三大产业,未来将进入快速发展期,并逐步成为世界经济的主导产业。随着生物技术进步、全球经济逐渐复苏、人口总量持续增长以及社会老龄化程度的加剧,全球生物医药市场规模稳步发展。20世纪90年代的生物药研发以重组细胞因子、激素和酶等产品为主。自2017年国家食品药品监督管理总局颁布《细胞治疗产品研究与评价技术指导原则(试行)》后,在监管部门有效监管的推动下,生物类似药迅速发展,多个单克隆抗体生物类似药获批上市,将极大地改善国内由于原研药物价格过高而无法负担的情况,降低患者的经济负担。

与化学合成的小分子药物相比,生物技术药物的相对分子质量要大得多(某些单克隆抗体的相对分子质量超过150 000Da),且通常具有高度复杂的二维、三维构象,有特定的翻译后修饰和糖基化模式,需要使用生物技术(DNA重组)通过生物体合成。其活性物质的制造过程一般包括载体构建、细胞转染、细胞活性筛选、建立优质稳定的细胞株、细胞培养和活性物质生产、活性物质纯化、制剂生产等。生物技术药物一般具有如下特点：产品纯度高、性质均一；生产低耗能、无污染、周期短、成本低、产量高；在体内特异性高，生物活性强。

第五节　药学发展趋势

一、药学主攻的疾病方向

当前，人类在一些重大疾病的防治方面迫切需要有突破性进展，包括恶性肿瘤、心脑血管疾病、病毒性肝炎、获得性免疫缺陷综合征、阿尔茨海默病等。

(一) 药物治疗恶性肿瘤

恶性肿瘤在死亡疾病谱中占据首位，已成为危害人类健康的主要疾病。恶性肿瘤的治疗有四种方法：手术治疗、放射治疗、化学治疗和生物治疗。手术治疗后若肿瘤被完全切除，理论上，患者是可以被完全治愈的，但切除后易复发，更容易出现远处转移。目前化学治疗是提高恶性肿瘤生存率的最有效方式之一，化学药物已达几十种，主要通过抑制肿瘤生长或者杀伤肿瘤细胞而起作用，有效地延长了患者的生存期，但其最大的缺点是缺乏靶向性和特异性，在杀伤肿瘤细胞的同时，对人体正常细胞也产生了巨大影响。随着科学的发展，有关恶性肿瘤发生和发展的生物学机制逐渐被人们所认识，抗肿瘤药物的研究开始走向靶向合理药物设计的研究途径。2021 年 4 月，中国国家药品监督管理局公布批准靶向药物"泰瑞沙"（化学名：甲磺酸奥希替尼片）可用于早期 EGFR（人类表皮生长因子受体）这一基因突变的肺癌患者辅助治疗。这也是中国首个获批用于早期肺癌辅助治疗的靶向药物。这意味着第三代表皮生长因子受体 - 酪氨酸激酶抑制剂（EGFR-TKI）靶向药已成为 EGFR 突变非小细胞肺癌手术后辅助治疗新选择。

(二) 药物治疗心脑血管疾病

心脑血管疾病随着工业化、老龄化等社会及环境因素继续威胁人类，在今后较长的一段时间内仍将是居民死亡的主要原因。目前依据多种发病机制、利用多个药物靶点研制出一大批治疗心脑血管病的新药。基本药物主要包括阿司匹林、β 受体拮抗剂、血管紧张素转换酶（ACE）抑制药和他汀类药物。这几类药物的衍生药物已达几十种，但心脑血管疾病还有许多未知领域，进一步提高心脑血管病的治疗和预防仍然是医药界的主要任务。心律失常、动脉粥样硬化、血栓形成等疾病发生的机制尚不明确，医药学家将进一步从分子和细胞水平上阐明原因，在此基础上发现疗效更确切的新药。

(三) 药物抗感染

病原虫和细菌性感染是多发病，近年来一些感染性疾病又有死灰复燃的迹象，如疟疾、肺结核、麻风病在 20 世纪末又在全世界呈现上升的趋势。因此今后人们仍不可掉以轻心，寻找新型抗菌药物仍有重要意义。

21 世纪，生物技术的应用开辟了疫苗研制生产的新途径，给免疫预防提供了新的武器。科学家把预防传染性肝炎、疟疾、严重急性呼吸综合征（SARS）、禽流感、获得性免疫缺陷综合征，甚至预防某些癌症的期望放在新一代疫苗的研制上。我国已在新生儿中实行乙肝疫苗接种计划。目前，研制高效低毒的疫苗并解决其大量生产的问题是十分重要的。对病毒性感染疾病，尤其是目前严重威胁人们健康的病毒性肝炎和获得性免疫缺陷综合征，科学家尚未从根本上找到彻底治愈的药物。

人类免疫缺陷病毒的传播速度令人惊骇，发病率呈几何级数上升，研究抗获得性免疫缺陷综合征药物已成为一项世界性的任务。获得性免疫缺陷综合征是当年我国致死人数最多的传染病。目前，虽不能从根本上治愈获得性免疫缺陷综合征，但科学家和临床工作者一直开拓创新，积极吸收借鉴先进的国际经验，努力提高获得性免疫缺陷综合征防治技术水平。

国家是从 2003 年开始免费提供抗获得性免疫缺陷综合征药物,开始主要用进口药物,此后仿制药和进口药物是中国市场的主角,而本土企业的创新药物屈指可数。目前中国自主创新药物获批上市的仅 3 个,分别为艾博卫泰、艾诺韦林和阿兹夫定。这 3 个药物分别为融合抑制剂、非核苷类逆转录酶抑制剂和核苷类逆转录酶抑制剂,三者作用的机制、适用的患者人群、给药方式均有差别。2020年,全世界有 73% 的人类免疫缺陷病毒感染者和 85% 的人类免疫缺陷病毒孕妇感染者正在接受抗逆转录病毒治疗。

科学家已清楚获得性免疫缺陷综合征对细胞的攻击主要通过 4 个靶点进行,所研发的药物疗法,如"鸡尾酒"疗法正是针对以上 4 个靶点部位进行阻断。今后抗获得性免疫缺陷综合征药物发展方向是,继续寻找人类免疫缺陷病毒易受攻击的弱点,开发有效药物,解决病毒耐药的问题,患者因解决药品费用昂贵而吃不起药的问题,用基因方法改变人的 T 淋巴细胞使人类免疫缺陷病毒无法附着,除各种化学治疗药物外,科学家认为这类病毒性感染疾病最有前景的方法是寻找疫苗进行彻底的防治。

(四)药物治疗老年病

由于人类寿命的延长,许多国家已步入老龄化社会,世界卫生组织预计到 2030 年,老龄人口将达14 亿,到 2050 年,将增加到 21 亿。老龄化带来了一系列社会问题,同样也带来医学问题,因此,老年医学是 21 世纪医学研究的重要课题。随着年龄的增长,老年人的身心出现退行性变化,老年病包括阿尔茨海默病、帕金森病、2 型糖尿病、骨质疏松、骨关节炎、动脉粥样硬化和多种癌症等,这些疾病对人群健康的影响越来越突出。阿尔茨海默病是以学习认知能力障碍及行为异常为特征的,尽管对阿尔茨海默病的发病机制有一定了解,但临床使用的药物仅能改善患者的症状,疾病缓和疗法的相关药物也仍处于临床试验中。攻克阿尔茨海默病,开发有效药物将是 21 世纪药学研究的重要领域。老年人的其他常见病还有:骨质疏松、慢性气管炎、肺心病等,这些疾病的防治也将成为医学、药学研究的重点。

此外,其他改善体质、延缓衰老的药物也蕴藏着巨大的科学与商业价值。目前科学家对衰老的机制尚缺乏深刻的了解,今后随着生命科学的进展,人类衰老的秘密将被揭示,对衰老的控制将会有重大突破。

二、药物的来源与研究发展

现代工业根据药物的生产性质,将药物分为原料药和制剂两大门类。在原料药中,又根据药物的来源与生产技术的不同,分为天然药物、化学合成药物、微生物药物与生物技术药物。目前我国是全球主要的原料药生产国与出口国之一,原料药出口规模占全球原料药市场份额 20% 左右。近年来,随着专利到期的专利药品品种数量不断增多,仿制药的品种与数量也迅速上升,为原料药市场带来了巨大的市场机遇,原料药的产量不断增长。

20 世纪,药物主要来源于化学合成、天然物质提取与微生物发酵。21 世纪药物的来源更加丰富。传统的化学合成药在合成思路、合成技术与方法上将与多学科交叉融合,产生新的突破;天然药物将被重新高度重视,向更深更广的层次发展;微生物药物将仍然占领制药产业中的一席之地;生物技术药物将得到突飞猛进的发展。在此基础上,基因药物、海洋药物等新领域的药物也将被开发利用。

(一)化学合成药物

化学合成药在 21 世纪将仍然是药物的主要来源,随着技术的不断发展和进步,化学合成药物技术也在不断地发展,其主要呈现出以下几个方面的发展趋势。首先,有机化合物依然是 21 世纪合成药物的重要来源。未来化学合成药物的发展在短期内不会改变的一个趋势即仍然以有机化合物为主,通过对微生物、动植物中提取分离化合物,用于新药研发合成。未来合成药物研究中,免疫和遗传性疾病、老年疾病、癌症、病毒感染、心脑血管疾病药物等仍然是合成药物研发重点。随着组合化学技术应用到获得新化合物分子上之后,仿生学开始发展,对新药分子结构进行适当的修改和修饰,通过挖掘作用机制相类似的分子结构,或者优势鲜明的新化学实体(new chemical entity,NCE)进行新药研发,这种新技术的发展为一些新型化合物的出现奠定了基础。其次,新药的研发生产伴随着技术和工艺的创新优化,化学合成药物的开发速度不断地加快,有效地提高了化学合成药物的质量,提升了药物的药效作用。随后,药理学进一步深化发展,使得化学合成药物的有效药理性表现得更加具有特异性,许多合成药物具备更加优良疗效的同时,使用过程中毒副作用也越来越小。最后,由于分子生物技术的迅猛发展,尤其是人类基因学研究成果的不断创新,推动相关专家深层次挖掘出了新型微量内源性物质,如活性蛋白、细胞因子等药物,这些药物的挖掘也为合成药物的发展奠定了良好的基础。

手性药物的合成是 21 世纪化学合成药物的热点之一。手性是一种自然属性,生命活动中需要的多糖、蛋白质、核酸等物质,均具有手性。目前使用的大部分药物是消旋体,其中消旋药物的一个主要对映体,可以同手性大分子相契合,便于取得预期的药理作用,另一个对映体无法与大分子有效契合,称为无效对映体,并可能会产生一定的毒副作用危害到人体健康。今后化学合成药大多将以其有效的单一异构体上市使用。

合理药物设计(定向药物分子设计)在 21 世纪将进一步发展。随着人类基因组计划的实施,必将发现许多迄今尚未被认识的受体、酶、离子通道等体内功能性基团。受体、酶、核酸构成了今后化学合成药物的多靶点目标。先导化合物的寻找仍然是合理药物设计的首要任务。20 世纪的药物定向设计虽然取得较大进展,但由于生物体的复杂性,设计药物仍不可能达到像设计建筑物那样准确的程度。如 H_2 受体拮抗剂——西咪替丁的研制,虽然有合理的设计思想,但仍然是对所设计的分子不断修饰,共合成试制了 600 余个衍生化合物才获得成功。先导化合物的来源除人工合成外,还将更多地来自天然产物,尤其是植物、海洋生物、微生物的次生代谢物,以及人体的内源性物质。尤其是体内激素、神经递质、活性肽等生物活性物质可提供崭新的一类先导化合物和药物设计新思路。如 20 世纪末发现的前列腺素活性物质、神经肽心房钠尿肽和各种细胞因子药物就是成功的范例。

计算机辅助设计可以将上述合理药物设计的思想计算机化,将构效关系研究从定性的水平提高到定量设计的水平。将化合物的理化参数(X 线衍射、NMR 参数、分子轨道力学参数、量子化学参数等)与计算机图像学结合起来研究化合物的立体结构、电荷分布、构象,从而设计出未来药物的结构、推测与受体可能作用的模式,这种药物设计方法产生于 20 世纪 60 年代、突破于 21 世纪初,目前已有许多应用这种方法设计而获得成功的药物研发和上市,这标志着该领域的研究已开始向实用化方向迈进,并已成为创新药物研究的核心技术之一。

(二) 天然药物

天然药物来源丰富,20 世纪下半叶天然药物开发的突出成就提升了人们从天然资源中开发新药的热情,加上人们越发重视药物的安全性,使得开发高效低毒的新药难度不断加大,因此,科学家将目光重新转向了天然药物的研究与开发中。

在 21 世纪,天然药物的发展将首先体现在其来源上,传统的天然药物以草本植物或灌木为主,由于紫杉醇、三尖杉酯碱等一系列药物的发现,今后科学家的眼光将更多地转向从高大乔木中发现结构新颖、生理活性独特的活性成分。海洋生物活性成分的研究有着广阔的前景。以往开发的天然药物大多为生物碱、有机酸、天然激素、酯类等物质,近年来人们发现以前认为无药用价值的成分如鞣质、多糖、蛋白质、氨基酸类等物质也有较强的生理活性,真菌类多糖、人参多糖、茶多酚的发现成为这一类新的天然药物开发亮点。其次,今后天然药物的发现还将更多地利用多学科发展的理论和技术,除了继续使用各种光谱与色谱技术分离、提取、鉴定药物的化学结构外,新的生产提取技术、超滤技术、超临界萃取技术都将广泛使用,将使各种非极性、小分子、低微含量有效成分的分离、提取与生产成为可能。而且随着基因组学和蛋白质组学的发展,药用天然产物生物合成途径逐渐得到解析,通过合成生物学方法,即利用微生物细胞工厂异源生产天然药物已成为研究热点。在研究方法上,从具有药理作用的天然产物出发,将其作为一个先导化合物,进行结构修饰,合成系列化合物,从中寻找高效、低毒、结构新颖的药物,仍然是开发新药进行药物设计的主要途径。此外,天然药物中活性成分含量较低,提取步骤烦琐,收率低,因此,开发新的方法生产这些药用天然产物仍然有现实的需要,这些新的生产方法包括化学合成、化学半合成、从植物组织细胞培养中提取和利用微生物细胞工厂异源生产等。随着先进的生物信息学工具、DNA测序、蛋白质工程、代谢途径优化和尖端发酵技术的开发,通过合成生物学技术利用微生物大量生产药用天然产物已经取得了很大的进展,越来越多的药用天然产物将会通过微生物细胞工厂实现大量生产,药用天然产物的工业化生产技术将快速蓬勃发展。

(三) 微生物和免疫药物

传统的微生物制药指微生物发酵制药,主要用于抗生素类药物生产;而免疫药物专指疫苗的研制和生产。微生物制药在抗生素药物合成方面取得的效果十分显著,抗生素是微生物制药最广泛的产物之一。迄今为止已经分离并确定了超过1万种抗生素,其中青霉素是最早被发现的抗生素,目前仍然广泛应用。在此基础上逐步研究出的头孢菌素,应用范围更加广泛,在感染革兰氏阳性菌、阴性菌以及葡萄球菌的治疗中,具有十分显著的临床效果。链霉素为青霉素之后发现的第二个抗生素,解决了青霉素无法抑制结核菌这一难题,由此抗生素开始了工业化生产,结合微生物培养技术的发展,抗生素广泛地应用于医药领域。

但在未来发展过程中,微生物制药的研发重点会是心血管疾病、糖尿病等严重威胁人们生命健康的疾病的治疗。在微生物制药的研究过程中,在其次级代谢产物中发现了酶抑制剂普伐他汀与洛伐他汀,这两种药物对高血脂的治疗效果十分显著;通过微生物转化合成的糖苷酶抑制剂能够有效改善机体的血糖水平,改善糖尿病患者的健康状况;器官移植患者术后常常会出现排斥反应,处理这一不良反应的有效药物为免疫抑制剂,代表药物为环孢素,而微生物在代谢过程中产生的次级代谢产物同样能够作为免疫抑制剂在临床上广泛使用。这些均为微生物制药研究的发展提供了方向。

疫苗的发明和应用是现代医学最伟大的成就之一。从19世纪末法国科学家巴斯德研制成功狂犬病疫苗至20世纪90年代,治疗脊髓灰质炎、黄热病、麻疹等使用的30余种疫苗,一直采用经典方法进行制备。其基本原理如下:获得某种传染病的病原体(或某些病原体的蛋白质成分、多肽类抗原分子),运用物理、化学、生物学等方法,使该病原体原有的致命力下降或消失,保留其诱导机体产生抵抗这些病原体的免疫反应性质,利用微生物和生物学方法大规模培养制备。在科学界,以上疫苗药物称之为第一次疫苗革命。第一次疫苗革命的理论和技术支撑学科为传染病学、微生物学、流行病学等。

第二次疫苗革命起源于20世纪80年代。借助于分子生物学、生物化学、免疫学等的发展,疫苗的研究已经从完整的病原体、细菌体水平转移到分子水平,以基因重组技术和蛋白质化学技术为基础开创了疫苗研制的第二次革命。以酵母制备的乙肝疫苗的问世作为第二次疫苗革命的分水岭,它的研制原理是用分子生物学方法测得某种病原体抗原位点的蛋白质分子结构,取其有效的氨基酸片段(抗原蛋白质含有效部位、无效部位、有害部位,只取有效部位),利用基因重组技术(基因工程)大规模地培养和制备。

第三次疫苗革命起源于20世纪90年代开发研制的核酸疫苗,它的研制原理是利用外源基因的重组DNA质粒直接导入人体,可以在体内获得明显表达抗原,并诱导了机体的免疫应答,产生特异性抗体和特异性细胞免疫。效果与减毒疫苗相似。核酸疫苗也称基因疫苗,根据主要成分的不同,分为DNA疫苗、RNA疫苗,其中RNA疫苗主要指mRNA疫苗。DNA疫苗具有免疫预防和治疗的双重功能,已被广泛应用于流感病毒、乙型肝炎病毒、获得性免疫缺陷综合征、肿瘤及自身免疫疾病等的临床研究中,现已成功研制出流感病毒DNA疫苗、传染性法式氏病DNA疫苗、乙肝DNA疫苗等。但到目前为止,仍然没有一个人用DNA疫苗产品上市。

(四) 生物技术药物

生物技术药物是指采用DNA重组技术或其他创新生物技术生产的治疗药物。我国自1986年实施"863"计划以来,生物技术药物的研究、开发和产业化获得了飞速发展。随着人们对遗传药理学、表观遗传学和基因组学知识的增加,研发人员的兴趣正在更多地转向生物制品。生物技术药物发展前景极为广阔。与传统的化学技术制药相比,生物技术来源的药物一般具有以下特点:产品纯度高、性质均一;生产低耗能、无污染、周期短、成本低、产量高;在体内特异性高,生物活性强。因此,生物技术方法研制药物是21世纪最新的领域之一,世界各国都把生物技术制药确定为21世纪科技发展的关键技术和新兴产业。

生物技术分为四大类,因此生物技术药物按其技术系统也分为以下几类。

1. 基因工程药物　基因工程(又称遗传工程)系指将体外非同源DNA重组,通过载体使基因转移到宿主细胞中,并使目的基因在宿主细胞中表达,产生所需产品(药品)的一种技术。1989年我国批准了第一个生产的基因工程药物 - 重组人干扰素α-1b,标志着我国生产的基因工程药物实现了零的突破。截至目前已有上百个品种上市。近年来,全球基因工程药物市场规模发展迅速,中国基因工程药物市场的增长空间巨大。基因工程药物大多是生物体(人体)固有的内源性物质,如各种细胞因子、酶、抗体、糖蛋白和激素等。各种作用机制明确的细胞因子成为生物技术的首选药物。如白细胞介素(IL)、干扰素(IFN)、肿瘤坏死因子(TNF)、人生长激素(hGH)、凝血因子、集落刺激因子(CSF)与各类生长因子(GF)等。此外,糖蛋白激素人促红细胞生成素(EPO)与基因工程人胰岛素均为目前销量最大的生物技术药物。基因工程药物在治疗糖尿病、心血管疾病、病毒感染性疾病、类风湿关节炎、创面修复和抗肿瘤等方面具有广泛的应用前景。

2. 细胞工程药物　细胞工程是利用细胞融合或体外杂交方法,使非同源基因组和不同细胞质共存一体,有计划地保存、改变和创造细胞遗传物质的一种技术。近年来,细胞工程技术成功应用的案例有单克隆抗体的制备、乳腺生物反应器、试管婴儿、造血干细胞移植等,单克隆抗体是细胞工程应用最广泛的领域。单抗技术应用于药用的杂交瘤细胞株可生产出主动靶向肿瘤细胞的"生物导弹",单抗疫苗、单抗诊断试剂越来越多。植物细胞工程将广泛用于天然药物的研制与生产,利用转基因手段,改变植(动)物的代谢途径,使之在生长过程中产生大量的次生代谢活性成分。此外,通过愈伤组织培养技术、植物细胞液体培养技术、植物组织试管培养技术,大量繁殖培养名贵稀缺药用动植物的组织,达到大量生产有效成分的目的,可解决动植物用药资源问题。

3. 酶工程药物　酶工程(又称蛋白质工程学)是指在一定的生物反应器中,利用酶的催化作用,将相应的底物原料转化为所需物质的一种技术。酶工程包括酶源开发、酶的固定化、酶的分子改造和修饰技术。众多生物活性药物的制造和研发可以通过酶工程技术完成。基础产物如葡萄糖、果糖,一些激素类药物如氢化可的松、抗生素都可以通过酶工程进行工业量产,极大满足了人民对医药物品的需求,尤其是当前医药环境对高质量抗生素的巨大需求。科学家已应用酶工程对尿激酶、胰蛋白酶、超氧化物歧化酶、天冬酰胺酶等进行了结构改造,降低了这些药用物质的毒性与抗原性。

4. 转基因动物制药　转基因动物制药于1982年提出,科学家将大鼠生长激素导入小鼠基因组中,培育得到首例"超级小鼠"后指出,可以利用转基因动物作为生物反应器来生产蛋白质类药物。这一技术是在基因工程制药基础上新的突破,基因工程的宿主生物为原核细胞微生物(如大肠埃希菌)、真核细胞微生物(如酵母菌)和动物细胞,而转基因技术则是将动物和植物自身作为一个宿主,来重新构建生物体的遗传工程。目前已有多种蛋白在转基因动物的乳腺或血液中获得表达。如转基因动物的乳汁中产生了高浓度的人凝血因子、干扰素、白细胞介素、人乳铁蛋白、血浆蛋白、流感疫苗和乙肝疫苗等具有治疗作用的蛋白质药物。转基因动物制药亦称作动物乳房、血液反应器制药,其设备简单,不耗能,无环境污染;品种多、产量高、质量优;生产周期短,生产成本极低,相当于利用动物、植物开办了一个小药厂。动物生物反应器转基因方法生产药物是生物技术药物最新发展的亮点之一。

(五)基因药物

基因作为最小的DNA排列,决定着功能蛋白的构造,决定着细胞的行为。如果基因编码发生混淆或丢失,细胞将派生出错误的蛋白及错误的蛋白结构,就会导致各类疾病。基因错误导致的人类疾病已确认的有 3 000 余种,如镰状细胞贫血等。

所谓基因药物有二重含义:一是研究疾病基因,寻找具有基因活性的药物;二是基因本身作为药物来进行基因治疗。

利用基因研究提供的信息寻找药物作用的新靶点。根据其结构功能特性,设计、筛选先导物,最后发现全新的药物。近年来这方面的研究进展较快,例如已初步找到早老综合征的老化基因(即与老年性疾病相关的基因)、抗获得性免疫缺陷综合征基因、心肌钙离子通道基因(导致自发性室颤)、多种癌基因与抑癌基因、G 蛋白受体基因(导致高血压、溃疡、头痛、哮喘、感冒等疾病)。利用基因疗法,将遗传物质转移到患者的特殊细胞中,修补失去的或缺陷的基因,为患者提供可发挥正常功能的基因。该方法要解决的关键问题是基因(药物)对相应靶细胞的转染,目前有病毒转染、脂质体转染、基因枪等高技术转染方法。反义药物治疗也属于基因疗法,用人工合成的或生物体中自然存在的寡聚核苷酸片段(反义 DNA 或反义 RNA),与目标基因特定的序列(靶核酸)结合,有效地抑制或封闭癌基因的转录与翻译。关键要解决如何将反义药物运送到癌细胞内,如何大幅度降低合成及修饰的成本,反义药物的长期毒性如何,以及反义药物是否能长期稳定地嵌入染色体中等问题。

在 20 世纪末至 21 世纪初,基因组学(蛋白质组学)与 DNA 芯片技术方兴未艾。疾病基因确定后,药物学家可根据基因结构来设计药物的结构。科学家设想利用 DNA 芯片技术将任何一个人的成千上万个关键的遗传和变异基因记录在案,使每个人都有一张“基因条码”,为诊断疾病、对症下药、对个体生物治疗提供精确的科学依据。

三、我国药学发展战略

(一) 我国药学发展状况

我国古代药学取得了辉煌的成就,传统中医药是中华民族的瑰宝,今天仍在发挥重要的作用。20世纪上半叶中国药学前辈在异常艰难的情况下从事药学科研、生产、教学和培养人才的工作,为中华人民共和国药学事业打下了一定基础。中华人民共和国成立后,政府把尽快改变中国缺医少药状况、提高人民医疗水平放在首位,大力发展医药工业。我国已能独立生产全部门类的化学原料药,基本上满足了人们用药的需求。

我国药学事业的发展达到现在的水平是来之不易的,但与先进发达国家相比,尚有一定的差距。国际上按制药产业的技术实力将各国药学科学的综合水平分为四个层次。

第一层次:是具有系统的创制新药能力的国家,有不断开发的专利药品,能主导世界医药市场,如美国、日本、英国、德国、法国、瑞士、意大利等。

第二层次:是创制新药能力不强,但具有很强的仿制能力和原料药生产规模的国家,包括俄罗斯、印度、中国、巴西、西班牙、韩国等。

第三层次:是制剂力量强,而原料药生产能力弱的国家,如新加坡、澳大利亚、奥地利等。

第四层次:是原料、制剂生产能力均较弱的国家。

我国虽属第二层次的制药国家,但创制新药能力较弱;制剂剂型品种不少,但高技术含量的缓控释药物制剂、定位释放的靶向制剂、蛋白质、多肽类生物大分子给药剂型以及新剂型的药物辅料研究与生产尚处于较低的水平。

宏观地分析,我国药学科学在以下几个方面与发达国家相比存在着较大的差距。

1. 在基础科学方面,尤其是在分子生物学、医学基础研究上存在差距,创新药物研究取决于对疾病机制、先导化合物的发现等最新科学和技术的研究应用水平。近年来,我国在创新药物、生物技术药物上有了一些突破,但由于一些发达国家也加大了新药研发的投入,水平提高得更快,差距并未缩小。

2. 在科技人才和科研人才方面,从拥有执业药师数量来看,截至 2022 年 7 月底,全国执业药师累计在有效期内注册人数为 677 500 人,环比增加 5 906 人。每万人口执业药师人数为 4.8 人。已经达到《"十三五"国家药品安全规划》每万人口执业药师人数超过 4 人的目标要求,但距离世界药学联合会公布的标准每万人口应累计拥有注册执业药师 6.2 人还有一定差距,数量缺口仍较大;从拥有执业药师质量来看,中高等职业学校毕业的学生受学历限制,导致理论广度和深度不够,而传统药学(中药学)及相关专业的执业药师,缺乏临床诊疗基础、药物治疗学、药学服务等知识技能,实践能力不足。但在国际上,执业药师实行严格的准入管理,日本只有完成 6 年药学专业博士学位才能申请国家执业药师资格考试。美国则是药学院校取得药学专业博士学位,并具有 1 500 小时药房实践经验才能报考。药学专业科技人才的数量与质量,是影响我国药学科学发展的关键。

3. 在药学科技经费方面,与发达国家也存在一定差距。

(二)我国药学发展战略与策略

为改变医药水平的落后状况,迎接挑战,缩小我国药学科学与先进发达国家的差异,国家制定了一系列发展医药科技与药学事业的战略决策。根据相关的宏观发展战略,目前,我国药学发展有四大热点方向。

1. 创新药物研究 创新是药学科学发展的原动力。创新药物的研发,集中体现了生命科学和生物技术前沿领域的新成就,是当前国际科技竞争的战略制高点之一,对经济发展和社会进步具有重要而深远的影响。我国有 14 亿人口,对药品的需求量大,如果不把立足点放在自己研制新药上,将会带来严重后果。尤其是加入世界贸易组织(WTO)后,对药品的知识产权保护是 WTO 有关协议的重要内容,药品仿制将逐渐走入"死胡同"。过去十多年以来,我国医药行业经历了从"跟踪仿制"向"模仿式创新"的历史转变。接下来,随着我国经济和科技实力的增强,新药研究和医药产业发展必须向更高的目标奋进,实现新的历史转变,即从"仿创结合、模仿式创新"逐步迈向原始创新的新阶段。

2. 中药现代化研究 我国中医中药历史悠久,国家中医药管理局组织开展了第四次全国中药资源普查,汇总了 1.3 万余种中药资源的种类和分布等信息。建设了 28 个中药材种子种苗繁育基地和 2 个中药材种质资源库,形成了中药资源保护和可持续利用的长效机制。国家《"十四五"中医药发展规划》指出,"十四五"期间,中医药发展的总体要求是:实施中医药振兴发展重大工程,补短板、强弱项、扬优势、激活力,推进中医药和现代科学相结合,推动中医药和西医药相互补充、协调发展,推进中医药现代化、产业化,推动中医药高质量发展和走向世界,为全面推进健康中国建设、更好保障人民健康提供有力支撑。中医药是我国国粹,中药是我国医药走出国门最有前途的一类药品,部分中成药已在俄罗斯、古巴、越南、新加坡和阿联酋等国以药品形式注册,中医药发展关键是要解决中药的现代化问题。

中药现代化目标之一:实现中药与现代科技的结合。现代化学、物理提取方法(如低温超临界萃取、膜层析等)广泛用于天然药物的生产加工;新型给药系统应用中药制剂制备;指纹图谱等高新分析技术大量用于中药从外观到内在质量的鉴别;从控制中成药制剂的在线生产、中间过程、成品质量等方面,提高中药质量水平;加强药效学研究,完善与中医"证"病相接近的动物模型和实验药理模型;植物遗传工程、酶工程等生物技术应用于中药稀有动植物和有效成分的培养与生产。

中药现代化目标之二:中成药在国际市场占有率需要大幅提高。中药在国际上具有广阔的发展前景,然而在全球拥有绝对中药材资源优势的我国,国际市场占有额较低,且出口产品结构以中药材为主,保健品及附加值较高的产品出口占比较低。中药原料出口附加值低,对本土环境和生态影响大,从长远考虑,一定要加强中药制剂研究,大力发展中药种植质量管理规范,实现中医药理论、中药生产和中药质量标准的现代化,要建立与国际接轨的现代管理体制,让中成药走出国门,占领国际市场。

3. 生物制药技术研究 生物制药技术出现在 20 世纪后期,现代生物制药技术来源于传统制药技术,而又弥补了传统制药技术的不足。生物制药产品的主要成分为糖类、蛋白质和脂肪等,相比其他药品具有安全性高、毒性小、营养价值高等特点,为人们的生命安全提供了更大的保障。以基因技术为代表的现代生物技术的发展,导致了以基因工程制药为主的一个新兴生物制药业的产生与发展,并且成为各国制药领域竞争的热点,生物制药是21世纪国际制药业未来发展的重要方向。我国生物制药技术很多都是借鉴国外的先进经验,本专业领域的专业人员逐渐增多,但真正的精英人才不多,且目前我国仅有20余种基因工程药物和疫苗投放市场。因此,我国需要大力培养生物制药技术的精英人才,为下一步研究提供基础,延伸对人体遗传物质的研究,明确疾病的致病机制。在今后,推动医药产业结构调整,大力发展生物制药技术,实现中国医药产业跨越式发展,是一项重要的战略任务。

在今后一段时间内,我国生物制药技术研究的发展方向将凝聚在以下几个方面。

(1)针对我国人群的重大疾病,研究开发新型生物药物、疫苗;研究并建立疾病与药物筛选和安全评价模型;研究哺乳动物细胞大规模培养技术、转基因和治疗用单克隆抗体;研究开发产品过程优化技术。

(2)建立和完善规模化、高效率的功能基因组研发体系,寻找重要遗传疾病致病基因、重大多因素多基因疾病的易感基因以及具有重要生理功能的基因,用于疾病的诊断和药物、疫苗、生物靶点的开发利用。

(3)研究病原及特殊功能微生物的功能基因组,寻找微生物致病、主要免疫靶点及代谢调节基因,用于疫苗、诊断及药物筛选的开发利用。

(4)发展生物信息技术,结合功能基因组和蛋白质组研究,建立国家生物信息获取、管理、分析和服务体系;建立和发展生物芯片研究开发和服务系统;建立高通量药物筛选、药物分子设计技术体系。

(5)重点突破主要抗生素、维生素、甾体激素和氨基酸生产的基因工程菌构建与高效表达,确定工程菌大规模发酵工艺参数,研究高效分离纯化手段,实现商品化生产。

(6)研究基因工程药物的检测分析和安全评价,建立规范的检测分析方法与评价标准;研究生物治疗所涉及的伦理学问题,确保基因工程药物和生物治疗方案的安全性。

4. 药物新剂型研究 发现新药只是成功了一半,如何将其有效地送入人体所需部位,并成功地被细胞转运吸收仍是一个重要问题。药物的疗效、安全性与药物剂型及给药方式有密切关系。20世纪80年代提出药物递释系统(drug delivery system, DDS)的概念,一般把DDS的开发分为三个时间段。1950—1980年是DDS发展的重要时期,该阶段产生的口服缓控释系统和透皮给药系统产品数量非常大,市场非常成功。因此,目前口服缓控释系统和透皮给药系统仍然在DDS产品中占有最大份额。1980—2010年进入DDS发展的第二个时期,主要品种包括注射用控释制剂(包括微球和植入剂)、蛋白多肽的给药系统(包括聚乙二醇等)、基于纳米技术和生物技术开发的DDS等。由于难度加大,创新性提高,第二代DDS的数量要少很多,包括脂质体等在内的上市纳米制剂和注射用控释制剂等,但正在开发中的产品(包括正在进行临床研究产品)数量很大。2010年以后进入DDS开发的第三个阶段,主要品种包括靶向给药系统、自调式等智能给药系统、基于新型纳米技术和新型生物技术的DDS,以及难溶性药物新型给药系统等。随着科学技术的飞速发展,各学科之间相互渗透,互相促进,新辅料、新设备、新工艺的不断涌现和药物载体的修饰、单克隆抗体的应用等,大大促进了药物新剂型与新技术的发展和完善。在21世纪,药物研究的主流是开发应用具有高度特异性的给药系统,这已成为药学界的共识。

新兴的给药系统包括以下几个方面:①提高传统剂型生物利用度的新剂型,如分散片、速溶片和颊黏膜含片;②经皮给药系统和黏膜给药系统;③缓释与控释给药系统;④定位释放的靶向给药系统;⑤蛋白质与多肽类生物大分子药物的给药系统,这类药物的给药系统未有突破性的进展,已成为生物技术药物应用的制约因素。

我国药物制剂品种少,新的DDS剂型品种更少,同时制剂的工艺与设备都相对落后。发达国家一个新药上市往往同时可开发十几个剂型,而我国一般只有2~3个剂型。开发新制剂可提高医药产品的附加值,我国目前大量出口的为原料药物,附加值低,三废多,耗能高;而新制剂的开发费用少、时间短,与新化合物相比,新剂型的开发费用仅为新化合物的 1% 左右,开发时间仅为后者的 1/3 左右。

药物新剂型的研究开发不能离开各种制剂辅料,而我国药物制剂材料较为落后,许多新制剂辅料需要依赖进口。因此新材料、新制剂技术(如纳米技术等)亦是今后制剂的重点研究开发内容。在此过程中应充分利用最新的科学技术研究成果提高现有普通制剂水平,同时需要制药设备、给药装置、药用辅料、包装材料、检测设备等多方面同步发展,以促进新型 DDS 的发展,达到制剂研究的宗旨:安全、有效、质量可控、顺应性良好,使临床用药更科学化、准确化、精密化、理想化,以获得临床最佳治疗效果。

新型 DDS 发展的动力包括长期维持制剂工业生存和发展的市场需求以及国家科技发展战略的有力支撑,两者是相辅相成、互相促进,因此国家在新制剂研究开发领域应给予更多的优惠政策、科研立项和资金扶持。同时只有引导创新 DDS 不断转化和投放市场,发挥支撑我国医药产业发展和参与国际竞争的作用,才能促进我国药剂学快速和健康地发展。

第一章
目标测试

（李　楠　毕开顺）

第二章

生 药 学

生药学（pharmacognosy）是应用植物学、化学、药理学、本草学等学科的理论知识和技术方法研究生药的基源鉴定、采收加工、活性成分、药理作用、品质评价、资源利用、生物合成、新药发现等问题的科学。

第二章
教学课件

生药学是中药学的骨干学科之一，是全国普通高等教育药学类专业的一门主要专业课程。生药学的教学目的，一方面要培养学生具备生药质量评价的基本理论知识，使学生能胜任从事与生药（或中药）生产、供应、临床使用、研究开发等相关的工作；另一方面要培养学生具备应用生药学相关知识和技能，研究、寻找、开发利用生药资源的能力。

第一节　生药学的性质与任务

一、生药学的性质

生药即药材，大多数都是我国历代本草所收载的药物。"生药"一词，在我国出现较早，古时就有"生药材""生药局"等名称，它是与经加工炮制和制成制剂的"熟药"相对而言的。故"生药"实质上是指天然的、未经加工或只经简单加工的植物、动物和矿物类药材。从广义上讲，生药包括一切来源于天然的中药材、草药、民族药和提制化学药物的原料药，兼有生货原药之意。其中应用最为广泛的是植物药，其次是动物药，还有少量的矿物药。随着科学技术的不断进步，来自海洋生物的生药发展迅速，可以说生药是药物发现与创制的重要源头之一。

生药学是一门研究生药的科学。它以药用植物学、分析化学、天然药物化学、中药学、中药药理学及其他相关课程为基础，其研究对象是天然来源的药用植物、动物和矿物（即生药），其研究核心是生药的质量，并涉及生药质量的源头——资源。近年来，"回归自然""绿色健康"的生活方式悄然兴起，中医药"治未病"的健康理念得到大家认同和青睐。中医药在人们医疗保健方面发挥着越来越重要的作用，人们对绿色、优质道地药材的需求愈加迫切。特别是，随着现代色谱分析、DNA 分子技术、组织培养等先进技术的不断融入，生药学这门传统学科又焕发出蓬勃生机。

在长期同自然界作斗争的过程中，人们发现了许多用来防治疾病的物质，即"药物"。神农尝百草而疗疾，"一日遇七十毒"。但在文字出现之前只能口授而传，文字出现后，便逐渐产生了医药典籍。由秦到汉，记录药物知识的书籍多达三百余种，所载的药物以植物药占大多数，故称作"本草"。历代本草著作，是我国劳动人民在长期同疾病作斗争和生产实践中创造、积累的宝贵经验，是中华民族的智慧结晶。

二、生药学的任务

19 世纪初，为了适应国际贸易的发展，作为商品学的一个分支——生药学在德国诞生。这是一门研究动、植物药材的科学，它研究的主要内容是药材的来源、采集加工、品质、纯度、混杂物及伪品检查等。1880 年日本学者大井玄洞译著该学说，产生了中文的"生药学"一词，并于 1905 年传入我国。

当时生药学的主要内容是研究作为商品的生药来源及鉴定其真伪和品质的优劣。随着现代仪器分析方法的迅速发展,各种色谱技术不断应用于生药化学成分及其定性定量分析中。另一方面,由于多学科之间的不断渗透,国际上对生药学科的研讨范围有了极大的扩展。

我国幅员辽阔,气候多样,中药材种类繁多、资源丰富、来源复杂,各地同名异物及同物异名现象十分多见。20 世纪 70 年代掀起了群众性的中草药运动,各地医药卫生人员调查采集中草药。在此期间编写了数以百计的地方性中草药手册,并以此为基础编写出版了《全国中草药汇编》及彩色图谱(1975—1977 年)、《中药大辞典》(1977 年)。这一时期调查总结的对象由常用中药扩大到民间药,中草药的数量有很大增加。1983—1987 年,国家又一次组织专业队伍,开展了中药资源普查工作,并于1994 年编写出版了《中国中药资源丛书》,它包括《中国中药资源》《中国中药资源志要》《中国中药区划》《中国常用中药材》《中国药材资源地图集》和《中国民间单验方》,是一套较系统的生药资源专著。2011—2020 年,国家中医药管理局组织开展了第四次全国中药资源普查,在全国范围内开展中药资源调查,系统地摸清了我国中药资源的种类、分布、储量等重要信息。

2020 年版《中国药典》是最新一版药典,它贯彻落实建立"最严谨标准"的要求,制订和修订药品标准。该版药典的一部新增中药 117 种,修订 452 种,共收载品种 2 711 种。2020 年版《中国药典》具有如下主要特点:①标准体系进一步完善。以建立科学、全面、可检验、能执行的标准体系为重点,构建并完善了以凡例为基本要求、通则为总体规定、指导原则为技术引导、品种中文为具体要求的架构。②成熟的分析检查技术应用进一步扩大。建立分子生物学检测标准体系,制定相关技术指导原则,新增聚合酶链反应(PCR)法、DNA 测序技术指导原则等。③药品安全性控制要求不断加强。制定合理的中药材(饮片)重金属、农药残留、真菌毒素等有害物质限量标准,且加强中药内源性毒性成分的质量控制。④药品有效性控制不断完善。在中药方面,建立了显微检查法、薄层色谱法、高效液相色谱法、聚合酶链反应(PCR)法及核酸序列检测法等一系列鉴别方法,提高了方法的专属性。⑤国际标准协调进一步加强。加强与国外药典的比较研究,注重国际上成熟技术标准的借鉴和转化,不断推进与各国药典标准的协调。

据世界卫生组织(WHO)统计,全世界 70 多亿人口,有 80% 的人使用天然药物。我国是世界上最大的天然药物生产和使用国。从当前状况而言,我国生药学研究的主要任务在于努力促进中医药的现代化、国际化。①进一步加强中医药应用基础研究,阐明中药疗效的物质基础即有效成分和作用机制,探讨中药理论的现代科学阐释;包括药材资源、生产加工、复方研究、有效成分、制剂、生物利用度、药代动力学、防病治病作用机制以及产品质量标准等内容;②研究开发现代中药,参与国际市场竞争:在注重传承中医药传统特色和优势的前提下,应用现代科学技术,对中药进行系统化研究,提高现代中药研制的创新能力,提高其临床疗效、用药安全性,提高产品的质量和市场竞争能力;③通过和实施《中药材生产质量管理规范》(GAP)和《药品生产质量管理规范》(GMP),实现原药材生产的基地化、产业化,规范产品生产标准化,注重品质,建立从定性向定量转变的质量检测体系;从药材生产源头抓起,包括采收、加工、贮藏、运输全过程,以此确保中药产品的质量;④制订中药研制的标准、规范,力争成为传统药物及天然药物研究开发的国际标准;重点围绕"中药资源及可持续利用""中药物质基础及其作用机制""中药品质评价及质量控制"三大研究方向,应用现代科学技术开展植物次生代谢产物的生源途径及其调控研究,建立中药药效物质基础的快速、高效研究方法,开展中药复杂体系的多组分、多靶点物质基础及其作用机制研究。

第二节　生药的名称和分类

一、生药的名称

生药的名称,包括中文名、拉丁名、英文名和日文名等。其中生药的拉丁名是国际上通用的名称。

生药的拉丁名通常由两部分组成,第一部分来自动植物学名的词或词组,前置;第二部分属于药用部位的名称,置于第一部分之后,用第一格表示,如根(radix),根茎(rhizoma),茎(caulis),木材(lignum),枝(ramulus),树皮(cortex),叶(folium),花(flos),花粉(pollen),果实(fructus),果皮(pericarpium),种子(semen),全草(herba),树脂(resina),分泌物(venenum)等。第一部分有多种形式,原植(动)物的属名(第二格),如杜仲 Eucommiae Cortex(原植物杜仲 *Eucommia ulmoides* Oliv.);原植(动)物的种名,如颠茄草 Belladonnae Herba(原植物 *Atropa belladonna*);兼用原植(动)物的属名和种名,用以区别同属其他种来源的生药,如苦参 Sophorae Flavescentis Radix(原植物 *Sophora flavescens*);原植(动)物和其他附加词,用以说明具体的性质和状态,如熟地黄 Rehmanniae Radix Praeparata。但有些生药的名称中没有药用部位的命名,而直接用原植(动)物的属名或种名,如茯苓 Poria。矿物药的名称,一般采用原矿物的拉丁名。

二、生药的分类

我国生药的品种繁多,为了便于学习、研究和应用,必须将它们按一定的规律加以分类。常见的分类方法有以下几种。

1. 按药用部位分类　将生药分为植物药、动物药和矿物药,其中植物药又根据不同的药用部位分为根类、根茎类、皮类、茎木类、叶类、花类、果实类、种子类和全草类等。

2. 按化学成分分类　根据生药中所含的主要化学成分或生物活性成分的化学类别来分类,如含挥发油类生药、含生物碱类生药、含苷类生药等。

3. 按自然系统分类　根据生药的原植(动)物在分类学上的位置和亲缘关系,按门、纲、目、科、属和种分类排列。

4. 按功效或药理作用分类　如按中医功效分为解表药、清热药、补益药等,或按现代药理作用分为作用于心血管系统的生药、作用于呼吸系统的生药等。

5. 其他分类法　在中医药的历史上有多种分类方法,如根据药物毒性和用药目的的不同,将生药分为上、中、下三品的分类方法;按药物自然属性分类为玉石、草、木、果、菜、米食、有名未用等。

以上分类方法各有千秋,通常不同的教材或书籍,根据不同的目的和要求会选择一种比较适宜的分类方法。

第三节　生药的化学成分

一、概述

生药源于植物、动物、矿物和海洋生物,但绝大部分来自植物,所含的化学成分主要是指植物新陈代谢所产生的代谢产物。其中大多数是维持本身生命活动所必需的化合物,即初生代谢产物,包括蛋白质类、氨基酸类、糖类、脂肪类、RNA、DNA 等。这些成分含量较高,是生命体的基本物质,但这些物质作为药物应用于临床不多。而由初生代谢产物产生的对植物本身无明显作用的化合物,即次生代谢产物,包括苷类、生物碱类、黄酮类等化合物。这些成分是植物体内的特殊成分,含量较低,但大多具有较强的生物活性,临床应用价值大。

生药的化学成分不仅与药理作用、临床应用有密切的联系,而且与生药的鉴定、品质评价、新制剂开发研究、新资源发掘利用等都有密切联系。

二、主要化学成分

1. **糖类**　糖类(carbohydrate)又称碳水化合物,是多羟基醛、多羟基酮以及能水解而生成多羟基醛或多羟基酮的一类化合物,为植物光合作用的初生产物,广泛分布于生物体内。按照组成糖类成分的糖基个数,可将糖类分为单糖、低聚糖和多糖。

2. **苷类**　苷类(glycoside)又称配糖体或糖杂体(heteroside),是由糖或糖的衍生物与非糖化合物以苷键方式结合而成的一类化合物,广泛分布于生物体内。苷的非糖部分称为苷元(aglycon)。根据苷键原子的不同分为 O-苷、S-苷、N-苷和 C-苷等类型,在自然界存在最多的是 O-苷。

3. **香豆素类**　香豆素类(coumarin)为顺式邻羟基桂皮酸的内酯,具特殊香气,广泛分布于高等植物中,特别是伞形科、芸香科。按取代基在母核上的取代情况,有简单香豆素、呋喃香豆素、吡喃香豆素和其他类型香豆素之分。

4. **黄酮类**　黄酮类(flavonoids)是一类存在于天然界的、具有 C_6-C_3-C_6 基本骨架的化合物的总称,多具黄色。黄酮类化合物广泛分布于植物界,在菌类、藻类与地衣类等低等植物中较少见,主要分布于蕨类、裸子植物、被子植物(尤其是双子叶植物)中。其除少数游离外,大多与糖结合成苷。

5. **鞣质类**　鞣质类(tannin)又称单宁,是存在于植物体内的一类结构比较复杂的多元酚类化合物。根据其化学结构可分为水解鞣质和缩合鞣质。这类物质广泛存在于植物界,约 70% 以上的生药中含有鞣质类化合物,其存在于植物的皮、茎木、叶、根、果实等部位,树皮中尤其常见。

6. **挥发油类**　挥发油类(essential oil)又称精油,是一类在常温下能挥发的、可随水蒸气蒸馏的、与水不相混溶的油状液体的总称。挥发油大多具有芳香气味,主要分布于种子植物,尤其是芳香植物中。挥发油常存在于植物表皮的腺毛、油室、油细胞或油管中,大多数成油滴状态存在。

7. **萜类**　萜类(terpene)是分子式为异戊二烯(C_5H_8)的整数倍的烯烃类化合物,主要分布于高等植物中,蕨类、藻类、菌类、地衣、苔藓,以及昆虫和微生物中也有发现。根据分子结构中异戊二烯单位的数目可将萜类分为单萜、倍半萜、二萜、三萜、四萜和多萜。在挥发油中存在的主要是单萜与倍半萜类化合物,少数为二萜类化合物。

8. **生物碱类**　生物碱类(alkaloid)是一类主要存在于植物界的大多数具有显著生物活性的含氮化合物。氮原子通常在环内,广泛分布于系统发育较高级的植物中,其中以双子叶植物为多,其次为单子叶植物、裸子植物与蕨类植物。少数真菌中也有生物碱存在。生药中生物碱的含量大多低于 1%。在植物体内,生物碱一般与有机酸结合成盐类,呈溶解状态存在于液泡中,有些是与糖结合成苷而存在,还有少数是以游离状态存在的。

9. **脂类**　脂类(lipid)是由乙酸和丙二酸途径生物合成得来一类链状化合物,常以酯形式存在。这类成分广泛分布于生物体内,植物油脂主要存在于种子中,高等植物约有 88% 以上的种子含油脂。动物油脂多存在于脂肪组织中。按其组成可分为简单油脂和复合油脂两类。

10. **有机酸类**　有机酸类(organic acid)是具有羧基的一类化合物(不包含氨基酸),广泛存在于植物体的各部位,尤以果实中多见。一般有酸味,具收敛固涩功效,常见的有机酸包括:脂肪族有机酸、芳香族有机酸和萜类有机酸。有机酸一般都以盐的形式存在,少数以游离态存在。

11. **植物色素类**　植物色素类(phytochrome)是在阳光的照射下,可吸收一定频率的有色光后,使人们产生视觉效应的一类植物有机分子。在植物中广泛分布,有脂溶性色素和水溶性色素两类。水溶性色素主要为花青素类,脂溶性色素多为四萜类衍生物。

12. **树脂类**　树脂类(resin)是一类植物正常生长分泌的无定形有机物质,常与挥发油、树胶和有机酸等混合存在。树脂是多种物质的混合物。

13. 无机成分　　无机成分(inorganic constituent)是指除有机物(含碳骨架的物质)以外的一切元素及其化合物。一方面,生药中所含的无机元素可弥补和调节人体中某些元素的不足,进而起到防治疾病的作用。另一方面,植物中的无机元素以盐的形式存在,具有特殊的形态,是生药鉴定的重要依据。

第四节　生药的标准

药品的标准是对药品的质量规格和检验方法所做的技术规定,是药品生产、供应、使用、检验部门遵循的法定依据,具法律约束力。我国目前颁布的药品标准共三类。

一、《中华人民共和国药典》

《中华人民共和国药典》简称《中国药典》,是我国的国家药品标准。自中华人民共和国成立以来,《中国药典》已出版过 11 次。1953 年由卫生部颁布施行第一版《中国药典》,并于 1957 年出版其增补本。自 1963 年第二版开始,分一部、二部,一部收载药材和成方制剂,二部收载化学药品、生化药品、抗生素、生物制品和各类制剂。2005 年第八版首次将生物制品标准单独成卷列入药典三部。《中国药典》(2015 年版)首次将前三部附录整合为通则,并与药用辅料单独成卷列入药典四部,一部收载中药材、中药饮片、中药提取物、植物油脂和中成药品种。每种药材一般的记载格式和规定项目依次有:中文名、汉语拼音、拉丁名、基源、性状、鉴别、检查、含量测定、浸出物、炮制、性味与归经、功能主治、用法用量、注意及贮藏等。《中国药典》(2020 年版)是中华人民共和国成立以来的第十一版药典,已于 2020 年 12 月 1 日正式实施。新版药典在品种收载、贯彻药品全生命周期管理理念、完善药品标准体系、加强药品安全性有效性控制、扩大成熟分析检测技术的应用、加强与国际药品标准协调等方面均取得了新的进展。

二、局(部)颁标准

由国家药品监督管理部门颁布的药品标准,简称局(部)颁标准。此标准系药典的补充,由药典委员会编写,经国家药品监督管理部门颁布执行。其主要收载药典尚未收载的品种,多为来源清楚、疗效确切、较多地方经营使用的中药材,作为全国药品生产、供应、使用和检验部门检查和监督药品质量的依据。

三、地方标准

由各省、自治区、直辖市食品药品监督管理部门审批颁布的药品标准即地方标准。它收载《中国药典》及局颁标准中尚未收载的药品,或虽有收载但规格有所不同的本省、自治区、直辖市生产的药品,它仅具有地区性约束力。

以上三类药品标准均规定了收载生药的标准要求,凡是国内生产并投入市场的各种药品,包括中药材、中药饮片、中药提取物、植物油脂、中成药都应以上述三种标准作为检验质量的依据。

第五节　生药的鉴定

生药的鉴定,就是依据《中国药典》、局颁标准和地方标准的三级标准,应用各种技术手段,对生药进行真实性、纯度和品质优良的检定,从而保证生药品种的真实性及用药的安全有效性。一方面可促进生药的标准化、规范化,另一方面可促进新药用资源的发掘与利用。

生药鉴定随着科学技术的发展经历了较长的发展过程,大致可分为三个历史阶段:从生药的形成到 19 世纪前后为经验鉴别；19 世纪至 20 世纪前 50 年,逐渐形成了基源鉴别、性状鉴别、显微鉴别、理化鉴别的"四大鉴别法";20 世纪 50 年代至今,随着相关学科的飞速发展,出现了许多以仪器分析为主、生物技术同步跟进的现代鉴别方法,色谱法、光谱法、X 射线衍射分析法、分子生物学技术、扫描电镜技术、计算机图像分析技术、电泳法、电分析法、X 射线荧光光谱法、人工神经网络等新技术逐步得到应用。近年来,随着分子技术的快速发展,DNA 分子鉴定(如 DNA 条形码鉴定技术)已成为生药真实性鉴定的有效手段。

一、原植(动)物基源鉴定

原植(动)物基源鉴定也称来源鉴定,由于生药的同物异名、同名异物现象普遍存在,因此对生药的基源进行鉴定,确定其正确的学名,从而确保其品种应用的准确性。这是生药生产、研究、资源开发及商品流通等各项工作的基础。

二、性状鉴定

性状鉴定属于传统经验鉴别方法,简便易行。是利用感官通过看、闻、摸、尝及水试和火试等直观的方法,对生药的性状进行鉴别的方法。其主要观察完整的生药及饮片,以形态、大小、色泽、表面、质地、断面气味等特征为依据。

三、显微鉴定

显微鉴定是利用显微镜对生药及中成药制剂所含中药的组织、细胞或内含物等特征进行鉴别。适用于仅从外观性状不易识别的生药,是生药鉴别的重要手段,对不同药用部位的生药有不同的显微制片鉴别方法,常用制片方法有横切片或纵切片、表面制片、粉末制片、解离组织制片等,可进行细胞内含物鉴定、细胞壁性质鉴定、细胞及细胞内含物的测量等。其中,粉末鉴定在生药及中成药鉴定中运用最为广泛。因为大多生药粉末具有专属性的显微特征,如黄连粉末的鳞叶表皮细胞、黄柏粉末的晶纤维及异形石细胞等,可作为鉴别依据。中成药的显微鉴定,一般先进行处方分析,选取各中成药中专属性的显微特征,进行鉴别。

四、理化鉴定

理化鉴定是利用物理或化学的方法,对生药及其制剂中所含主要化学成分或有效成分进行定性和定量分析的鉴定方法,理化鉴定对同名异物的生药或性状相似又无明显显微特征的生药而言,是一种很好的鉴别方法。理化鉴定分为定性分析和定量分析两大类。定性分析确定生药的真实性;定量分析确定生药的品质优劣。随着高效液相色谱、气相色谱、核磁共振等现代仪器分析在生药鉴定中的应用,理化鉴别技术方法得到迅速发展。

五、生物检定

生物检定又称生物测定,是利用药物对生物所起的作用,即药理作用来测定药物的效价或作用强度的一种方法。不能以适当的、准确的理化分析方法来决定其有效成分的含量或效价的生药,必须通过药理作用的观察测定其效价单位的大小,从而评价其质量。通常采用标准品和样品对照的方法来确定样品的效价单位。

六、计算机辅助鉴定

计算机容量大,存贮信息多,查询、运算速度快,数据库操作系统的功能日益完善,使得生药鉴定工作的微机化、标准化和定量化成为可能。此方法建立在上述鉴定方法的基础上,将各味生药的性状特征、显微特征、理化鉴别特征、生物检定数据等各项指标细致而完整地存入电脑,形成资料库。将待检样品的各项指标输入电脑,即可自动从数据库中查到相吻合条目,作出判断。

七、分子生物学技术鉴定

上述鉴别方法,其主观性较强,且植物受生长环境及遗传的影响,特征的稳定性欠佳,故有一定的局限性。而分子生物学技术,尤其是 DNA 分子遗传的标记技术直接分析生物的基因型,能在属、种、亚种、居群或个体水平上对研究对象进行准确的鉴别,对物种的鉴别更为准确可靠。目前生药鉴定中常用的分子生物学技术主要有限制性内切酶片段长度多态性(RFLP)、随机扩增多态性 DNA(RAPD)、扩增片段长度多态性(AFLP)、基于 DNA 序列测定的限制性片段长度多态性聚合酶链式反应(PCR-RFLP)和测序扩增区段标记(SCAR)等。21 世纪初,加拿大科学家提出 DNA 条形码(DNA barcoding)的概念。它选用标准的、有足够变异的一个或几个短片段,对物种进行有效鉴定。目前,中国科学家已提出并构建以 ITS2 片段为主体条形码的中药材 DNA 条形码分子鉴定系统,并被《中国药典》2015 年版及 2020 年版增补本收载。

八、指纹图谱鉴定

以往的众多质量控制方法都试图以某一种或几种含量丰富的指标成分作为质量控制的参考依据。然而,指标成分不一定就是活性成分,其所起的药效也许是微不足道的。于是,以整体观念和模糊理念为原则的中药指纹图谱应运而生。中药指纹图谱是指某种(或某产地)中药材或中成药经适当处理后,采用一定分析手段,得到能够标示该中药材或中成药特性的图谱。

中药指纹图谱的特点在于通过指纹图谱的特征性,能有效地鉴别样品的真伪和产地;通过指纹图谱主要特征峰的面积和比例的制定,能有效控制产品的质量,确保产品质量的相对稳定。因此,在有效成分不完全明确的前提下,制定中药材和中成药的指纹图谱,对于有效控制中药材和中成药的质量,具有重要的意义。中药指纹图谱是一种综合的鉴别手段,以中医理论为前提,以先进的色谱、光谱分析技术为依托,最终达到用指纹图谱进行中药质量控制的目的。采用这项技术,有望显著改善可控性,提高中药产品品质,提高中药生产现代化程度。目前,中药指纹图谱在中药材的品种、产地、采收期和加工与炮制方法等方面表现出常规鉴定方法无法比拟的优势。

第六节　生药的生产

生药的生产包括栽培、采收、加工、贮藏和炮制等多个环节,只有合理的生产才能有效保证生药质量,保护和扩大生药资源。

一、中药材产区适宜性规划

中药材的分布和生长受周围环境因素的制约,环境因素是指直接或间接地影响中药材生长的所有因素,包括生态因素(水、光、热、土壤等)和生物因素(动植物、微生物及人类)的综合。道地药材(famous-region drugs)是指经过中医临床长期应用优选出来的,在特定地域,通过特定生产过程所产的,较在其他地区所产的同种药材品质佳、疗效好,具有较高知名度的药材。适宜的生态环境、优良的种质资源、历史悠久的生产加工技术和传统文化观念等是道地药材形成和发展的基本要素。

我国地域辽阔,不同地域的气候和土壤具有明显差异。不同生态环境下生长的同种药材,其药材品质可能存在显著差异。利用生态相似性原理对中药材进行合理区划是中药材引种的前提和基础,也是各地发展中药材种植需要重点考虑的问题。基于气象和土壤资料的相似性分析,根据相似度高低确定出不同等级的适宜产地,可实现产地生态适宜性分析的定量化。同时,地理信息系统(GIS)具有强大的空间可视化功能,结合计算机对大数据的分析处理,可为中药材种植提供数据支持和可视化空间格局规划,为规范和指导我国中药材引种栽培提供创新思路和科学方法。

二、《中药材生产质量管理规范》

我国的中药材生产,曾经存在着一系列问题,如种源混杂、药材质量不稳定、种植加工技术不规范、重金属农药残留超标等。为积极引导药材生产的规范化,国家药品监督管理局于 2002 年颁布了《中药材生产质量管理规范(试行)》(Good Agricultural Practice,GAP),并于 2002 年 6 月 1 日起施行。为推进中药材规范化生产,加强中药材质量控制,促进中药材产业高质量发展,国家药品监督管理局于 2022 年 3 月 17 日发布新版《中药材生产质量管理规范》。新版规范中首次提出了中药材生产实行可追溯、企业负责人需对中药材质量负责等要求,被业界称为“史上最严 GAP”。中药材 GAP 实施的目的是要建立中药材生产质量管理体系,对包括产地生态环境、种子、栽培、采收、加工、贮藏、运输等影响药材质量的各种因子进行控制。既重视过程控制,又重视终产品检验,既管产前,又管产中与产后。其核心是保证药材质量的均一、可控,并尽可能达到优质、高产、稳定和高效。同时,中药材 GAP 的实施,有助于保护生态环境,实现资源的可持续利用。中药材 GAP 的内容主要包括:产地生态环境、种质和繁殖材料、栽培与养殖管理、采收与初加工、包装运输与贮藏及质量管理等方面。

三、生药的采收

生药的合理采收,最重要的是确定最佳采收期,即有效成分的含量高而药用部分的产量也相对较高的时期。而有效成分的积累动态与药用部分产量的关系也因植物基源而异,因此对不同生药应区别对待。

1. 有效成分的含量有显著的高峰期而药用部分产量变化不显著,则取含量高峰期为最佳采收期。

2. 若有效成分含量的高峰期与药用部分产量的高峰期不一致时,则取有效成分的总含量最大值为最佳采收期(有效成分总含量 = 药用部分单产量 × 有效成分的百分含量)。

3. 若多种因素影响生药的质量,则需对其各指标综合分析,确定最佳采收期。

但目前很多生药的有效成分尚不明确,上述方法不能采用,而需利用传统的采药经验及各种药用部位的生长特点,分别掌握合理的采收季节。一般而言有如下采收原则。

(1) 叶类和全草类药材:应在植物生长最旺盛时,或在花蕾时或在花盛开而果实种子尚未成熟时采收。

(2) 果实和种子类药材:一般情况下,果实应在已成熟或将成熟时采收;而少数用未成熟的果实,如枳实等。种子多在完全成熟后采收。

(3) 根和根茎类药材:一般宜在植物生长停止,花叶萎谢的休眠期,或在春季发芽前采集。但对野生植物而言,地上部分完全枯萎后,不易寻找,故多应在花叶尚存时采收。

(4) 树皮和根皮类药材:树皮多在春夏之交采收,易于剥离。根皮多在秋季采收。但有些树种生长周期长,有效成分含量低,大量环剥的树皮宜造成树体死亡,故应注意资源的保护和再生。

(5) 花类药材:一般在花开放时采收。但有些生药用花蕾,如槐米、丁香和金银花等。

(6) 动物类药材:卵鞘入药的,需在虫卵孵化成虫之前采收;以成虫入药的,需在活动期捕捉;两栖动物宜在“冬眠期”时捕捉;鹿茸需在清明后角化前采收。

对生药的采收要合理,注意保护野生资源。凡用地上部分者要留根;凡用地下部分者要采大留小,采密留疏。对动物药要注意加以保护。

四、生药的处理

大多数生药采收后需进行不同的处理,包括产地加工、干燥和贮藏。

(一) 产地加工

产地加工也称初加工(processing in producing area),是指在产地对药材进行初步处理,如清选、修整、干燥等措施。其目的是为了保持有效成分的含量,保障药材的品质,达到医疗用药的目的,并且便于包装、运输和贮藏等。不同的药用部位有不同的加工方法。根和根茎类生药一般于采挖后挑选、洗净、去毛须、立即干燥。某些生药需经特殊处理后干燥,如去皮、切片、抽心、蒸烫,需分别处理;皮类生药一般于采收后,修切成一定大小后晒干,或加工成筒状;叶类和草类生药含挥发油较多的,采收后于通风处阴干;草类一般捆扎成一定的重量或体积后干燥;果实类生药一般采收后直接干燥;种子类生药一般直接采收种子干燥,或采收果实干燥后去果皮取种子,或采果实干燥贮存而取种子入药;花类生药一般直接晒干或烘干。

(二) 干燥

生药采收后都需进行干燥,常用的干燥方法有阳干法、阴干法、烘干法、远红外干燥法、微波干燥法及真空冷冻干燥法等。

1. 阳干法　是将生药直接置于阳光下晒干,主要适用于肉质根类,而含挥发油类及日晒后易变色变质及开裂的生药均不宜用此方法。

2. 阴干法　是将生药置于阴凉通风处,使水分自然散发,主要适用于芳香性花类、叶类、草类生药。

3. 烘干法　可替代上述两种方法,不受天气的限制。但干燥温度应随所含成分而不同。

4. 远红外干燥法　远红外加热技术是 20 世纪 70 年代发展起来的一项新技术,利用电能转化为远红外线辐射出去,对物体进行干燥。它与传统干燥方法相比,具有干燥速度快、脱水率高、加热均匀及节约能源等优点,且对细菌、虫卵都有杀灭作用。

5. 微波干燥法　利用高频电磁波产生的感应加热和介质加热,实现中药材中的水和脂肪等不同程度地吸收微波能,并将其转变为热能,使中药材产热达到干燥目的。同时,微波能的非热效应在灭菌杀虫中起到了常规物理灭菌所没有的特殊作用,能杀死各种微生物。

6. 真空冷冻干燥法　简称冻干,是指药材经完全冻结,并通过低温真空使冰晶升华,从而达到低温脱水干燥的目的。该方法避免了冰晶对细胞的机械破坏,可最大限度地保留药材原有品质,非常适合人参、鹿茸等贵重中药材的干燥。此外,可用于中药材干燥的现代干燥技术,还有高压电场干燥法、气体射流冲击干燥法、真空脉动干燥法等。

(三) 贮藏

生药的合理贮藏,对保证生药的品质有重要意义。若贮藏不当,生药常发生变色、虫蛀、霉烂、泛油等现象,导致其变质,从而影响疗效。因此,生药的贮藏也是其生产过程中一个重要环节。

1. 防虫　生药经虫蛀后,有的形成孔洞,有的外形被破坏,有的甚至完全蛀成粉状,而失去药用价值。药材因含淀粉、蛋白质、脂肪和糖类等,为害虫提供了良好的滋生环境。防虫方法主要分为物理法和化学法。物理法主要包括太阳曝晒、烘烤、低温冷藏密封法等。化学防治主要包括用低剂量的磷化铝熏蒸,或采用低毒高敏的新杀虫剂。还有一种较简单的方法,即将几种药材同处存放,利用药材的挥发性气味而防虫。

2. 防霉　发霉是真菌在药材表面或内部的滋生现象。霉变的起因是大气中存在着真菌孢子,当散落于药材表面,在适当的温度、湿度、阴暗不通风的环境和足够的营养条件下,即萌发成菌丝,分泌的酶溶蚀药材组织,以致有效成分发生变化而失效。预防药材霉烂的最好方法,主要是使真菌在药材上不能生长,即控制好库房的湿度及药材的含水量。其次是消灭寄附在药材上的真菌,用撞刷、晾晒等简单方法除霉。

3. 防变色　各种药材都有固有的色泽,色泽是药材品质的标志之一。如药材贮存不当,可能使色泽变异,以致变质。引起药材变色的原因较多,多因药材本身所含的一些特殊化学结构或化合物的氧化、聚合,生成有色物质。另一方面是由某些外因引起,如湿度、温度、氧气、光照和杀虫剂等因素。因此,干燥、避光、冷藏等手段可有效防止药材变色。

4. 防泛油　泛油是指含脂肪油药材的油质泛于药材的表面,以及某些含糖质的药材浸潮、变色后表面泛出油样物质。药材"泛油",除了损失油质成分外,也是药材变质的现象。防止"泛油"的主要方法是避光和冷藏。

5. 贮藏技术的应用　除了传统贮藏手段的应用外,一些新的贮藏技术也很好地应用于药材的贮藏、管理,常用的有真空包装、应用除氧剂、气调贮藏、核辐射灭菌等。前三种方法都是降低氧的浓度,使害虫缺氧窒息而死,从而控制一切虫害和真菌活动;后一种方法是用钴射线对药材及中成药进行杀虫灭菌处理。

第七节　生药的商品流通

生药的商品有取自野生药用植物、动物和矿物,还有来自人工栽培的药用植物和驯养的动物。野生药材的采集,多是作为农村副业,由农民适时采收,经简单加工,到城乡集贸市场销售。再经检验、加工等后,包装转到药材公司。培育生产的生药则由药材专业户采收加工。生药在国内的销售经营是由中国药材公司及下属各分公司负责,并协调中国医药保健品进出口总公司进行生药的对外贸易和进口业务。

中药材品种多、来源广。在中药发展史上,产生了生药材集散地,可分为初、中、高三级,初级集散地一般靠近产区,以收购本地生药材为主,通常规模较小,品种较少;中级集散地规模较大,品种较多;高级集散地为一方的生药材贸易中心,品种齐全,集散量大,采、种、制、用齐全,对一方的生药供应、价格、加工技术起重要作用。目前,全国范围内已形成了颇具规模的大型中药材市场,包括安徽亳州、河南禹州、成都荷花池、河北安国等十多个,对生药的商品流通和中药事业发展起到了积极的推动作用。

近年来,随着"互联网+"技术的崛起,现代信息技术与中药材流通相结合,形成以电子商务平台为核心枢纽的现代流通体系,有力地促进了中药材产业的健康发展。目前,"互联网+中医药"模式已逐步成熟,出现了很多专业的中药材电子商务平台。这些交易平台涵盖零售与批发,买卖双方可根据自己的需要,快速查找需要的产品信息,高效地达成交易。

中药材作为一种特殊商品,国家除在《中华人民共和国药品管理法》中对药品生产、经营、管理、检验等方面作了严格的规定外,对生药还作了相关规定。在我国,许多的生药都供出口,有相应的标准规格。我国出口生药大多经由天津、青岛、上海等地聚集运出,或经广东集中到香港输出。一般进、出口生药材均要接受药品监督管理部门的药事检查、重金属含量检查、农药残留量检查和农林部门的动植物检疫,通过海关,然后由进出口工商业者运销市场。另一方面,我国在进口生药材的国产资源开发利用和引种生产方面也取得了一定的成效,但在品种和数量上有时仍需进口。

第八节　生药的应用

生药的应用范围十分广泛,除了制成饮片、中药提取物、中成药用于临床治疗疾病外,在提高人类生活与生存质量的保健领域,在食品、饮料、香料、化妆品、染料及农药等许多领域均有广泛应用。

保健药品和保健食品是保障和维护人体处于健康状态的产品,其作用大多是非特异性的。我国古代就创制了许多具有扶正固本、扶正祛邪、攻补兼施的中成药和药膳食品。用于保健药品和保健食品的生药,多为"药食同源"的种类。它是一些既有丰富营养,又能调节机体免疫功能且无明显毒副作用的生药品种,如人参、三七、黄芪、党参、五味子、枸杞子、天麻、石斛、鹿茸、冬虫夏草、灵芝等。

从生药中提取分离的生物活性先导化合物或有效成分,经过结构改造或化学合成,规模生产用于临床,如从黄连中提制的小檗碱(又称"黄连素",抗菌药),从麻黄中提制的麻黄碱(又称"麻黄素",平喘药),牡丹皮中的丹皮酚(祛风、镇痛药),由青蒿素改造的蒿甲醚(抗疟药)等,是发展天然药物制药工业的一个重要方面。

国内外对加有生药提取物或有效成分的化妆品研究十分活跃,目前我国生产的生药化妆品已大量上市。它们都具有较明显的美容护肤、抗皮肤衰老及治疗某些皮肤病的作用。因而生药应用于化妆品是一种有着广阔前景和市场需求的新兴领域。

在我国丰富的天然色素原料中有许多为药用植物,如从姜黄根茎中提取的姜黄素,红花中提取的红花黄色素,由紫胶虫的分泌物中提取的紫胶色素以及维生素 B_2、胡萝卜素、叶绿素等均可广泛用于饮料和食品着色,其特点是色调自然,安全性高,有些还具有一定的营养保健与治疗疾病的功能。

此外,有许多生药提取物还可作为低热量、安全性高的天然甜味剂。也有不少生药或某些动植物的加工品可用于纺织、制革、烟草、建筑、化工等多个工业领域。因此,生药的开发利用,不仅有利于医药事业的发展,提高人们的健康水平,提高人类的生活与生存质量,而且有利于推动农业和工业领域的产品结构调整,有利于经济发展和社会进步。

第九节　生药学的发展趋势

随着人类的进步和科学技术的发展,生药学也同其他自然科学一样,有了长足的发展。尤其是现代仪器分析、分子生物学技术的迅速发展和其在生药学领域的广泛应用,生药学的研究迎来了更加崭新的局面,生药学的发展趋势正向着更深、更广的层次和领域迈进。

一、生药鉴定向着超微层次和分子水平深入

现代仪器分析,如紫外光谱、红外光谱、薄层色谱、气相色谱、高效液相色谱、核磁共振波谱、质谱等新的分析方法的应用,使得生药化学成分的识别及其定性定量研究更加方便、快捷。利用电子显微镜和 X 射线衍射法,能够更加科学、准确地观察、研究、揭示和描绘生药的超微结构色谱。色谱指纹图谱技术、免疫电泳法、生物基因芯片、DNA 分子遗传标记技术、热解薄层分析法等技术的应用,能在更深层次的分子水平准确地进行生药的鉴定。生药的鉴定正在向着微观世界深入、快速地发展。

二、更加科学地揭示影响生药品质的各种因素

随着生药药效物质基础的不断阐明及其分析方法的进步,人们进入了现代生药学的新时期。已经可以从选种、嫁接、杂交以及环境条件、栽培技术和病虫害防治等方面,对有效成分明确、经济价值较高、大量栽培的药用植物,进行全面研究来探讨影响其生药品质的各种因素。为了提高和保持生药的优良品质,也可以生药的主要药效物质基础为评价指标,进行生药的最佳采收时期、加工方法、贮藏条件等方面的研究。特别是随着药用植物基因组学及表达基因人工调控研究的日趋深入,科研人员已经在部分重要中药材生长发育的过程中,对药效成分的生物合成通路及其机制、功能基因及其调节酶的表达及调控等方面都有了深刻认识,这既为高产、优质中药材的生产提供了技术基础,也为重要天然药物成分的人工合成(或半合成)提供了新思路。生药品质评价正向着科学、客观、量化的深度发展,系统、规范的生药品质评价体系正在形成。

三、生药有效成分的人工制造成为可能

为了实现将生药中超微量有效成分广泛应用于临床防治疾病,人们已经开始用人工方法造成药用植物遗传因子的突变与多倍体植物的形成,利用示踪原子探索有效成分在植物体内的形成过程及其影响因素,利用组织和细胞培养方法制备或生产药用植物的有效物质,并且已取得较大进展。

四、药材道地性的本质被揭示

应用现代科学技术和生物技术综合研究、探讨生物与环境之间长期相互作用对道地药材品质的影响,揭示药材道地性形成的规律和实质,为道地药材的合理发展、持续利用优质药材资源提供科学的理论依据,取得了一定成果。

五、生药新资源开发基础更好

由于天然药物化学成分知识的大量积累,各类植物的化学成分与其亲缘关系的科学探讨已经开展,传统的生药形态分类方法正向着现代化学分类转变,正在形成的植物化学分类学(plant chemotaxonomy)必将促进新生药资源的开发与利用。

六、生药质量标准的规范化研究日益深入

中药要进入世界医药主流市场,优良的生药品质、规范的质量标准是重要的影响因素。我国在常用生药品种整理、质量研究和生药质量标准的规范化研究方面,已经做了大量工作。生药规范的质量标准和生药材国际参照执行标准的研究、制订,必将极大地促进我国中医药事业的发展,推动中医药走向世界的进程。

第二章
目标测试

（姜　北）

第三章

天然药物化学

天然药物化学(medicinal chemistry of natural products)是运用现代科学理论与方法研究天然药物中化学成分的一门学科。天然药物化学是全国普通高等教育药学类专业规定设置的一门重要专业课程。本课程主要介绍天然药物化学成分结构类别、理化性质、提取分离与纯化和结构鉴定与结构修饰的基本知识,通过对本课程的学习为从事中药及天然药物药效物质基础研究和新药研究开发工作奠定基础。

第三章
教学课件

第一节　天然药物化学的性质与任务

一、天然药物化学的性质

自古以来,人类在与疾病作斗争的长期实践中,对天然药物的应用累积了丰富的经验。在我国,天然药物具有悠久的应用历史,是中华民族文化的瑰宝,对中华民族的繁衍昌盛做出了重要贡献,也是全人类的宝贵遗产。

天然药物化学是应用现代科学理论与方法研究天然药物中化学成分的一门学科,是药学的重要组成部分,主要在分子水平上揭示天然药物的药效物质基础及其防治疾病规律,是药学领域中极具生机的学科。

二、天然药物化学的任务

天然药物来自植物、动物、矿物等,并以植物来源为主,种类繁多。我国天然药物资源丰富,为世界上天然药物种类最丰富的国家之一,在国际上享有很高的声誉。以中草药为例,明朝李时珍著《本草纲目》中就记载了 1 892 种,清朝赵学敏著《本草纲目拾遗》又补充了 1 021 种,1993 年出版的《中华药海》收载了 8 000 多种,而 1994 年完成的全国中药资源普查,确认我国的天然药物资源有 12 807种。天然药物悠久的应用历史和研究经验,为天然药物化学的发展奠定了坚实的基础。人类社会的进步和现代科学技术的飞速发展,特别是近年来计算机、信息技术和分子生物学科的发展及其在天然药物化学中的应用,赋予了天然药物化学新的内涵,使其已成为一门极具生机的朝阳学科。

天然药物化学的主要任务有以下几个方面。

1. 探明天然药物中作为药效物质基础的化学成分　探讨天然药物所含有的能够防病治病的有效成分,揭示天然药物防病治病的本质,为天然药物的临床疗效、用药安全、质量控制提供理论依据。

2. 研究天然药物化学成分的类型、理化性质　探讨天然药物化学成分的结构类型与性质,建立有效、快捷、先进的天然药效物质的提取、分离方法,为天然药物临床剂型选择和分析检验提供依据。

3. 研究天然药物中化学成分的结构特征与生物活性之间关系　揭示天然药物中化学成分的结构信息,了解其有效成分的化学结构特点与机体细胞间的相互作用的关系,即结构与活性关系或简称构效关系,为发现和开发新型的先导化合物(lead compound)提供科学依据,为创制高效安全的临床药物奠定理论基础。

4. 新药的创制　不断探索开发新药的途径和方法,包括必要的结构改造,天然化合物的化学合成等。争取创制更多新药,已构成近年天然药物化学的重要任务,是赋予天然药物化学新的内涵,推动天然药物化学发展的主要任务。

5. 探讨天然药物中药效物质的生源途径　认识有效物质在生物体中的产生途径与外界条件对这些化学成分的影响,以及有效成分的结构与中药药性之间的关系等。

第二节　天然药物化学在发扬祖国医药学中的作用

祖国医药学的振兴,关键是用以防病治病的中药的现代化,而中药现代化的关键又是中药中所含药效物质基础的探明。因此,天然药物化学在继承和发扬祖国医药学中具有举足轻重的作用,占有极其重要的地位。

一、探讨中药防病治病的药效物质基础

应用天然药物化学的知识和方法,探讨中药防治疾病的药效物质基础,研究有效成分的化学结构、理化性质和生物活性之间的关系,用以逐步阐明中药防病治病的原理,进而结合现代科学技术,观察中药在人体内的吸收、分布和排泄过程,是中药现代化的关键。

中药的临床应用,除极少数单用外,复方是其主要应用形式。中药复方及其制剂是在中医治疗法则指导下,配伍组合而成的,是天然药物不同于单一化学药物的重要且独特作用模式,是中医用药的特点之一,也是祖国传统医药学的特色与优势所在。因此,除了研究单味药的药效物质基础外,应十分重视天然药物多个药效组分间的协同作用,尤其是应对复方进行化学和药理学的研究,将天然药物化学与生物学研究紧密结合,不断创建不同层次的药理筛选模型,结合组合化学方法的应用,以助于中药性能、配伍规律、中药理论的阐明。中药复方的活性成分和作用机制是非常复杂的,中药复方的临床疗效必然是各种成分相互间复合作用的综合结果,揭示中药药效的本质就必须阐明这些相互间的作用。

然而,对中药复方的研究还有许多问题需要深入探讨,如中药复方药效物质基础研究的实验设计、病理模型、药效学评价指标、化学成分之间在提取分离和制备过程中的变化及其对药效学的影响、化学成分之间在体内代谢过程中的变化情况等。

二、改进传统药物剂型,提高临床疗效

我国传统药物的剂型从汤剂开始,距今已有三千多年历史,发展到明代《本草纲目》中收载的药物剂型已有四十多种,几乎沿用至今。这些制剂大多比较粗糙,给药途径太少,服用剂量较大,临床疗效缓慢,有些剂型使用不便,以致在许多方面不能适应现代医学防治疾病的需要。因此,必须在充分考虑继承和发扬中医药治疗法则及其特色与优势的前提下,按照"三效""三小""五便"和"有效""安全""可控"的现代中药要求,对其进行科学的剂型改进,以便充分发挥其临床疗效。

应当强调指出,在对传统剂型的改进中,既要充分考虑制剂质量的明确、可控,更要尊重原制剂中的方药、辨证论治原则和临床功能主治,不能"废医存药",应保持剂型改革与原有疗效的一致和统一,以及剂型改革与原有用法之间的科学性与内在联系,否则,就失去了剂型改革的意义和初衷。

三、控制中药材及其制剂的质量

中药作为一种天然药物,其药效物质基础直接受到品种、产地、采收、贮存、品种变异或退化以及生产加工等各种自然因素及人工条件的影响。因此,必须探讨真正反映中药材及其制剂产生临床疗效的药效物质基础,准确、客观地制定中药材及其制剂的质量标准。

四、为中药的炮制提供科学依据

中药炮制是祖国传统医学中的一门制药技术,是中医临床用药的经验总结。中药炮制的目的在于增强疗效、减除毒副作用、便于药物的贮藏和服用等。中药的炮制将影响中药的性味与功效,发挥其因人而异、因病而异的临床疗效。但传统的炮制过程,往往只是凭借操作者的经验,难以恰到好处地保证"制药贵在适中,不及则功效难求,太过则气味反失"。因此,必须应用天然药物化学的知识和手段,对其炮制过程中有效成分或主要化学成分进行鉴定与定量分析。同时,对比研究中药炮制前后的化学成分变化,将有助于阐明炮制的原理,改进传统炮制中不合理或不科学的方法,为传统的炮制学增添新的内涵,提供科学依据。如传统炮制中曾有黄芩冷水软化切制,饮片色绿的报道。经过天然药物化学研究证明,黄芩中的主要药效物质基础为其所含有的黄芩苷,冷水软化则因酶的作用使苷发生酶解生成黄芩素,黄芩素是一种邻位三羟基黄酮,本身不稳定,暴露在空气中易被氧化而变成绿色醌类物质,严重影响其临床疗效,故改为蒸法或煮制软化切制后饮片色鲜黄,黄芩苷的含量较高,从而保证了其临床疗效。

五、扩大药物新资源

当应用天然药物化学的方法从中药中分离出某种有效成分后,即可根据有效成分的化学结构特征和性质,结合植物的亲缘关系或化学分类学,开辟新的药物资源。如抗菌消炎的小檗碱从毛茛科植物黄连中分离鉴定,后依据化学分类学特征,从含有苄基四氢异喹啉类生物碱的三颗针(小檗科)、古山龙(防己科)中发现了富含小檗碱的新药物资源,目前二者已成为小檗碱生产的主要原料。

六、创制新药

从天然药物和中药中发现具有生物活性的先导化合物,经过结构修饰或改造,是目前快速、低廉的创制高效低毒新药的重要途径。如从青蒿中提取分离的具有抗疟疾活性的青蒿素(artemisinin),为一热不稳定化合物,将其氢化、甲基化制成蒿甲醚衍生物后,稳定性明显提高,抗疟活性更加增强。又如鬼臼毒素(podophyllotoxin)抗肿瘤作用显著,但存在毒性大、疗效低的问题,将其结构修饰为葡萄糖衍生物依托泊苷(etoposide)和替尼泊苷(teniposide)后可用于临床,见图3-1。

此外,对于资源稀少或含量太低的有效成分,可采用人工合成的方法。如洋金花中的阿托品、茶叶中的咖啡因、天麻中的天麻苷、川芎中的川芎嗪等。

青蒿素

蒿甲醚

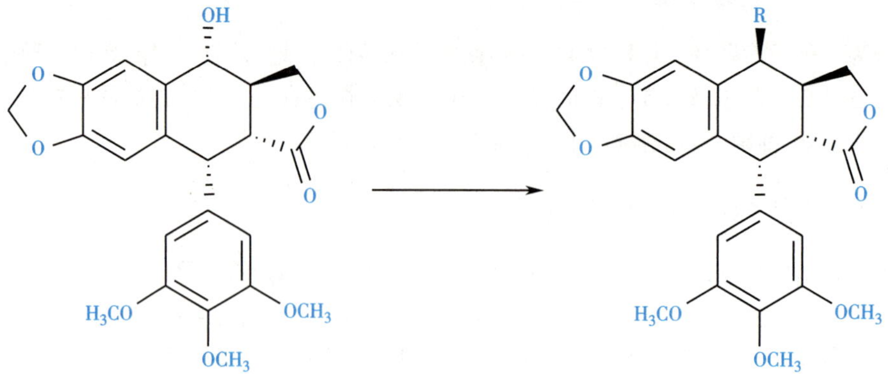

鬼臼毒素

依托泊苷

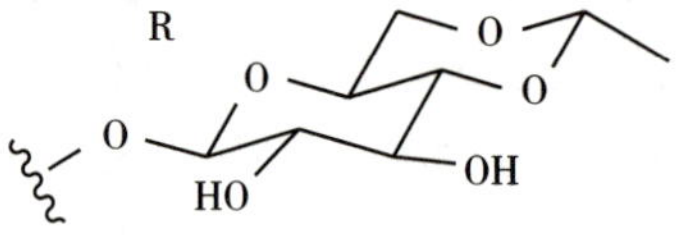

替尼泊苷

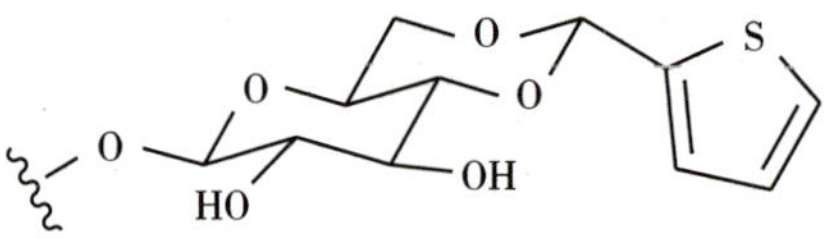

图 3-1　青蒿素、蒿甲醚、鬼臼毒素、依托泊苷和替尼泊苷结构式

第三节　天然药物的药效物质基础

天然药物为什么能够防病治病？不同的天然药物为什么会产生不同的临床疗效？为什么有的同一天然药物在中医临床上可用于不同的疾病治疗？天然药物防病治病的本质特征，是人们一直在探索的重要问题。众所周知，天然药物之所以能够防病治病，其物质基础就在于所含的有效成分。如中药麻黄中含有的左旋麻黄素(L-ephedrine)，就是麻黄平喘、解痉的有效成分；又如甘草中所含的甘草酸(glycyrrhizin)，是甘草抗感染、抗过敏、治疗胃溃疡的有效成分。然而，一种天然药物往往含有结构、性质不尽相同的多种成分。如麻黄中除含有左旋麻黄素外，还含有多种生物碱类、挥发油类成分等；甘草中还含有多种皂苷类、黄酮类成分等。这些成分就构成了麻黄、甘草的其他有效成分。因此，一种天然药物往往具有多种临床用途，其有效成分可以是一个，也可以是多个。如长春花中长春胺具有显著的改善脑循环、镇静作用，长春新碱具有抗肿瘤作用，2 个具有不同临床用途的有效成分，分别代表长春花的临床用途。

应当强调指出，从中草药及其他天然药物中，真正弄清有效成分的品种是不多的。绝大多数只是一些简单的生物活性测定，即经过体内(in vivo)和/或体外(in vitro)不同程度的药效试验或生物活性试验，证明其所含成分对机体具有一定生理活性。但是，这些生物活性成分并不一定是真正代表该天然药物临床疗效的有效成分。因此，天然药物中所谓有效成分或生物活性成分与无效成分或非生物活性成分的概念只是相对的，不能简单地机械地理解。如多糖、蛋白质、氨基酸类成分，有时在药品的加工过程中需要除去，但在猪苓、天花粉、鹧鸪菜等药物中，却被证实猪苓中的多糖、天花粉中的蛋白质、鹧鸪菜中的氨基酸分别是该天然药物抗肿瘤、引产和驱虫的有效成分。此外，天然药物中被视为无效成分的，虽然本身可能没有特殊疗效，但有的能增强有效成分的疗效、降低或缓和有效成分的毒副作用，有利于有效成分的溶出或增强制剂的稳定性，而不可忽视。随着生命科学的进步、人体自身功能调节系统运行原理的不断阐明,许多原来不被人们认识的无效成分的生物活性将逐渐地被揭露出来。

第四节　天然药物化学成分提取分离方法

提取分离天然药物化学成分方法的确立,主要取决于被提取成分的性质,将需要的成分尽量提取出来,不需要的成分尽可能地留在药材中。化学成分的类型不同,所使用的提取分离方法亦不同,多数情况是在化学成分预实验或一些探索性实验后,设计提取分离方案。

一、天然药物化学成分的提取方法

(一) 溶剂提取法

溶剂提取法是天然药物化学成分研究工作中应用最普遍的方法,它是根据被提取成分具有的溶解性能,选用合适的溶剂和方法进行。

1. **溶剂**　按极性不同溶剂可分为非极性溶剂、中等极性溶剂和极性溶剂3类。常用于天然药物化学成分提取的溶剂,极性由弱到强顺序为:石油醚<四氯化碳<苯<二氯甲烷<氯仿<乙醚<乙酸乙酯<正丁醇<丙酮<甲醇(乙醇)<水。

选择溶剂可依据"相似相溶"原理,根据欲提取化学成分的性质确定,其要点是能充分地提取所需成分、沸点适中、易回收、安全低毒。

一般而言,水是强极性溶剂,对药材细胞穿透力强,是价廉易得、使用安全的溶剂。适用于天然药物中极性成分的提取,如糖类、氨基酸类、生物碱盐类、大多数苷类、鞣质、无机盐等;但易霉变、沸点高、挥发性差和浓缩费时等。亲水性溶剂,即能与水混溶的有机溶剂,如甲醇、乙醇、丙酮等。这类溶剂对药材细胞穿透力强,对天然药物中各类成分的溶解性能好,提取率高,提取成分较全面,溶剂回收方便;但易燃,有一定毒性和价格较贵。亲脂性有机溶剂,即与水不能混溶的溶剂,如石油醚、苯、乙醚、氯仿、乙酸乙酯等。这类溶剂选择性高,提取成分范围较小,挥发性强,易回收;适用于挥发油、油脂、叶绿素、树脂、游离生物碱、苷元等天然药物化学成分的提取;但毒性大、易燃、价格贵,对提取设备要求高,不易穿透药材组织,提取时间长,溶剂用量大等。

2. **提取方法**

(1) 煎煮法:此法是将药材粗粉加水煮沸进行提取。方法简便,大部分天然药物化学成分能不同程度地被提出。但不宜用于挥发性成分及加热易被破坏成分的提取。

(2) 浸渍法:此法是将中药粗粉装在适当容器中,加入水或稀醇浸渍药材,反复进行提取。此法不用加热,适用于遇热易破坏、易挥发成分的提取。但提取时间长、效率不高。

(3) 渗滤法:此法是将药材粗粉装入渗滤桶中,用水或醇作溶剂,于上端不断添加溶剂,下口流出提取液(渗滤液)进行提取。本法因随时保持一定的浓度差,故提取效率较高。

(4) 回流提取法:此法采用有机溶剂,用回流装置,于水浴中加热回流进行提取。此法提取效率较高,但对受热易被破坏的成分不适宜。

(5) 连续回流提取法:此法可弥补回流法溶剂用量大、操作烦琐和提取效率低的不足,经改进发展起来的提取方法。连续回流提取需一定的设备条件。

影响溶剂提取法的因素较多,最主要的是选择合适的溶剂与方法,但也要考虑药材的粉碎粒度、提取温度及时间等。

(二) 水蒸气蒸馏法

水蒸气蒸馏法用于提取能随水蒸气蒸馏,而不被破坏的难溶于水的化学成分。这类天然药物化学成分有挥发性,在100℃时有一定蒸气压,当水沸腾时,该类成分一并随水蒸气蒸馏出,经分离获得所需成分的提取方法,主要用于挥发油等成分的提取。

(三) 升华法

升华是指有些固体物质受热后会直接气化,遇冷后又凝固为原来的固体化合物的现象。中草药中有一些成分就具有升华的性质,故可采用升华法直接提取。例如从樟木中提取的樟脑(camphor),是世界上最早应用升华法从中药材中提取的有效成分,这在《本草纲目》中有详细的记载。此外,从茶叶中提取咖啡因(caffeine)时也常用升华法。

(四) 半仿生 - 酶法

半仿生提取法(semi-bionic extraction,SBE)是指将提取液的酸碱度加以生理模仿,分别用近似胃和肠道的酸碱水溶液煎煮,即将药料先用一定 pH 的酸水提取后再用碱水提取。酶法是指选用合适的酶如纤维素酶、半纤维素酶、果胶酶等对中药材进行预处理,破坏细胞壁的结构,减少溶剂提取时来自细胞壁和细胞间质的阻力,加快有效成分溶出,提高提取效率。另外,酶法可作用于目标产物,改善其理化性质,增加在提取溶剂中的溶解度。半仿生 - 酶提取法(semi-bionic enzyme extraction,SBEE)是将半仿生提取法与生物酶结合起来提取中药药效物质的一种新方法。目前该法正在进一步研究应用中。

(五) 其他方法

某些对热不稳定的化学成分又可溶于水时,也能用组织破碎提取法;某些化学成分在新鲜原料中存在量大时可用压榨法进行提取。近年来还开发了超临界流体萃取法、超声提取法、微波萃取法等现代提取方法。

1. 超临界流体萃取法   超临界流体萃取法(supercritical fluid extraction)是利用超临界流体的独特溶解能力和物质在超临界流体中的溶解度对压力、温度的变化非常敏感的特性,通过升温、降压手段(或两者兼用)将超临界流体中所溶解的物质分离出来的一种提取方法。具有选择性好,操作温度低,萃取率高,萃取周期短,溶剂回收方便,节省溶剂,污染小等优点。

2. 超声提取法   超声提取法(ultrasonic wave extraction)是利用超声波产生的强烈的空化效应、机械振动、高的加速度、乳化、扩散、击碎和搅拌作用,增大物质分子运动频率和速度,增加溶剂穿透力,从而加速药材中化学成分进入溶剂,促进提取进行的一种提取方法。具有缩短提取时间,提高提出效率,提升药材的利用率,节约能源,避免高温对提取成分影响等优点。

3. 微波萃取法   微波萃取法(micro wave extraction)是利用不同组分吸收微波能力的差异,使基体物质的某些区域或萃取体系中的某些组分被选择性加热,从而使得被萃取物质从基体或体系中得以分离的提取技术,选择性好,试剂用量少,仪器设备简单、低廉,节时、节能、污染小、效率高,适应面广。

二、天然药物化学成分的分离纯化方法

分离与纯化这两个概念有时无太大区别,采用的方法基本相同,常用方法如下。

(一) 溶剂法

1. 酸碱溶剂法   是将总提取物按酸性、碱性、中性进行分离的方法。通常将总提取物溶于有机溶剂(常用乙酸乙酯),用酸水、碱水分别萃取,难溶于水的有机碱性成分可与酸成盐溶于水;而具有羧基与酚基官能团的酸性成分,难溶于酸水可与碱成盐而溶于水。使用酸碱溶剂法时,要注意酸液或碱液的强度与被分离成分接触的时间。另外,加热温度高低与加热时间长短对某些化合物结构、生物活性也会产生影响。

2. 溶剂分配法   是利用混合物中各组分在两相溶剂中分配系数差进行分离纯化的方法。其中溶剂极性梯度分配法比较简单易行,是比较基础的分离手段,是将混合物溶于水,利用各组分极性差异,递次以正己烷(或石油醚)、氯仿(或乙醚)、乙酸乙酯、正丁醇萃取,即可得到不同极性的成分部位。

连续液 - 液萃取是在此基础上改进的装置。当两物质分配系数相差不大时,也可应用逆流分布法(counter current distribution,CCD)进行分离。为了提高分离效率,利用溶剂分配法原理,进一步改进开发了液滴逆流层析色谱法(droplet counter current chromatography,DCCC)等分离方法。

(二)沉淀法

沉淀法是基于有些天然药物化学成分能与某些试剂生成沉淀;或加入某些试剂改变某些成分在溶液中的溶解度而自溶液中析出的一种分离方法。其前提是欲沉淀所需成分时,沉淀反应必须是可逆的。

常用的沉淀法有铅盐沉淀法,中性铅盐沉淀结构中含有羧基、邻二酚羟基的化合物,碱式铅盐沉淀法除上述官能团外,还沉淀具有单酚羟基的成分。分级沉淀法,是在混合组分的溶液中加入与该溶液能互溶的溶剂,使混合组分溶液中某些成分溶解度发生改变而从中析出的分离方法。如在含有糖类或蛋白质的水溶液中,分次加入乙醇,使含醇量逐步提高,逐级沉淀出分子量由大到小的蛋白质、多糖、多肽等。

(三)结晶法

结晶是化合物在特定条件下形成晶体(菱形、矩形、针状等)的过程,重结晶是将已有的晶体溶于溶剂,通过浓缩或添加另一个相对溶解度更低的溶剂使它达到饱和状态后再次析出晶体的过程。通过结晶与重结晶可将杂质或其他成分留在结晶溶剂(也称母液)中,从而得到高纯度化合物。因此结晶的过程也是化合物的分离纯化的过程,有时通过重结晶分离纯化一种化合物,而在母液中又可分离出另一种化合物,如此反复,以达到分离的目的。如从蛇床子中提取蛇床子素(osthole)和欧前胡素(imperatorin)。

(四)色谱分离法

色谱分离法是利用混合物中各成分在不同的两相中吸附、分配及其亲和力的差异进行分离的方法,其特点是分离效率高,易获得纯品。

色谱法按原理分类包括:物理吸附色谱、化学吸附色谱、分配色谱、分子筛色谱和离子交换色谱等;按色谱形式分类包括:柱色谱、纸色谱和薄层色谱等。其中柱色谱较为常用,按原理可分为以下几种方式。

1. 吸附色谱法　是利用吸附剂(固定相)对混合物中各成分吸附能力的差别,即不同物质与吸附剂之间亲和力的不同进行分离的方法,当用洗脱溶剂(流动相)洗脱时,通过其迁移速度的不同达到分离的目的。

吸附色谱以固 - 液吸附用得最多,并有物理吸附、化学吸附及半化学吸附之分。物理吸附(physical adsorption)也叫表面吸附,是构成溶液的分子(含溶质及溶剂)与吸附剂表面分子的分子间力的相互作用所引起的。其特点是无选择性,吸附与解吸过程可逆,可快速进行,故在实际工作中使用最广。如采用硅胶、氧化铝及活性炭为吸附剂进行的吸附色谱即属于这一类型。化学吸附(chemical adsorption),如黄酮等酚酸性物质被碱性氧化铝吸附,或生物碱被酸性硅胶吸附等;因为具有选择性,吸附十分牢固,有时甚至不可逆,故用得较少。半化学吸附(semi-chemical adsorption),如聚酰胺对黄酮类、醌类等化合物的吸附,为氢键吸附,力量较弱,介于物理吸附与化学吸附之间,也有一定应用。因此物理吸附色谱最为常用,其吸附剂应是化学惰性,具有一定的表面积和表面活性,常用的吸附剂有硅胶、氧化铝、活性炭、聚酰胺、大孔树脂、中压色谱分离凝胶(MCI GEL)等。洗脱剂则应具备的特点包括:较高的纯度,与样品和吸附剂不起化学反应,对被分离物质有一定的溶解度,黏度小、沸点低、易挥发等。具体应用时,必须对吸附剂、被分离成分、洗脱剂三方面进行综合考虑,选择合适的条件。一般说来,若被分离物质亲脂性强,宜选用活性高的吸附剂,极性弱的洗脱剂。反之,被分离物质极性大时,宜选用活性低的吸附剂,极性大的洗脱剂。

2. 分配色谱法　是利用混合物各组分在互不相溶的两相中分配系数不同而将混合物各组分得

以分离。将作为固定相的溶剂吸着于某种惰性固体物质的表面,这些惰性物质主要起到支持这种溶剂的作用,叫作支持剂,这种溶剂叫作固定液(固定相)。将吸有固定液的支持剂装入色谱柱中,加上欲分离的混合物,用与固定液不相溶的溶剂进行洗脱,这种溶剂称为洗脱剂(流动相)。混合物就在流动相和固定相之间不断进行分配,不同的物质由于分配系数的差异而在色谱柱上得以分开。分配柱色谱所用的仪器、操作过程都与一般吸附柱色谱相同。分配柱色谱用的载体(即支持剂)主要有硅胶、硅藻土及纤维素粉等。通常,分离水溶性或极性较大的成分如生物碱、苷类、糖类、有机酸等化合物时,固定相多采用强极性溶剂如水、缓冲溶液等,流动相则用三氯甲烷、乙酸乙酯、丙酮等弱极性有机溶剂,这类色谱称之为正相分配色谱(normal phase partition chromatography);但当分离脂溶性化合物如高级脂肪酸、油脂、游离甾体等时,则两相可以颠倒,固定相可用硅油或液状石蜡等,而流动相则用水或甲醇等强极性溶剂,故称之为反相分配色谱(reverse phase partition chromatography)。常用反相硅胶填料系将普通硅胶经化学修饰,键合上长度不同的烃基(R)形成亲脂性表面而成。根据烃基长度为丁基(—C_4H_9)、辛基(—C_8H_{17})或十八烃基(—$C_{18}H_{37}$),分别命名为 RP-4、RP-8 及 RP-18。三者亲脂性强弱顺序如下:RP-18>RP-8>RP-4。

3. 离子交换色谱法　是以离子交换树脂作为固定相,以水或含水溶剂作为流动相,当上样后流动相流过交换柱时,中性分子和具有与离子交换基团相反电荷的离子将不被交换,从柱子下端随流动相一起流出,而具有与离子交换基团相同电荷的离子则被交换吸附到柱子上,随后用适当流动相洗脱下来,即可达到混合物分离的目的。影响分离效果的主要因素有:交换溶液的酸碱度和交换树脂的规格。

4. 凝胶过滤色谱法　凝胶过滤色谱又称凝胶渗透色谱、分子筛色谱、体积排阻色谱等。是将含有分子量大小不同化合物的混合物样品溶液,通过多孔性凝胶(固定相),用洗脱剂按分子量由大到小依次洗脱达到分离目的的分离方法。

凝胶粒子网状孔隙的大小,取决于凝胶中交联剂的含量,交联剂高,孔隙小;交联剂低,孔隙大。凝胶种类很多,有亲水性、疏水性和亲水又亲脂性之分。常用的凝胶有葡聚糖凝胶(Sephadex G)和羟丙基葡聚糖凝胶(Sephadex LH-20)。葡聚糖凝胶仅适合于水中应用,主要适用于蛋白质、核酸、多糖、甾体的脱盐精制与分离。羟丙基葡聚糖凝胶不仅可以在水中使用,也可以在极性有机溶剂或含水的混合溶剂中使用,非常适合含羟基、羧基的亲水成分如有机酸、苷类、黄酮、多酚等的纯化,而且也适合亲脂性成分如生物碱、萜类和内酯等成分的分离。

(五)固相萃取

固相萃取(solid phase extraction,SPE)是从 20 世纪 80 年代中期开始发展起来的一项样品前处理技术,由液固萃取和液相色谱技术相结合发展而来,主要用于样品的分离、净化和富集,主要目的在于降低样品基质干扰,提高检测灵敏度。SPE 是利用选择性吸附与选择性洗脱的液相色谱法分离原理。较常用的方法是使液体样品溶液通过吸附剂,保留其中被测物质,再选用适当强度溶剂冲去杂质,然后用少量溶剂迅速洗脱被测物质,从而达到快速分离纯化与浓缩的目的。也可选择性吸附干扰杂质,而让被测物质流出;或同时吸附杂质和被测物质,再使用合适的溶剂选择性洗脱被测物质。和分配色谱法一样,固相萃取也有正相固相萃取和反相固相萃取之分。

(六)分子印迹技术

分子印迹技术(molecular imprinting technique,MIT)是 20 世纪末出现的一种高选择性分离技术,又称分子烙印技术。它的概念源于免疫学,是合成能够对某种特定分子进行特异选择性结合的高分子聚合物,从而进行物质分离的技术。分子印迹聚合物对目标分子具有类似于抗原 - 抗体,酶 - 底物之间的特异选择性,被称为"人工抗体"。它的合成过程如下:模板分子与合适的功能单体通过官能团之间的共价键或非共价键结合,形成功能单体 - 模板分子复合物;加入适当的交联剂,通过引发剂进行热或光聚合,将功能单体互相交联起来形成共聚物,从而使功能单体上的功能基在空间排列和空间定向上固定下来;然后通过化学或物理方法将模板分子洗脱除去。这样就在合成的分子印迹聚合物中留下一个在空间大小和形状上以及功能基团方面都与模板分子相匹配的三维孔穴。该三维孔穴可以选择性地与模板分子重新相结合,对模板分子具有专一性、特异性的识别作用。由于 MIT 模仿了生物界的抗原 - 抗体作用原理,使制备的材料有着极高的选择性,因而受到全球众多研究人员的重视,很快在许多相关领域(如手性拆分、固相萃取、人工酶学、化学或生物传感器、不对称催化等方面)得到了广泛的应用。

(七)膜分离技术

膜分离技术的原理是:小分子物质在溶液中可通过具有一定孔径的膜,而大分子物质不能通过,从而可达到分离的目的。膜分离法常用于蛋白质、多肽、多糖等大分子化合物与无机盐、单糖、双糖等小分子化合物的分离,如大豆蛋白的工业化生产中即采用膜分离法。根据所用膜的孔径大小不同可将膜分离法分为微滤、超滤、纳滤及透析。膜分离法因不使用大量有机溶剂而具有很大优越性,随着膜分离技术的不断改进,膜分离法在天然药物的研发与生产中将得到更加广泛的应用。

第五节 天然药物化学成分结构鉴定方法

许多天然化合物经过提取、分离、精制成为单体化合物后,发现其结构复杂又有特殊生物活性,研究这些特殊结构的化合物将有力地推动有机化学的进展。其特殊生物活性的发现,又将直接促进中药药理学与新药创制的进步。因此,对这些单体化合物的结构进行鉴定与阐明,方能为深入开展药效学、毒理学研究乃至结构改造、人工合成和药物设计提供可靠的依据。

在进行结构测定前,通常需结合提取、分离过程中对其理化性质的认识,并结合文献资料,进行综合分析,对缩小探索范围、初步推测化合物类型将有较大帮助。

结构鉴定的程序一般是:确定纯度,测定物理常数,确定分子量、分子式,波谱分析,确定结构式,确定立体构型,必要时进行人工合成确认。

一、紫外 - 可见吸收光谱

紫外 - 可见吸收光谱(ultraviolet-visible absorption spectrum,UV-vis)的测定范围通常在 200~800 nm 的紫外可见光区。

应用紫外光谱测定化合物结构的原理,主要基于分子中的电子可因光照射由基态跃迁到激发态而产生紫外吸收。其中,电子的 $\pi \rightarrow \pi^*$ 跃迁以及 $n \rightarrow \pi^*$ 跃迁可通过吸收紫外光和可见光引起,吸收光谱将出现在 200~800nm 区域。分子中含有共轭双键、发色团以及具有与共轭体系相连的助色团的化合物在紫外光谱中产生的吸收,即由相应的 $\pi \rightarrow \pi^*$ 和 $n \rightarrow \pi^*$ 跃迁所引起。其他饱和碳氢化合物,因 $\delta \rightarrow \delta^*$ 跃迁所需能量已超出通常紫外光谱的测定范围,而在上述区域不出现吸收。即使分子中含有杂原子(如 N,S 等)时,虽有 $n \rightarrow \delta^*$ 跃迁,也仅出现在 200~210nm 附近表现为末端吸收。

在天然化合物结构测定中,紫外光谱对于分子中是否含有不饱和键,尤其是含有共轭双键、α,β-不饱和羰基(醛、酮、酸、酯)结构的化合物以及芳香化合物的结构鉴定,是一种重要的手段。通常可用以推断化合物的骨架类型,在某些情况下还可用于推断化合物的精细结构,如香豆素类、黄酮类等化合物,它们的紫外光谱在加入某种诊断试剂后,可因分子结构中取代基的类型、数目以及排列方式的不同而改变。

二、红外光谱

红外光谱（infrared spectroscopy，IR）的测定范围通常在 4 000~400cm⁻¹ 的红外光区。

应用红外光谱测定化合物结构的原理，主要基于分子中价键可因红外光照射产生伸缩振动和弯曲振动而产生红外吸收。在红外光谱测定范围内，通常将 4 000~1 333cm⁻¹ 区域称作特征区或者官能团区（functional region），化合物的许多特征官能团，如羟基、氨基、不饱和基团（C═C，C≡C，C═O，N═O）、芳环等吸收均出现在该区域内。而将 1 333~400cm⁻¹ 区域称作指纹区（finger print region），化合物中许多因原子或原子团间的键角变化所引起的吸收，形状十分复杂，犹如指纹。由特征区可进行官能团的识别，而由指纹区可对特征区提示的官能团进行佐证，同时也可依据化合物指纹区进行真伪鉴别。

红外光谱法在天然化合物结构鉴定中的应用，具有快速可靠、操作简便、样品用量少和不破坏样品等优点。较为广泛地应用于已知成分的鉴定，由于各种不同的化合物都有特定的红外光谱，而可以通过与对照品在同等条件下测定并比较其红外光谱的方法进行鉴别。在未知成分的鉴定中，红外光谱能够提供化合物中的重要信息，包括特征官能团存在与否、化合物类型等，在某些情况下，红外光谱也能提供未知化合物中较细微的结构信息，如顺反式构型、芳环上的取代情况等。

三、核磁共振

核磁共振（nuclear magnetic resonance，NMR）是在磁场的作用下，以射频进行照射，由具有磁矩的原子核（¹H、¹³C 等）产生能级跃迁而获得共振信号。

（一）氢核磁共振（¹H-NMR）

由于在氢的几个同位素中，¹H 具有最大的峰度比和较高的信号灵敏度，故 ¹H-NMR 测定比较容易，应用也最广。¹H-NMR 测定中通过化学位移（δ）、积分曲线高度（峰）、峰的裂分情况（重峰数及耦合常数）等 3 个重要参数，可以判断化合物分子中 ¹H 的类型、数目及相邻原子或原子团的情况，对天然化合物的结构鉴定具有重要的意义。

1. 化学位移　在有机化合物中，¹H 核因周围化学环境不同，其外围电子密度存在差异，在绕核旋转时产生磁的屏蔽效应也就不同，在波谱上不同类型的 ¹H 共振信号将出现在测定范围 0~16 的不同区域，这种因化学环境变化引起的共振信号位置发生变化称为化学位移（chemical shift），用符号 δ 表示。

质子的化学位移是由结构中诱导效应、共轭效应、各向异性效应、氢键以及质子的快速交换等多种因素影响的结果，而这些影响因素是由与质子相连的基团以及结构内在本质所决定的。因此，根据质子的化学位移值可以获得分子结构的重要信息。

2. 峰面积　核磁共振图谱上质子的峰面积以积分曲线高度表示。因为 ¹H-NMR 谱上积分曲线的总高度与分子中总的 ¹H 数相当（活泼氢除外），故由积分曲线可以算出各类 ¹H 核的个数。

3. 耦合常数　有机化合物中各类质子由于所处的化学环境和磁环境不同，在一定的距离内，磁不等同的两个或两组 ¹H 核可因相互自旋耦合干扰而使信号分裂，表现出不同形状，如 s（singlet，单峰），d（doublet，二重峰），t（triplet，三重峰），q（quartet，四重峰），m（multiplet，多重峰）等。

在低级耦合中，分裂后的峰数为 n+1，其中 n 为干扰核的数目，峰的面积比以（X+1）ⁿ 二项式展开后各项前的系数表示。分裂间的距离即为耦合常数（coupling constant），以符号 J 表示，单位为 Hz，表示相互干扰的强度。

4. 复杂氢谱的简化　为了将复杂氢谱中重叠的谱线简化，可采取使用高磁场（频）的仪器、双照射去耦等特殊的技术与实验方法。

（二）碳核磁共振（^{13}C-NMR）

碳原子周围价电子数目较多、电子云密度变化范围较大，因此，碳谱的化学位移范围也较广，各种不同碳共振信号的化学位移范围为 0~250，比质子要大得多，信号分辨率很高。所以，在决定天然化合物结构时，与 ^{1}H-NMR 相比，^{13}C-NMR 无疑起着更为重要的作用。

由于常规碳谱中，^{13}C 与 ^{1}H 之间相隔一键、两键、三键均存在耦合现象且耦合常数很大，导致碳谱出现复杂的、重叠的多重峰，难以解析。因此，可根据不同的目的和需要，在测量碳谱时应用多种技术以获得不同形式的谱图，有助于得到确定分子结构所需的丰富信息。

1. 质子噪声去耦 质子噪声去耦（proton noise decoupling）又称全氢去耦或质子宽带去耦。方法是采用宽频的电磁辐射去照射样品，由于所有去耦频率覆盖了全部质子的共振频率，所有的质子迅速跃迁并达到饱和。此时，^{1}H 对 ^{13}C 的耦合影响全部消除，分子中化学环境不同的碳均显示明显的单峰，极利于 ^{13}C 信号化学位移的判断。其不足是无法区别碳上连接的 ^{1}H 数，且季碳信号较弱。

2. 偏共振去耦 为了弥补因质子噪声去耦消除全部 ^{13}C-^{1}H 耦合后，不易获得碳与氢连接的许多结构信息的不足，可采用偏共振去耦（off resonance decoupling，OFR），达到既保留耦合信息，又避免谱线重叠的目的。方法是将照射 ^{1}H 用的电磁辐射频率偏离所有 ^{1}H 核的共振频率一定的距离。此时，测得的 ^{13}C-NMR 谱上 ^{1}H 核的耦合影响将仍有部分保留，各种 ^{13}C 信号将分别表现为 q（CH$_3$），t（CH$_2$），d（CH），s（C）峰。据此，可以获得化合物结构中碳原子状态和分子骨架的重要信息。

3. 选择氢核去耦 选择氢核去耦（selective proton decoupling）的方法是用较弱的能量选择性地照射某个或几个质子，此时只有与该特定质子相连的碳核信号发生改变，峰的强度相应增大（NOE 效应），可准确地判断某些峰的归属。

4. 无畸变极化转移增强及低敏核极化转移增强 无畸变极化转移增强（distortionless enhancement by polarization transfer，DEPT）及低敏核极化转移增强（insensitive nuclei enhanced by polarization Transfer，INEPT）是近来发展的新的脉冲傅里叶实验方法，其原理是在具有两种自旋的体系中，高灵敏核（如 ^{1}H 核）的极化向低灵敏核（如 ^{13}C 核）转移，可使低灵敏核的信号极大增强。其方法是通过改变照射 ^{1}H 核的脉冲宽带或设定不同的弛豫时间，使不同类型的 ^{13}C 信号在谱图上呈单峰形式分别朝上或向下伸出。该方法具有较高的灵敏度，信号之间很少重叠，能通过谱图可靠地归属不同类型的碳，是目前一种常规的 ^{13}C-NMR 谱测定方法。

（三）二维核磁共振（2D-NMR）

二维核磁共振是为了克服一维谱中信号过于复杂，或堆积难于分辨的不足，在普通一维谱的基础上发展、衍生出的新的实验方法。如氢核相关谱（^{1}H-^{1}H correlated spectroscopy，^{1}H-^{1}H COSY）是指同一自旋耦合系统中质子之间的耦合相关。即横轴和纵轴均为化合物的 ^{1}H-NMR 谱，同一 ^{1}H 核信号将在对角线上相交，交点称为对角峰（diagonal peak）。对角线两侧呈对称分布的两个点叫交叉峰（cross peak）或相关峰（correlation peak），相互耦合的两个或两组 ^{1}H 核信号将在相关峰上相交。因此，若从某一确定质子着手分析，依次可以对其自旋系统中各质子的化学位移进行精确测定，并为整个结构中的相互关系提供重要信息和依据，较传统的去耦实验优越得多。目前还发展了同核 J 分解谱、异核 J 分解谱、^{13}C-^{1}H 相关谱、远程 ^{13}C-^{1}H 相关谱、NOESY 谱等多种二维核磁共振实验技术，且已广泛应用于天然药物化学成分的结构鉴定与解析中。

四、质谱

质谱（mass spectrum，MS）就是把化合物分子用一定的方式裂解后生成的各种离子，按其质量大小排列而成的图谱。其基本原理是化合物在质谱仪中气化，气态分子受一定能量的冲击，失去电子或结合离子，形成离子状态，而后在稳定磁场中按质荷比（m/z）顺序进行分离，通过检测器而记录的图谱。

每个峰代表一个质量数。用质谱来测定化合物的分子式和分子量是目前最快速且准确的方法,也是由分子离子丢失碎片的大小或由碎片离子的质荷比以及裂解特征研究有机化合物分子结构强有力的工具之一。

分子离子(molecular ion,M$^+$)是化合物分子受一定能量冲击后,失去一个价电子形成的阳离子。分子离子同分子相比,仅差一个电子,而一个电子的质量相对于整个分子而言,可以忽略不计,所以在质谱中,分子离子的质荷比,在数值上就是该化合物的分子量。

碎片离子(fragment ion)是由分子离子经过裂解生成的化合物结构碎片。生成的碎片离子可能再次裂解,生成质量更小的碎片离子,另外在裂解的同时也可能发生重排,所以在化合物的质谱中,常常可以看到许多碎片离子峰。

一般多采用电子轰击离子化(electron impact ionization,EI)的方法测定化合物的质谱,也称电子轰击质谱法(EI-MS)。测定 EI-MS 时,需要先将样品加热汽化,而后才能电离。因此,不适合遇热易分解的极性化合物,如醇类、糖苷等,或难以汽化的大分子化合物,如糖的聚合物、肽类等的测定。为了克服 EI-MS 的不足,先后开发了使样品不必加热汽化而直接电离的新方法,如场解吸电离(field desorption ionization,FD),也称场解吸质谱法(FD-MS),快速原子轰击电离(fast atom bombardment,FAB),也称快速原子轰击质谱法(FAB-MS)等。

五、其他重要结构鉴定方法

由于立体结构的重要性以及与药物作用之间的关系已被人们认识与重视,一些立体结构鉴定方法也经常用于天然药物化学成分结构鉴定工作中,常用的包括晶体 X 射线衍射分析、手性光谱［如圆二色谱(CD)与旋光光谱(ORD)］等,这些方法也成为重要的天然药物化学研究中常用的光谱学方法。此外,计算化学近些年也已成为天然药物化学成分结构鉴定的重要手段。

第六节 天然药物化学的发展

从天然药物中分离化学成分,有记载的最早见于我国明代李梴所著《医学入门》(1575 年),书中谓"五倍粗末,并矾、曲和匀,如作酒曲样,入瓷器内遮不见风,候生白取出",记载了应用发酵法从天然药物五倍子中得到没食子酸的过程。约 200 年后的 1769 年,瑞典药师、化学家舍勒(K. W. Schiöler,1742—1786)将酒石(酒石酸氢钾)转化为钙盐,再用硫酸分解制得酒石酸,随后,舍勒又用类似的方法从天然物质中得到了苯甲酸(1775 年)、乳酸(1780 年)、苹果酸(1785 年)、没食子酸(1786 年)等天然化学成分。又如樟脑的记载在我国最早见于 1170 年洪遵著的《洪氏集验方》一书中,后来由马可波罗传至西方。《本草纲目》在卷三十四下详尽记载了用升华法等制备、纯化樟脑的过程。而欧洲直到 18 世纪下半叶才提取出了樟脑的纯品。由此可见,古代中国的医药化学与其他自然科学一样,当时也处在世界领先地位。因此,有"医药化学来源于中国"的高度评价。

天然药物化学的诞生和发展是与人类求生存密不可分的。人类在寻找食物的同时也发现了药物。天然药物与人类的饮食有着密切的关系,天然药物有一部分既是药物又是食物,可以说是药食同源。同时,天然药物本身就是人们经过长期同疾病作斗争的亲身体验、筛选证实其疗效而保留延续下来的。因此,天然药物化学的研究一直备受国内外科学界的高度重视,并伴随人类的进步和科学技术的发展,得到了迅速的发展,特别是近年来随着医药知识的不断积累与科技水平的不断提高,人类对于天然药物的认识也正在由被动接受到主动挖掘方向快速发展,各种类型的药物筛选规模日益扩大,使之前未被认识的天然药物得以开发利用,进而产生紫杉醇等一批新型天然药物,天然药物化学的研究方兴未艾。

一、天然药物化学研究方法的发展

天然药物化学的发展离不开现代科学技术的进步。在过去漫长的岁月里,天然药物化学成分的研究,长期受到当时提取分离和纯化手段,特别是结构鉴定技术的制约,而发展十分缓慢。一个天然化合物从天然药物中分离,到确定化学结构、人工合成需要很长的时间。例如鸦片中镇痛有效成分吗啡(morphine),从1804—1806年发现开始,到1925年提出正确结构,1952年人工全合成,总共花了近150年的时间。而结构远比吗啡复杂的天然药物萝芙木中降血压有效成分利血平(reserpine),从1952年发现、确定结构,到1956年人工全合成,只用了几年时间。其结构式见图3-2。

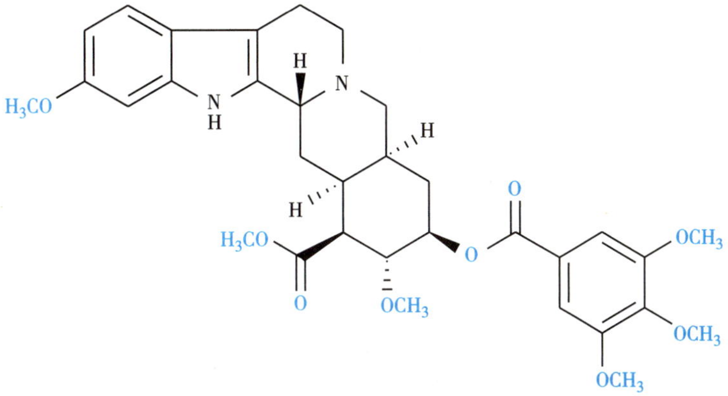

图 3-2 利血平的化学结构

(一)提取分离手段得到改善

传统的提取分离技术大多存在提取效率低、成本高、提取过程选择性差、分离纯化过程复杂和污染严重等问题。近几十年来,随着现代科学技术的发展,现代化工、机械制造技术的进步,使得 CO_2 超临界萃取、树脂分离技术、膜过滤、超滤、澄清剂、高效液相色谱法(HPLC)手性分离、模拟流动床分离技术等提取分离技术的日趋成熟及其在天然药物化学成分研究中的广泛应用,天然药物化学的发展有了更加显著的进步,研究工作的速度大大加快,水平明显提高,研究工作的深度与广度也已今非昔比。许多在过去不敢涉足、令人望而生畏的领域,如天然药物中的微量成分、水溶性成分、不稳定成分以及大分子物质、机体内源性生物活性物质等领域的研究,都有了明显的进步,取得了显著成绩。随着现代科学技术的发展,人们对天然药物化学成分的研究已由过去局限于常量、易得成分,转而关注那些微量甚至超微量活性物质的研究,力图从中发现新的化合物或者新的化合物骨架类型。科学技术的进步使得人们的这些愿望和目标有了得以实现的可能。有代表性的例子如 Butenandt 从 50 万头雌性蚕蛾中分离出一种雌性信息素,其浓度 <10μg/ml 的超微量浓度即对蚕的雄性成虫显示有明显的诱导活性,其蚕蛾醇 NABS 衍生物的仅得 12mg,并确定了蚕蛾醇(bombykol)的化学结构。而 Butenandt 从 500kg 蚕蛹中仅得到 25mg 结晶的蜕皮激素(ecdysone)则是超微量物质分离的突出例子,见图 3-3。

(二)结构鉴定技术飞速发展

随着波谱手段的不断进步,结构鉴定工作越来越高效、准确、微量、快速。过去在鉴定一个化合物的结构时,通常需要用化学方法进行降解或制成适当衍生物进行比较才有可能予以确认,一般需要至少几百毫克甚至几克的纯物质。现在,科学技术的进步,尤其是核磁共振(NMR)、质谱(MS)和 X 射线单晶衍射(X-ray diffraction of single crystal)在设备、性能以及测定技术方面的大幅度改善,加上计算机的广泛运用,致使结构鉴定需要的样品量已大幅度降低,往往仅需要几十毫克甚至几毫克即可完成鉴定工作。对大多数分子量在 1 000 以下的天然化合物甚至不必进行任何化学降解和衍生物制

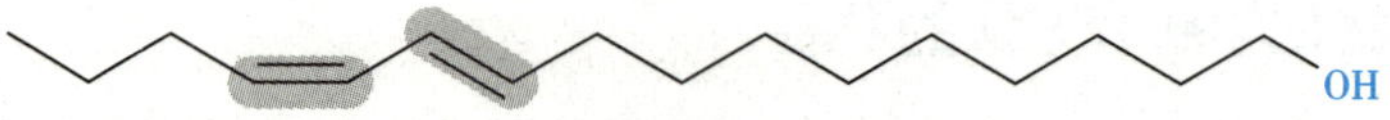

蚕蛾醇

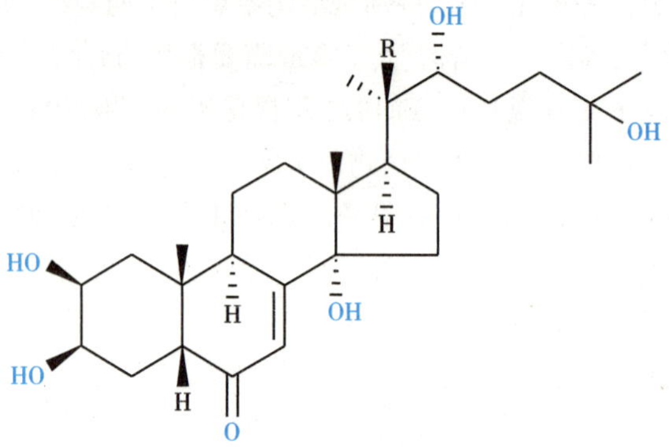

图 3-3   蚕蛾醇与蜕皮激素的结构

α-蜕皮激素（R=H）；β-蜕皮激素（R=OH）

备，几乎仅用 NMR 技术就可以确定其结构。有的微量成分，甚至结构相当复杂，分子量也很大，但若能得到几粒良好的单晶，则单独应用 X 射线单晶衍射就可以在几天内确定整个分子的立体结构。如1981 年，Uemura 和 Mcore 两个研究组几乎同时发表的岩沙海葵毒素（palytoxin），该化合物的平均分子量高达 2 680，分子式为 $C_{129}H_{223}N_3O_{54}$，共含有 64 个不对称碳原子，如此庞然大物从 1974 年由 60kg原料提取分离得到仅几个毫克纯品，到 1981 年发表其平面结构，只用了不到 10 年时间。岩沙海葵毒素的结构见图 3-4。

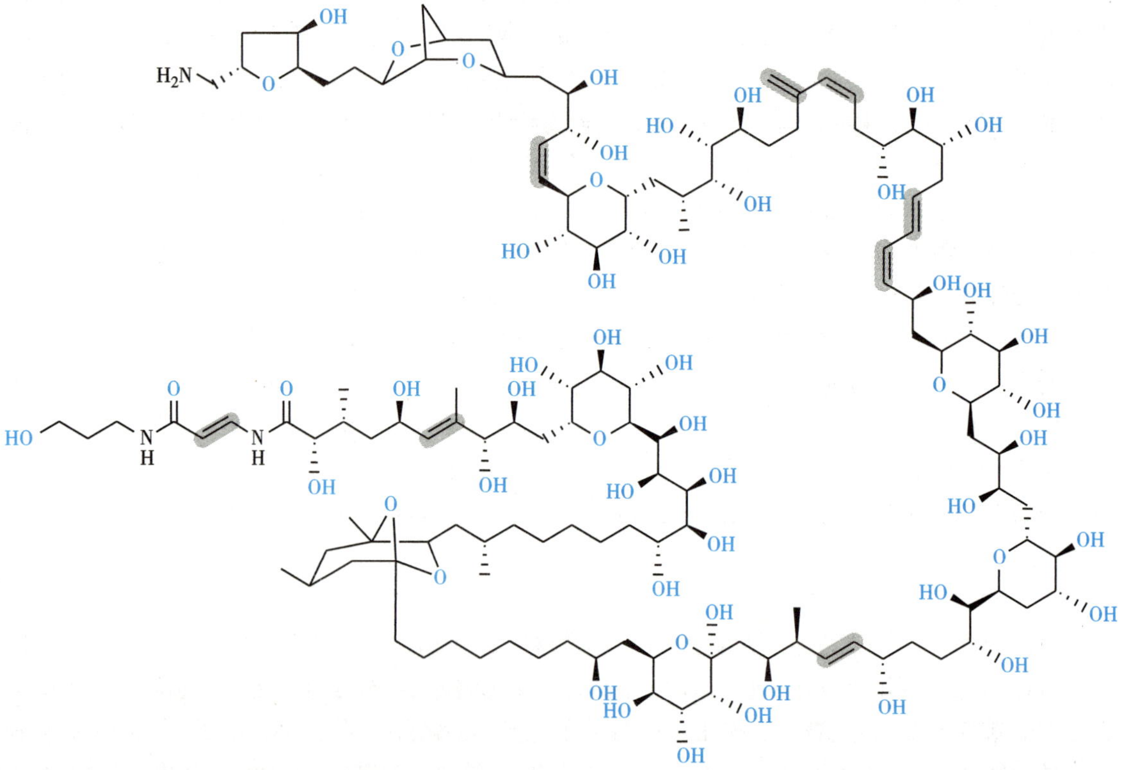

图 3-4   岩沙海葵毒素的结构

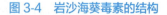

二、天然化合物结构改造的发展

天然化合物的半合成、结构改造和构效关系研究的迅速发展,推动着天然药物新药的研制与开发过程。以金属有机化合物为代表的特殊合成试剂,尤其是立体选择性合成的进步,含多个不对称碳原子的天然化合物的半合成乃至全合成有了较大的发展。如具有复杂结构的抗肿瘤天然药物紫杉醇(taxol)、海洋生物分泌产生的裸藻毒素(brevetoxin A)的合成等。对活性显著的天然化合物进行结构修饰与改造,降低其毒性、改善其生物利用度、增强天然化合物的活性,是创制新药的重要途径。如具有很强抗自由基活性的天然化合物水飞蓟宾,因其水溶性差、生物利用度低,影响其应用,应用化学合成手段对其进行结构改造,引入水溶性基团后取得了明显的成效等。

第三章
目标测试

（姜　北）

第四章

药物化学

第四章
教学课件

药物化学（medicinal chemistry）是利用化学的概念和方法发现确证和开发药物，从分子水平上研究药物在体内的作用方式和作用机制的学科。药物化学在化学基础课与药剂学、药理学、药物分析和临床药学等应用学科之间起到承前启后的相互联系作用。本课程的学习对全面掌握药学领域各学科的知识起重要的桥梁作用，并为从事药物设计、新药创制、药物合理应用等工作奠定基础。

第一节　药物化学的性质和任务

一、药物化学的性质

药物是用以预防、治疗及诊断疾病，或用以调节机体生理功能的物质。根据药物的来源和性质不同，可分为中药或天然药物、化学药物和生物制品等。

药物化学的研究范围包含了开发新药、合成药物、阐明药物理化性质和药物与机体细胞之间相互作用规律，而使其成为揭示药物的化学本质与人体生命过程相关性的一门综合性学科，是药学领域中重要的带头学科。

二、药物化学的任务

药物化学作为一门学科始于 19 世纪中期，是一门历史悠久的经典学科，具有坚实的发展基础。人类对生命的本质、疾病的发生和发展机制及其生理、生化基础的不断深入了解，为新药的研究、设计和开发提供了新的理论基础和靶物质，其他学科尤其是计算机科学的发展，将许多技术和手段引入药物化学研究中，给药物化学学科带来了新的机遇与挑战。

因此，药物化学的主要任务有以下几个方面。

1. **研究药物的理化性质、合成、结构改造、生物转化和体内代谢等**　为制订质量标准、剂型设计、临床研究和合理用药提供依据。

2. **研究药物的化学结构和性质与机体组织、细胞间的相互作用的关系**　包括结构与活性关系，简称构效关系（structure-activity relationship，SAR）；定量构动关系（quantitative structure-pharmacokinetic relationship，QSPR）。研究和了解药物与机体相互作用的物理或化学过程、作用靶点，从分子水平解析药物的作用机制和与靶点结合的方式，进而阐明药物在人体内的代谢过程、方式、产物等，为评价药物的疗效提供科学依据，为设计、发现和发明一个安全有效的药物奠定理论基础。

3. **研究药物的最佳制备方法**　通过对药物的合成路线及工艺条件的研究，提高合成设计水平，发展新原料、新工艺、新技术、新方法和新试剂，实现药物产品质量和产量的提高、生产成本降低，为生产化学药物进一步提供经济合理的方法和工艺。

4. **研究开发安全、有效的新药**　不断探索创制新药的途径和方法，开发更多新药，满足社会需求，已构成近年药物化学的首要任务，这是赋予药物化学的新内涵，是推动药物化学发展的主要动力。目前一些严重的新疾病如获得性免疫缺陷综合征、严重急性呼吸综合征（SARS）等直接威胁到人类生命的安全,而且还有很多疾病没有找到更好的药物来彻底治疗,如癌症、阿尔茨海默病以及一些精神疾病等。因此,运用药物化学的研究手段与方法产生的新药设计(drug design)方法已成为新药创制的新课题、新途径。

总之,药物化学的主要研究内容涉及化学、生命科学及其相关多学科领域,是建立在多种化学学科和生物学科基础之上的一门独立的、有特定研究范围的基础应用学科,既要研究药物的化学结构特征、理化性质、化学制备、稳定性状况,又要了解药物的体内代谢、生物转化、生物效应、毒副作用,还要研究与药物设计、药物的构效关系、药物分子在生物体中的作用靶点及其结合方式等,内容十分丰富。目前药物化学学科发展已由定性转入定量,并有分为几门新学科的总趋势。其英文名称也随其研究内容的改变而变化。早期的药物化学主要建立在化学基础上,主要为临床用药提供化学理论基础,其英文名称为 pharmaceutical chemistry。现代药物化学主要建立在化学 - 生物学的基础上,探索、研究发现新的高效低毒的药物是药物化学的主要内容,其英文名为 medicinal chemistry。

由于药物大多数都是有机化合物,为了研究开发新药,首先需要对其物质基础即有机药物进行初步的了解。

三、有机药物的命名和常见的类型

1. 有机药物的命名 药物一般有 3 个名称,即通用名称、化学名称和商品名称。通用名称有英文和中文两种。英文的通用名称为国际非专利药品名称(international nonproprietary names for pharmaceutical substance,INN),是世界卫生组织推荐使用的名称。一个药物只有一个通用名称,在世界范围内使用不受任何限制,不能取得专利和行政保护。目前 INN 名称已被世界各国采用,任何该药品的生产者都可使用 INN,在药典、科技文献、教材、标签、广告等广泛使用,INN 也是药品说明书中标明的有效成分的名称,在复方制剂中只能用它作为复方组分的使用名称。中文的通用名称是"中国药品通用名称"(Chinese approved drug names,CADN),由中华人民共和国药典委员会编写,是以 INN 为依据,结合我国具体情况而制定的。中文名和英文名尽量相对应,以音译为主;对于结构简单的药物可用化学名称,如对乙酰氨基酚。

化学名称是药物最准确的系统名称。英文化学名是国际通用的名称,它符合国际纯粹和应用化学联合会(IUPAC)制定的命名规则,但一般来说药物的化学名非常冗长。现在多以美国化学文摘数据库(Chemical Abstracts Service,CAS)为依据,对药物认定基本母核,其他部分均看成取代基。中文化学名的命名原则可参考科学出版社出版的《英汉化学化工词汇》。例如,抗菌药环丙沙星(ciprofloxacin)的英文化学名为 1-cyclopropyl-6-fluoro-1,4-dihydro-4-oxo-7-(1-piperazinyl)-3-quinolinecarboxylic acid,中文化学名称为 1- 环丙基 -6- 氟 -1,4- 二氢 -4- 氧代 -7-(1- 哌嗪基)-3- 喹啉羧酸。

环丙沙星(ciprofloxacin)

一个化学物质只有一个化学名,在新药报批和药品说明中都要用化学名。但药物的化学名通常非常复杂,如果不是有关专业人员,对其意义很难理解,医生和药师一般不易掌握和记忆,患者更难看得懂,并且化学名与药理作用间毫无联系,只有专业人员才能领会。

商品名称一般针对药物的上市产品而言,通常是由药品的制造企业所选定的名称,并在国家商标和专利局注册,受行政和法律保护的名称。商品名称不只包含某些药物的主要活性成分,还包括辅料等内容。含有同一种活性成分只有一个通用名和化学名,但由于辅料剂量和剂型的不同,可以有多个不同的商品名称的产品在市场销售。同一成分,相同辅料制成的相同的仿制药品,不同厂家生产的不仅在不同国家有不同商品名称,即使在同一国家也有多个商品名称,所以商品名称的数目比通用名的数目要多得多。例如,我国阿莫西林有9种口服制剂和1种注射剂,9种口服制剂的商品名称有53个,注射剂的商品名称有11种。按照中国新药评审要求,对商品名称有一些要求,如商品名称不能暗示药品的作用和用途,应高雅、规范、简易、顺口等。

2. 常见有机药物的类型 有机药物的结构类型十分复杂,品种繁多,加上新的结构类型和新药不断涌现,致使药物化学研究的内容更加丰富、范畴不断扩大。药物的分类方法有多种,就大类而言,可以分为天然药物(中药)、化学药物和生物药物(生物制品)。根据药物在体内的作用方式可将药物分成结构非特异性药物和结构特异性药物两类。另外,还有根据药物的用途(预防药物、治疗药物和诊断药物)、给药方式(如口服药、注射药等)、药物作用于人体的部位(如中枢神经系统药物、消化系统药物等)、药理作用(如镇咳药、镇痛药)等分类。

目前,药物化学对有机药物类型的研究,多突出学科特点,以药物的结构类型为基础,讨论各类药物的发展沿革、合成制备、结构与性质的关系(简称构性关系)、结构与药效的关系(简称构效关系)、药物的代谢、临床应用特点以及新药开发研究等方面的内容。因此,各类常见有机药物的类型是药物化学涉及的重要内容。常见的有机药物按照药理作用可分为以下类型:包括局部麻醉和全身麻醉在内的麻醉药物;镇静催眠药物、抗癫痫药物和抗精神失常药物等神经精神药物;抗帕金森病药物;胆碱受体激动剂、乙酰胆碱酯酶抑制剂和胆碱受体拮抗剂;肾上腺素能药物;抗高血压药物和利尿药;心脏疾病药物和血脂调节药;解热镇痛药物和非甾体抗炎药物;中枢神经系统兴奋药物;抗过敏药物;抗消化性溃疡药物;肾上腺皮质激素和性激素药物;甲状腺激素、抗甲状腺药物和降血糖药物;抗肿瘤药物;抗病毒药物、抗寄生虫药物;抗细菌药物和抗真菌药物;维生素类等。

四、药物与药物化学的发展

随着科学技术的飞速发展,学科间的交叉渗透,新兴学科的不断涌现,药物化学的内容也日新月异,已从过去以化学为主的体系,演变为与生命科学、计算机科学相互渗透和促进的发展趋势。

现代药物化学是化学和生物学科相互渗透的综合性学科。主要任务是创制新药、合成化学药物、研究构效关系和改进现有化学药物的性质。研究内容主要有基于生命科学研究揭示的药物作用靶点(受体、酶、离子通道、核酸等),参考天然配体或底物的结构特征、设计药物新分子,以期发现选择性地作用于靶点的新药;通过各种途径和技术寻找先导物,如内源性活性物质的发掘,天然有效成分或现有药物的结构改造和优化,活性代谢物的发现等。其次,计算机在药物研究中的应用日益广泛,计算机辅助药物分子设计(computer aided drug design,CADD)和定量构效关系、定量构动关系也是药物化学的研究内容。创制新药更是涉及多学科、多环节的探索性系统工程,是集体研究的成果。基于药物化学首先要发现先导物,为后续学科研究提供物质基础,在研究过程中起着十分重要的作用,因此药物化学在药学科学领域处于带头学科的地位。

(一)创制新药理论、方法与途径的进展

药物化学的任务实际是整个新药研究开发的前期,传统的方法是合成或提取分离大量的化合物进行药效筛选,命中率平均约为两万分之一,化合物的数量决定得到新药的结果,且研究的周期长,耗资甚大。20世纪80—90年代是新化合物开发活跃期,每年问世数百至近千个新化合物,平均花费5~8年时间和5亿~10亿美元得到一个新药。然而21世纪人类化合物大发现时代已经结束,新化合物问世屡创历史新低,每年问世仅两位数,而且平均花费极大增加,约为10~15年时间和花费15亿~20亿美元才有可能得到一个新药。近几年,国际上每年创制新药约60个,而真正导向研究而获得全

新结构的并不多,大部分均属于现有药物的结构改造。为改变这个状态,目前国际上创新药物研究的发展趋势呈现两个显著的特点:一是利用生命科学前沿技术,如功能基因组、蛋白质组和生物信息学等与药物研究紧密结合,以发现和验证新型药物靶点作为主要目标,为发现新药提供理论依据,并取得了显著进展;二是理论和结构生物学、计算机和信息科学等新学科越来越多地参与到新药的发现和前期研究中,由此出现了一些新研究领域和具有重要应用价值的新技术,为发现新药提供技术支撑,特别是各种信息数据库和信息技术的应用,可便捷地检索和搜寻所需要的文献资料,使新药的研究水平和效率大为提高,它们对于创新药物研究与开发将产生深远的影响。

1. 利用生命科学新技术,设计和验证新型药物及其靶点,为发现新药提供理论依据 21 世纪是生命科学发展的重要时期,生命科学研究的一些技术成果给新药研究带来了莫大的希望。人类基因组计划的实施揭示了人类生命的奥秘,而基因组科学的研究将从根本上改变药物发现和开发的模式。在对致病基因和基因功能的认识基础之上,可以针对性设计、开发从根本上改变疾病过程的新药,从而产生新药的研究"从基因功能到药物"的研发新模式。人们在研究过程中通过寻找和发现与疾病有关基因或致病基因,进行克隆和表达,并在此基础上表达得到相关蛋白,获得新药作用的靶物质;并对此靶物质进行三维结构研究,借助计算机技术和手段,参考其内源性配体或天然底物的化学结构特征来设计药物分子。以此,发现能够选择性地作用于靶点,具有活性强、选择性好、副作用小等优点的新药。此外,分子生物学和分子药理学等新兴学科的出现,阐明了许多生物大分子在生命活动中起着十分重要的作用,如酶、受体等与疾病发生有着十分密切的关系,这些生物大分子往往就是药物作用的靶点。同样根据靶物质的结构要求,通过计算机图形学的研究,可直接设计新药分子,或用计算机对化合物库进行虚拟筛选,可以获得针对性强、选择性高的候选药物(drug candidate)。于是涌现了许多瞩目的合理药物设计的新方法、新途径。

(1) 药物基因组学对药物分子设计和新药开发的作用:人类基因组学和药物基因组学研究发现了大量新的基因,提供了大量新的药物作用靶目标,在人体基因组约 3 万个蛋白质编码基因中,现有药物仅作用于其中约 500 个基因。功能性基因组学技术的发展,尤其是基因芯片的开发和应用,加速了与疾病有关基因或信号传递路径鉴定,为筛选药物作用靶基因奠定了基础,也为临床试验前化合物的筛选、优化和不同化学成分对靶细胞基因表达的影响等提供了直接和有效的工具。人类 DNA 序列测定与基因多态性数据库的建立,为选择具有特定基因型人群进行临床试验,提高试验中药物治疗有效率和降低不良反应及减少试验人数奠定了基础。通过基因诊断、筛选后分层、选择个体进行药物临床试验,将直接提高制药企业新药临床试验效率,缩短试验周期。

(2) 以受体为设计靶点的新药研究:已有几百种具有高度选择性和特异性的受体新药问世,如治疗高血压的血管紧张素 AT_1 受体阻滞药氯沙坦、中枢镇痛的阿片 κ 受体激动剂丁丙诺啡、抗过敏性哮喘的白三烯(LT)受体拮抗剂普仑司特等以及抗胃溃疡的组胺 H_2 受体拮抗剂西咪替丁等。除了少数受体的结构已经深入研究外,大多数受体的结构还不甚明了。随着受体的亚型和新受体不断被发现和克隆表达,它们的生化、生理、药理性质也相继被阐明,为新药的设计和研究提供了更准确的靶点和理论基础。

(3) 以酶为设计靶点的新药研究:酶是高度特异性的蛋白质,生命活动许多是由酶催化的生化反应产生的,故具有重要的生理生化活性。随着对酶的三维结构、活性部位的深入研究,尤以酶为靶点进行的酶抑制剂研究取得了很大进展。例如通过干扰肾素 - 血管紧张素 - 醛固酮系统调节而达到降血压效应的血管紧张素转换酶(angiotensin converting enzyme,ACE)抑制剂,是 20 世纪 70 年代中期发展起来的抗高血压药。一系列的 ACE 抑制剂如卡托普利、依那普利、赖诺普利等已是治疗高血压、心力衰竭的重要药物。其他研究比较活跃的领域主要有抗肿瘤药物中的芳香化酶抑制剂、非甾体抗感染药物中的环氧合酶 -2(COX-2)抑制剂和调节血脂药物羟甲基戊二酰辅酶 A(HMG-CoA)抑制剂等。其中,一氧化氮以及有关一氧化氮合酶(NOS)抑制剂的研究,已是近年来生物医学和药学研究的前沿之一。

（4）以离子通道为设计靶点的新药研究：离子通道类似于活化酶，参与调节多种生理功能，根据病变的离子通道使离子流动异常，甚至导致细胞死亡，可以用药物进行调控的原理，以离子通道为新药设计靶点取得了显著进展，开发了诸如阻滞 Na^+ 通道的河鲀毒素，引起 Na^+ 通道开启的岩沙海葵毒素等。还有 Na^+ 通道阻滞剂类抗心律失常药物如奎尼丁、利多卡因、美西律等。20 世纪 70 年代末发现的一系列钙通道阻滞剂（calcium channel blocker）是重要的心脑血管疾病用药，其中二氢吡啶类研究较为深入，品种也较多，各具药理特点。近年发现的钾通道调控剂为寻找抗高血压、抗心绞痛和I类抗心律失常药开辟了新的途径。

（5）以核酸为靶点的新药研究：目前主要集中在以已知的抗肿瘤药物为先导，以 DNA 为靶点设计新的抗肿瘤药物和寻找抗衡致病因子的新药，如抗真菌药物等。细胞癌变被认为是由基因突变导致基因表达失调和细胞无限增殖引起的，因此可将癌基因作为记点，利用反义技术（antisense technology）抑制细胞增殖的方法，可设计新型抗肿瘤药。

（6）高内涵筛选技术的创立：近年来的研究表明，人体内存在着基因网络复杂的动态调控机制，针对单个分子靶点的新药研究思路和高通量筛选技术，难以全面、完整地反映化合物与疾病的相关性。目前，国际上的药物研发策略已经从针对单个基因转变为针对多个基因（或基因调控网络），深入研究基因（靶点）之间的作用与联系，更注意考虑信号转导通路和功能系统的调控。高内涵筛选是在保持细胞结构和功能完整性的前提下，尽可能地同时检测被筛样品对细胞、生长、分化、迁移、凋亡、代谢途径及信号转导等多个环节的影响，从单一实验中获取多种相关信息，确定其生物活性和潜在毒性。从技术层面而言，高内涵筛选是应用具有高分辨率的荧光数码影像系统，在细胞水平上实现检测指标多元化和功能化的筛选技术。该技术使得研究人员在新药研究的早期阶段就有可能获得，活性化合物对细胞的毒性、代谢调节和对相关靶点的非特异性作用等多重效应的数据。对于提高发现先导化合物的速率和药物后期开发的成功率，具有重要意义。

2. 应用现代生物技术设计新药　20 世纪 70 年代开始异军突起的是以基因工程、细胞工程、发酵工程和酶工程为主体的现代生物技术，开发了如基因重组医药产品人胰岛素等一批生物技术药物，以及由抗生素、氨基酸、化学合成药物的生物转化到单克隆抗体、靶向制剂等。为大量新型药物的发掘开辟了一条新的重要途径。20 世纪 90 年代初以来上市的新药中，生物技术产品占有较大的比例，并有迅速上升的趋势。通过生物技术改造传统制药产业可提高经济效益，利用转基因动物 - 乳腺生物反应器研制、生产药品，将是 21 世纪生物技术领域研究的热点之一。

3. 组合化学（combinatorial chemistry）　组合化学技术是将一些基本的小分子（称为构造砖块，如氨基酸、核苷酸、单糖以及各种各样的化学小分子）通过化学或生物合成的程序将这些构造砖块系统地装配成不同的组合，建立有序变化的多样性化学分子库。是近年来源于仿生学获取新化合物分子，发现新药的一条新途径。由组合化学技术获得的化合物寻找具有生物活性的先导化合物，展示了迅猛发展势头，取得了令人瞩目的成绩。如 20 世纪 90 年代后用组合技术获得的各类化合物总和，就已超过人类有史以来所发现全部化合物的总和。因此，这种快速获取生物多样性分子，通过大范围规模筛选，获得有苗头的化合物及其结构与活性信息的途径，极大地提高了新药研究与开发的效率和水平。

4. 计算机辅助药物分子设计　是利用计算机对信息的存储和处理能力，分析并获得药物的生物活性与其化学结构（二维、三维）之间的相互关系的规律，预测设计的新化合物的生物活性，合理地指导新药的设计与合成，推论药物作用机制，从而达到缩短新药开发周期，提高新药开发成功率的目的。实际上就是利用计算机进行三维 QSAR 的研究，将 QSAR 与计算机图形学结合进行药物的构效关系研究。其基本程序包括建立活性位模型和配体分子设计。主要设计功能为：①在大量 3D- 数据库中搜索潜在配体；②通过融合基团、分子片段、环和其他方面选择产生新的配体或修饰已存在的先导物结构;③进行化合物构象优化;④采用评分方式对生成的新化合物进行适当的活性评估和挑选。

5. 定量构动关系与药物设计　药物的临床应用是一个相当复杂的体内作用过程,药物疗效除与配体本身的生理活性相关外,还受到体内药物动力学过程中多种因素的影响。只有那些能顺利地透过各种生物膜,并以足够高的浓度分布到受体部位的配体,才能最终发挥临床疗效。所以一个配体的安全性和有效性不仅与其药效学性质有关,而且与其药动学性质有关。美国的一项研究指出,新药开发中大约有 40% 的候选化合物正是由于药动学性质不佳而遭淘汰,对于抗感染药物来说这几乎是终止开发的唯一因素。药物设计最重要的是应考虑配体在体内的吸收、分布、代谢、排泄等药物动力学过程的影响。即对配体与受体作用前后的过程重视。因此,合理的药物设计必须同时考虑配体的药效学和药动学特征,在进行配体设计时,必须考虑所设计的配体分子在体内吸收、分布、代谢、排泄和毒理方面的性质。定量构动关系首先是将药物分子表达为若干个分子结构参数(分子结构描述符),然后建立此参数与药动学性质相关联的数学模型,为药物的药动学性质评价和预报提供简捷和有效的途径。评价和预报的精度取决于分子结构参数的选择,以及与两者相关联的数学模型的表达形式。定量构动关系的研究可以帮助药物学家了解药物分子中哪些结构参数影响药效学性质,哪些又影响药动学性质。因此,在进行药物设计时,可以在不影响药效结构参数的情况下,仅改变影响药动学结构参数的部分,使药物的动力学性质得以改善,药物的有效性和安全性得以提高。

(二) 药物化学的发展趋势

药物化学既要研究化学药物的结构、性质和变化规律,又要了解药物用于人体的生理生化效应和毒副作用以及构效关系才能完成它的任务。有人比喻,如果现代药物化学是一只鼎,那么支撑这只鼎的分别是化学、生物学科和计算机技术。目前,仍有不少疑难病症尚未找到有效药物,继续开发合成药与天然药物资源,为各种疑难病症寻找有效药物仍为药物化学的首要任务,利用分子生物学理论和现代生物技术研究生产有效药物将成为今后药物化学发展的必然趋势。

1. 合理药物设计的进一步完善与发展　以发现活性强、选择性高、毒副作用小的新药为目的的合理药物设计,将致力于克服其目标过于专一化和微观化等不足,重点探讨人体内的制约因素和平衡等因素。特别是分子力学和量子化学与药学科学的渗透,X 射线衍射、生物磁共振、数据库、分子图形学的应用,为研究药物与生物大分子三维结构,药效构象以及二者作用模式,探索构效关系提供了理论依据和先进手段,将使药物设计更趋于合理化。

2. 发掘长效信号分子药物　重视研究那些干扰与基因表达有关的,具有长期效应的信号分子药物。如神经肽类、白细胞介素类、第三信使和转录因子等拮抗剂的研究,可获得预防和治疗一些特殊疾病,如退行性和增进性老年性疾病、类风湿关节炎等慢性疾病的新型药物,已成为药物化学和新药设计发展的重要趋势。

3. 利用生物技术手段开发治疗药物　阐明生物体基因组及其编码蛋白质的结构与功能是生命科学研究的一个极其重要的方面。基因治疗是通过将具有正常功能的基因置换或替补人体缺陷基因,或阻断基因的异常表达,使新的遗传或调控遗传物质转移到患者个体细胞内,达到治疗目的。因此,基因治疗是在一个新的分子水平上高度治疗疾病的新研究领域。随着新基因治疗学时代的到来,基因治疗药物将占有重要的地位,具有十分诱人的前景。特别是 20 世纪 90 年代以来上市的新药中生物技术产品占有较大的比例,并有迅速上升的趋势。通过生物技术改造传统制药产业可提高经济效益,利用转基因动物、乳腺生物反应器研制与生产药品将是 21 世纪药物化学学科利用生物技术手段进行研究的热点之一。

4. 创建新的新药筛选模型　新药筛选方法和筛选模型是新药研究的重要环节。因此,应用生物技术培养专用实验动物,创建诸如转基因动物模型、免疫缺陷型动物模型,将致病基因导入胚胎和诱发出带有特殊病种的动物模型等,是推动药物化学快速发展十分重要的领域。

5. 应用组合化学获得更多新药候选化合物　近年来发展的组合化学技术,能合成数量众多的结构相关的化合物,建立有序变化的多样性化合物库,进行集约快速筛选。目前应用最多的构造是包括砖块氨基酸在内的其他化学小分子,合成具有各种功能基的多种结构类型的化合物,同时不断扩大组合化学的研究和应用范围是组合化学发展的重要趋势。

6. 加强陆地和海洋动植物成分的研究　应用现代高新技术和方法,从天然产物、含量极少的内源性活性物质、海洋生物等获得结构新颖的先导化合物,提供更多的药物新资源仍然是新药开发的重要领域,也具有广阔的前景。

第二节　药物的化学结构与生物活性

一、影响药物活性的主要因素

药物同机体的某些部位发生作用而产生生物活性,从根本上说这种作用可以认为是药物小分子同机体内生物大分子(受体)之间的相互作用而引发的。研究药物化学结构对生物活性的影响程度,或根据药物在体内的作用方式,可将药物分为两大类:结构非特异性药物(structurally nonspecific drug)和结构特异性药物(structurally specific drug)。结构非特异性药物的活性主要取决于药物分子的各种理化性质,与化学结构关系不密切,当结构有所改变时,药物的活性并无大的变化,较典型的有全身麻醉药。结构特异性药物的靶点是不同的受体(酶、蛋白质等),故生物活性主要与药物结构和受体间的相互作用有关,药物的化学结构稍变化时,药物分子与受体的相互作用和相互比配也发生变化,从而直接影响生物活性。大部分药物属于结构非特异性药物,是药物设计研究的重点。

药物在体内的基本过程是吸收、转运、分布到达作用部位并产生药理作用,然后经代谢排出体外,因此药物的结构及理化性质对每个过程均会产生影响。同时药物分布到作用部位并且在作用部位达到有效的浓度是药物产生活性的重要因素之一,所以药物产生生物活性的两个决定性因素是药物的理化性质及药物与受体的相互作用。

二、药物理化性质对活性的影响

对于结构非特异性药物,其活性的决定因素是药物的理化性质。理化性质包括药物的溶解度(solubility)、分配系数(partition coefficient)、解离度(degree of ionization)、氧化还原势、热力学性质和光谱性质等,其中对药效影响较大的是药物的溶解度、分配系数和解离度。对于结构特异性药物,药物分布到作用部位并且在作用部位达到有效的浓度,是药物与受体结合的基本条件。药物的吸收、分布、代谢、排泄称为药代动力学性质,会对药物在体内作用部位的浓度产生直接影响。

(一) 溶解度、分配系数对活性的影响

药物的水溶性对药物的给药剂型、吸收部位、分布靶点以及活性大小有直接的影响;与水溶性相对应的是药物的脂溶性。药物的溶解度是指药物在水或有机溶剂的溶解情况。一般来说,药物如果在水中溶解度大,则称为亲水性的;反之,在水中溶解度很小而在脂质溶剂中溶解度大,则称为亲脂性的。大部分药物是有机化合物,多为亲脂性的。

药物的溶解度用其脂水分配系数 $\lg P$ 来表示。$\lg P$ 是化合物在有机溶剂相中和水相中分配达到平衡时的物质量浓度 C_0 和 C_W 之比。当药物结构中有羟基、氨基和羧基等官能团时,这类官能团的数目越多,药物的亲水性越强,通过这些基团的数目,可以判断药物的溶解度趋势。分子中如含有亲脂性的烷基、卤素和芳环等,一般会增加药物的脂溶性。

药物的活性往往与其亲脂性有密切的关系。不同类型的药物对亲脂性的要求不同,在药物设计

中要考虑靶点组织的亲脂性情况。例如,巴比妥类药物作用于中枢神经系统时,需要穿过血-脑脊液屏障,适当增加其亲脂性,有利于吸收,一般分配系数 lg$P$ 在 2.0 左右活性最好。故脂水分配系数应有一个适当的范围,才能显示最好的疗效。

(二) 解离度对活性的影响

解离度对药物活性的影响是因为多数有机药物为弱酸或弱碱,在体液中只能部分解离,致使药物在体液中同时存在着离子型和分子型,而药物通常是以分子型通过生物膜,在膜内的水介质中解离成离子型,再起作用。离子易与水发生水合作用,使水溶性增加、体积增大,使通过脂质细胞膜的难度增大;又因带正电荷的大分子层组成的细胞膜排斥或吸附离子的性能,将阻碍离子的运行,所以离子不易通过细胞膜,药物在其解离度大的环境下很难跨膜吸收。因此,药物需要有适宜的解离度。通过改变药物的化学结构,有时会对弱酸或弱碱性药物的解离度产生较大影响,从而影响其活性。一方面可以根据药物的解离度以确定其吸收和作用部位;另一方面可以调整药物的解离度以降低药物的毒副作用。如胃肠道各部位的 pH 不同,不同 pK_a 的药物在胃肠道各部分的吸收情况也有差异;在药物结构中引入季铵基团,增大解离度,使其难以通过血-脑脊液屏障,可以达到降低药物对中枢神经系统副作用的目的。

三、药物结构中各官能团对活性的影响

尽管药物的药理作用主要依赖于分子整体性,但一些特定官能团可使整个分子结构和性质发生变化,从而影响药物与受体的结合与药效。一般药物分子中常有好几种官能团,每种官能团对药物性质的影响不同。例如诺氟沙星(norfloxacin)结构,在其基本母核上至少有 6 种官能团,各官能团分别具有不同的性质,对活性、毒性、药代动力学等产生不同影响与综合的影响。

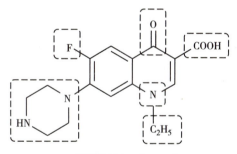

诺氟沙星(norfloxacin)

(一) 烃基的影响

在药物分子中引入烃基,可以增加药物与受体的疏水结合。烃基可增加脂水分配系数(用 lg$P$ 表示),增加一个—CH_2—可使 lg$P$ 增加 0.5 倍,即亲脂性增强。引入烃基还能降低分子的解离度,特别是体积较大的烃基,还可能由于立体位阻而增加药物对代谢的稳定性,一般药物的亲脂性越强,代谢速度越慢。

(二) 卤素的影响

卤素有较强的电负性,会产生电性诱导效应。在药物分子中引入卤素,可影响药物分子的电荷分布,从而增强与受体的电性结合作用。如吩噻嗪类药物,2 位没有取代基时,几乎没有抗精神病作用,2 位引入三氟甲基得到氟奋乃静(fluphenazine),由于—CF_3 的吸电子作用比 Cl 原子强,氟奋乃静的安定作用比奋乃静强 4~5 倍。另外,在苯环上引入卤素能增加脂溶性,每增加一个卤素原子,脂水分配系数可增加 4~20 倍。

(三) 羟基、巯基、磺酸基和羧基的影响

引入羟基、巯基和羧基可增加药物分子的水溶性,也会影响分子与生物大分子的作用能力。在脂

肪链上有羟基取代,会使毒性下降,但一般活性也下降,相反,在芳环上有羟基取代时,有利于和受体结合,使活性增强,但毒性也相应增加。当羟基酰化成酯时,其活性降低或消失,一般用来制备前药。巯基形成氢键的能力比羟基低,所以对增加水溶性帮助不大,但其脂溶性比相应的羟基化合物高,更易于吸收。巯基有较强的亲核性,可与重金属络合生成不溶性的巯基络合物,故可作为解毒药。例如二巯丙醇的巯基可与重金属形成稳定的配合物,用于治疗金、汞及含砷化合物的中毒。

仅有磺酸基的化合物一般没有生物活性,引入磺酸基对活性没有影响。磺酸基在药物设计中常用于增加药物的亲水性和溶解度。

与磺酸基类似的是羧基,羧基的水溶性与解离度均比磺酸基小,羧基进一步形成盐可增加药物的水溶性。另外,一些解离度较小的羧基可与受体的氨基结合,生物活性会提高。将含羧基的药物制成酯后,其生物活性与原有羧基的药物有较大区别,酯基的脂溶性增加,容易被吸收和转运,其生物活性也较强。

(四)醚键的影响

醚类化合物由于分子中的氧原子具有一定亲水性,碳原子具有亲脂性。因此,药物结构中引入醚键,可使化合物易于通过生物膜,有利于药物的转运,从而使药物的活性提升。

(五)氨基和酰胺的影响

含氨基和酰胺的药物能与生物大分子形成氢键,易与受体结合,常显示很好的活性并表现出多种特有的生物活性。一般伯胺的活性较高,但代谢中生成毒性大的羟胺中间体,故毒性最大,仲胺最低,是最常见的药物结构。季铵类化合物由于极性大,一般口服吸收差,但由于不易通过生物膜和血-脑脊液屏障,无中枢作用,在药物设计中常用来降低对中枢的副作用。

酰胺键普遍存在于有机体的蛋白质和多肽中,故含酰胺的药物能与生物大分子形成氢键,增强与受体的结合作用,常显示很好的生物活性。带有氨基的化合物易与受体蛋白质的羧基结合,其氮原子上的未共用电子对又是很好的氢键接受体,能表现出多种特有的生物活性。

(六)酯结构的影响

羟基或羧基成酯后的药物其生物活性与原药有较大区别,酯基的脂溶性增强,容易被吸收和转运,其生物活性也较强。酯类药物常常是为延长作用时间而设计的前药。

四、药物的电子密度分布对活性的影响

药物的电子密度分布是影响药物与受体结合从而影响活性的又一重要因素。因为以蛋白质为主要组成的受体生物大分子是由多种氨基酸经肽键结合而成的,从立体结构来看,其电子密度分布是不均匀的,有些区域密度较高带有负电荷或部分负电荷,有些区域则密度较低而常有正电荷或部分正电荷。当药物分子中的电子密度分布相反地适合其特定受体蛋白分子的电荷分布时,将有利于电荷间相互吸引而靠近,相互结合形成复合物,产生药效。因此,可以通过对药物结构的修饰,多种极性官能团的引入等手段,改变药物的电子密度分布,从而提高或降低药物与特定受体的结合能力,以期获得理想的药物疗效。

五、药物的立体结构对活性的影响

药物的立体结构,即药物分子的特定原子间的距离、手性中心以及取代基空间的排列,它的变化将直接影响药物与生物大分子间在结构上的互补性和复合物的形成,从而影响药物的疗效。因为生物活性物质对生物大分子的作用部位具有专一的亲和力,亲和力则来自药物本身的电性和立体结构与生物大分子相互作用的互补性。目前,对受体结合部位的空间结构及功能基的配置认识得很不够,因此对受体本质的了解多是通过间接的方法,了解药物分子中对于生物活性至关重要的结合部位,从而推断出与之互补的受体结合部位的功能基配置;而药物的功能基配置和立体化学是确定

的,可由此勾画出受体结合的模式图。因此,研究药物分子空间排列等立体因素,通过互补性研究与受体的结合,可以确定立体结构对活性的影响。这种影响既有药物分子的官能团间距离对活性的影响,也有因药物分子中原子或基团在空间的排列产生的立体异构,如几何异构、光学异构和构象异构对活性的影响。如几何异构是由双键等刚性或半刚性结构的存在,导致分子内旋转受到限制而产生的。一般来说,几何异构体官能团间距离相差较大,引起理化性质,如 pK_a、溶解度、脂水分配系数等都不同,使药物的吸收、分布和排泄速率不同,因而药物活性有很大差异。因此,可通过对药物立体结构的选择性修饰与改变,以增强药物与受体的亲和力和形成复合物的能力,提高药物的疗效。

六、药物和受体的相互作用对活性的影响

结构特异性药物的活性取决于药物与受体的相互作用。受体学说认为,药物与受体相互作用形成复合物才能产生药理作用,故药物与受体的结合方式及结合能直接影响其活性。药物与受体的结合方式主要分为可逆和不可逆两种。药物与受体以共价键结合时,形成不可逆复合物,往往产生很强的活性,如青霉素(penicillin)的作用机制是与黏肽转肽酶的酰化反应。但在多数情况下,药物与受体的结合是可逆的。药物与受体的可逆结合方式主要是:离子键、氢键、离子偶极、偶极-偶极、范德华力、疏水键和电荷转移复合物等。药物与受体通过这种可逆的结合方式,在一定程度上可以增强药物的活性。如氢键是药物带正电荷的正离子与受体带负电荷的负离子之间,因静电引力而产生的电性作用,多数药物与靶标结合时均含有氢键,往往可增加药物的活性。

药物与受体往往以多种键合方式结合,一般作用部位越多,作用力越强,药物活性越好。例如,β-内酰胺类抗生素通过抑制参与细胞壁合成的酶,即青霉素结合蛋白,导致细菌的细胞壁受损而死亡。氨苄西林与青霉素结合蛋白以共价键结合,打开β-内酰胺环。在其他部位的结合方式有羧基阴离子与受体的阳离子的离子键、氨基的氢与受体形成氢键、苯环的疏水部位与受体的疏水部位的疏水结合。另外,还有酰胺的偶极与受体的偶极之间形成的偶极-偶极键。

第三节　药　物　代　谢

药物代谢(drug metabolism)是指药物分子被机体吸收后,在机体酶的作用下将药物(通常是非极性分子)转变为极性分子,再通过人体的正常系统排出体外的过程,又称为生物转化(biotransformation)。在长期的进化过程中,机体发展出一定的自身保护能力,能把外源性的物质——包括药物和毒物,进行化学处理,使其易于排出体外,以避免机体受到这些物质的伤害。

药物代谢所涉及的反应通常可分为两大类型:一类是官能团化反应,又称第 I 相生物转化反应(phase I biotransformation),是体内的酶对药物分子进行的氧化、还原、水解、羟基化等反应,在药物分子中引入或使药物分子暴露出极性基团;另一类是结合反应,又称第 II 相生物转化反应(phase II biotransformation)是将第 I 相中药物产生的极性基团与体内的内源性成分经共价键结合,生成极性大、易溶于水和易排出体外的结合物。大部分的药物代谢都发生在肝脏,也有在肾脏、肺和胃肠道内发生的,这主要与相关的酶分布和血流量有关。口服吸收的药物经过肝脏时可发生首过效应,此效应与随后发生的药物代谢改变了药物的化学结构和药物分子的数量。

药物代谢对药物的作用、副作用、毒性、给药剂量、给药方式、药物作用的时间、药物的相互作用都有较大的甚至决定性的影响。通过对药物在体内代谢过程的认识,了解药物在体内的生物转化的化学过程,可以指导新药研究和开发,利用药物的活性代谢物可以发现新药或先导化合物,指导对现有药物结构进行化学修饰。另外,对药物代谢的研究还可以帮助人们设计剂型、合理使用药物、认识药物的作用机制及解释用药过程中出现的问题。

一、第Ⅰ相生物转化反应

药物在体内发生的第Ⅰ相生物转化反应(官能团反应)的主要类型有氧化反应、还原反应、水解反应等,其中氧化反应是主要的代谢反应。参与药物在体内第Ⅰ相生物转化反应的酶系分为微粒体混合功能氧化酶系和非微粒体混合功能氧化酶系。

(一) 氧化反应

氧化反应是药物代谢中最常见的代谢反应。大多数药物都被肝微粒体非特异性酶系催化而发生氧化反应。经过氧化反应,在药物的芳环结构或脂链结构的碳上引入羟基或羧基,在氮、硫原子上脱氢、脱羧基或生成氮氧化物、硫氧化物等。

含芳环及芳杂环的药物大多经氧化代谢引入羟基,羟基化反应的位置主要受位阻因素和环上电子云密度影响,位阻小、电子云密度高的区域容易发生反应。若药物结构中同时有多个芳环存在,通常只有一个芳环被羟基化。例如非甾体抗炎药保泰松(phenylbutazone)在体内氧化代谢后,在其中的一个芳环的对位发生羟基化反应生成羟布宗(oxyphenbutazone),羟布宗的抗炎作用比保泰松强,而毒副作用比保泰松弱,这是经药物代谢后活化的例子。

保泰松(phenylbutazone)　　　　　　　　　羟布宗(oxyphenbutazone)

含有烯烃的药物可发生和芳环类似的氧化代谢,首先生成环氧化物中间体,进一步水解生成反式二醇化合物。含脂肪烃药物的氧化代谢主要在烃基链引入羟基,羟基化产物可进一步氧化为醛、酮、酸或直接与葡糖醛酸生成结合物。有机含氮化合物被微粒体酶系统的催化作用很复杂,产物很多,常以 N-脱烃、N-氧化物、N-羟化物和脱氨基等途径代谢。芳醚类化合物较常见的代谢途径是 O-脱烷基反应,如非那西丁(phenacetin)脱乙基生成解热镇痛作用更强、副作用小的对乙酰氨基酚(paracetamol)。

非那西丁(phenacetin)　　　　　　　　　对乙酰氨基酚(paracetamol)

(二) 还原反应

药物的氧化代谢是主要的代谢反应,但对羰基、硝基、偶氮、叠氮化合物等结构,还原代谢是重要的代谢反应。在大多数情况下,药物经还原代谢后,在其分子中往往引入羟基、氨基等容易代谢转化的基团,便于进一步进行第Ⅱ相结合反应排出体外。

羰基是药物结构中常见的基团,通常在酶的催化下还原为相应的醇,醇可进一步与葡糖醛酸或硫酸结合而排出体外。

硝基和偶氮化合物在酶的催化下通常生成伯胺代谢物。例如氯霉素(chloramphenicol)苯环上的硝基被还原代谢为芳伯胺。

氯霉素（chloramphenicol）

（三）水解反应

水解反应是具有酯和酰胺结构的药物在体内的主要代谢途径。如羧酸酯、硝酸酯、磺酸酯、酰胺等药物在体内经酯酶及酰胺酶或经体内酸或碱的催化水解生成羧酸、酚、醇、胺等。例如局部麻醉药普鲁卡因（procaine）经水解酶的作用发生水解反应。

普鲁卡因（procaine）

体内酯酶水解具有一定选择性，有些水解脂肪族酯基，有些只水解芳香羧酸酯。值得提及的是，许多组织中广泛存在蛋白酶及肽酶，它们能水解多肽类药物，随着蛋白质及肽类药物的不断增加，这些酶反应也将越来越受到重视。

由于水解酶在体内广泛分布于各组织中，水解反应是酯类药物体内代谢最普遍的途径。利用这一特性，可把一些含有羧基、醇（酚）羟基的药物制成酯，因此改变了药物的极性，并使吸收、分布、作用时间和稳定性等药代动力学性质得到改善。

二、第Ⅱ相生物转化反应

第Ⅱ相生物转化反应又称结合反应，是指在酶的催化下，活化的内源性小分子如葡糖醛酸、硫酸、氨基酸、谷胱甘肽与药物分子或药物第Ⅰ相代谢物的活性基团（如羟基、氨基、羧基、巯基等）相结合的反应。结合反应使药物去活化以及产生水溶性的代谢物，有利于药物及其代谢物从尿和胆汁中排泄。

结合反应分两步进行，首先是内源性的小分子物质被活化，变成活性形式，然后经转移酶的催化与药物或药物在第Ⅰ相的代谢产物结合，形成代谢结合物。药物或其代谢物中被结合的基团通常是羟基、氨基、羧基、杂环氮原子及巯基。有多个可结合基团的化合物，可进行多种不同的结合反应，例如对氨基水杨酸的氨基可发生乙酰化反应、N- 葡糖醛酸苷化反应，羧基可发生甘氨酸酰胺化反应、葡糖醛酸酯化反应，羟基可发生 O- 葡糖醛酸苷化反应、O- 硫酸化反应。

三、药物代谢在药物研究中的作用

通过药物代谢的研究发现新的药物已有许多成功的先例。对药物代谢的规律有了更多的了解后，药物化学家可以有意识地利用药物代谢研究的工具去设计和开发药物。

（一）利用药物的活性代谢物开发新药

有些药物在体内的代谢产物仍具有活性，利用这些代谢物作为药物使用可以避免原来药物的某些副作用。如镇静催眠药地西泮（diazepam）在体内肝脏经过 N- 去甲基和 3 位羟基化后得到 N- 去甲 -3- 羟基地西泮，该代谢物仍具镇静、催眠、抗焦虑活性，后经开发成一个药物上市，叫奥沙西泮（oxazepam）。奥沙西泮的作用与地西泮相似，但作用较弱，半衰期短，清除快，适用于老年人和肝肾功能不良者。

地西泮（diazepam）   奥沙西泮（oxazepam）

（二）利用代谢活化反应进行前药设计

在已知药物的结构上进行变化可得到一些适宜的药代动力学性质,同时使该药物在体内代谢后可成为原来的药物而发挥作用。这一研究方法称为前药设计(prodrug design)或药物潜伏化(drug latentiation),已成为新药研究中普遍使用的方法。例如利用阿司匹林(aspirin)的羧基和对乙酰氨基酚的醇羟基进行酯化得到抗炎镇痛药贝诺酯(benorilate),口服后贝诺酯在体内水解成阿司匹林及对乙酰氨基酚产生治疗作用。贝诺酯对胃肠道的刺激作用比阿司匹林小。

阿司匹林（aspirin）   对乙酰氨基酚（paracetamol）   贝诺酯（benorilate）

（三）利用药物代谢避免药物的蓄积副作用

在药物结构中有意识地设计一些片段,使之易于代谢,让药物在发挥作用后,易于代谢消除,避免蓄积中毒,这种方法叫软药设计(soft drug design)。例如肌肉松弛药十烃溴铵(decamethonium bromide)是长效神经肌肉阻断剂,在外科手术中作为麻醉的辅助用药。但在手术后,由于十烃溴铵不易代谢,在体内滞留会引起肌肉疼痛。若将该药物结构中的两个氮正离子之间引入两个易水解的酯基,得到氯琥珀胆碱(suxamethonium chloride)。氯琥珀胆碱中两个氮正离子之间的距离和十烃溴铵相同,产生的肌肉松弛作用相同,但氯琥珀胆碱在体内易被血浆中酯酶水解生成琥珀酸和胆碱从而缩短了其作用时间,减少了副作用。

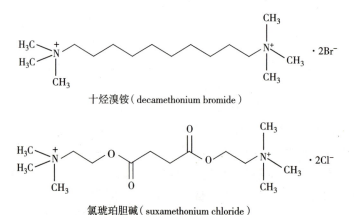

十烃溴铵（decamethonium bromide）

氯琥珀胆碱（suxamethonium chloride）

（四）利用首过代谢避免局部用药的全身副作用

现在开发出易被肝脏代谢失活的糖皮质激素来控制哮喘症状，通常采用吸入给药，给药量极小，且药物集中在肺部吸收，并与相应的受体结合，产生抗炎作用。吸入后滞留在口腔和气管的大部分药物，经过胃肠道吸收以及通过肺进入血流的部分经过肝脏被代谢失活，使其全身的副作用极小。如丙酸倍氯米松在肝脏中可水解成无活性的倍氯米松，避免了糖皮质激素的全身副作用。

（五）通过改变易代谢的结构增加药物的稳定性

药物分子中某些基团易受代谢影响而使分子失去活性，为了使这些药物保持活性，常改变一些结构，使其难于代谢失活。例如前列腺素 E_1（PGE_1）药物通用名为前列地尔（alprostadil），其分子中的 C_{15} 羟基在体内经酶氧化生成相应的酮基是代谢失活的一种主要转化形式。米索前列醇（misoprostol）将 PGE_1 的 C_{15} 羟基移至 C_{16}，并增加一个具有立体位阻的 16- 甲基，使羟基成为叔羟基，可避免被肝中的15- 羟基前列腺素脱氢酶（15-PGDH）的氧化失活。由此，不但代谢失活不易发生，作用时间延长，而且口服有效。这种新药研究的方法，被称为硬药设计（hard drug design）。利用这种方法，可使一些易代谢的甾类激素药物改造成为能够口服的药物，如炔雌醇（ethinylestradiol）。

前列腺素 E_1（PGE_1）

米索前列醇（misoprostol）

第四节 药物设计的基本原理与方法

药物化学的根本任务是设计和发现新药，新药设计目的是寻找具有高效、低毒的新化学实体（new chemical entity，NCE）。

药物的研究分为四个阶段：①靶点的识别和选择；②靶标的优化；③先导化合物的发现（lead discovery）；④先导化合物的优化（lead compound optimization）。药物化学主要研究后两个阶段。这两阶段包含了全新药物分子从头设计和现有药物分子的结构改造或修饰。

先导化合物（lead compound）又称原型物（prototype），是通过各种途径、方法或手段得到的具有某种生物活性的化学结构。先导化合物不一定是实用的优良药物，可能因药效不强、特异性不高或毒性较大，而不能直接药用，需对其进行进一步的结构修饰和改造，使其成为实用的高效、低毒、可控的优良药物。这种对先导化合物进行结构修饰和改造的过程，称之为先导化合物的优化。

一、先导化合物发现的方法和途径

先导化合物的来源大体可分为两方面，即天然产物和人工合成。发现先导化合物的途径和方法很多，早期主要是从天然产物的活性成分中发现先导化合物，或是随机地、偶然地发现先导化合物。随着生命科学的发展，又发展到以体内生命基础过程和生命活性物质为基础发现先导化合物，基于生物大分子的结构发现先导化合物，基于体内生物转换的代谢产物发现先导化合物，还可以通过观察临床副作用得到一些先导化合物。目前新的进展是可通过组合化学合成加上高通量的大规模筛选发现先导物，以及应用反义核苷酸技术等发现先导化合物。

（一）从天然活性物质中获得先导化合物

天然活性成分往往具有"不平常"和"意外"的化学结构，新颖的结构常常具有独特的药理活性。

自然界生物的多样性决定了天然化合物分子的多样性,多样性的天然产物是先导化合物甚至新药的重要来源。在药物发展的早期阶段,利用天然产物作为治疗手段几乎是唯一的源泉。时至今日,获得天然活性物质作为先导化合物的来源,包括 3 种途径:①从陆地上动植物体内提取、分离天然活性物质,如中药青蒿中分离的抗疟疾活性成分青蒿素(artemisinin);作为新的抗肿瘤药备受重视的紫杉醇(taxol),最早是从紫杉树的针状叶子里被提取出来的。②从海洋生物以及海洋微生物发现生物活性物质,这是取得天然活性物质的重要途径。例如从海洋中采集的海鞘类、贝类、海绵等海洋无脊椎动物,以及硅藻、蓝藻、绿藻类的海洋浮游生物,生息在海洋里面的菌类等都是科学家寻求生物活性物质很好的材料。③从微生物的代谢产物中发现生物活性物质,如自真菌培养液中分离得到的美伐他汀(mevastatin)等。我国有悠久的中医药历史和丰富的医药遗产,民间治疗疾病的偏方、验方,是发现先导物的宝库,采用各种现代分离分析技术,提取分离并确定天然化合物的化学结构,配以迅速发展的微量、快速、大规模的筛选方法,必然会由天然产物中发掘更多更好的生物活性先导化合物。

（二）通过随机机遇发现先导化合物

在药物化学发展过程中,通过偶然事件或意外事件发现了先导化合物和新药的例子很多。英国医生 Fleming 发现青霉素开辟了抗生素的新纪元,这个划时代成就却完全是偶然的事件。1929 年,Fleming 发现在他的地下实验室中已接种金黄色葡萄球菌的平皿被真菌所污染,污染物邻近的细菌明显遭到溶菌。他联想到可能是真菌的代谢产物对金黄色葡萄球菌有抑制作用,因此把这种真菌放在培养液中培养,其培养液有明显抑制革兰氏阳性菌的作用,从此揭开了青霉素研究的序幕。

心血管疾病治疗药物普萘洛尔(propranolol)是 β 受体拮抗剂,但却是在研究 β 受体激动剂时意外发现的。异丙肾上腺素(isoprenaline)是常用的 β 受体激动剂,由于儿茶酚结构易氧化,在对其进行结构改造时,将 3,4- 二羟基除去,肾上腺素能活性降低,但当 3,4- 二羟基用氯取代后得到 3,4- 二氯肾上腺素时,可以阻断拟交感神经递质的兴奋心脏等作用,是部分肾上腺素受体阻断剂。进一步用萘环替代苯环,得到丙萘洛尔(pronetalol),几乎没有肾上腺素能作用,是完全的拮抗剂,但没有致癌副作用。改变氨基醇侧链,在芳环和 β 碳原子上插入次甲氧基(—OCH₂—),并将侧链从萘环的 β 位移至 α 位,成为芳氧丙醇胺类的普萘洛尔。普萘洛尔不仅没有 β 受体激动作用,反而具有 β 受体拮抗作用,是第一个应用于临床的 β 受体拮抗剂。研究发现,芳氧丙醇胺类比苯乙醇胺类对 β 受体的作用更强,由此,进一步研究开发了以普萘洛尔为代表的几十个芳氧丙醇胺类 β 受体拮抗剂,在心血管疾病治疗药物中占有重要的地位。

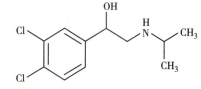

异丙肾上腺素（isoprenaline）　　　　　　3,4- 二氯肾上腺素

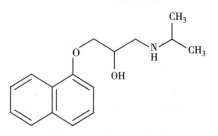

丙萘洛尔（pronetalol）　　　　　　普萘洛尔（propranolol）

（三）从代谢产物中发现先导化合物

大部分药物在体内代谢的结果主要是失活和排出体外,但有些药物却发生代谢活化或产生其他

新的作用,转化为保留活性、毒副作用小的代谢物,这样的代谢产物可能成为新的先导化合物。研究药物代谢过程和发现活性代谢物是寻找先导化合物的途径之一。

磺胺类药物的母体是对氨基苯磺酰胺(磺胺,sulfanilamide),最早是合成偶氮染料的中间体,1908年已经被合成,但当时无人注意到它的医疗价值。直到 1932 年,Domagk 发现含有磺胺结构片段的偶氮化合物磺胺米柯定(sulfamidochrysoidine),其盐酸盐为百浪多息(prontosil),在体外抑菌试验中无活性,但注射到动物体内可以抑制葡萄球菌的感染。研究发现,百浪多息在体内经肝脏细胞色素P450 酶代谢生成活性代谢物磺胺而产生抗菌作用。然后进一步证明磺胺在体内外均有抑菌作用。此后,以磺胺为先导化合物,以对氨基苯磺酰胺为基本母核,将磺胺中磺酰胺氮上的氢以各种杂环取代,由此曾开发出 50 多种磺胺类抗菌药。

磺胺米柯定(sulfamidochrysoidine) → 磺胺(sulfanilamide)

(四) 通过药物副作用发现先导化合物

通过观察某些药物的副作用,以现有药物为先导物,开发出具有新治疗作用的药物,也有很多成功的例子。例如,抗结核药物异烟肼(isoniazid),临床医生发现部分患者服用后出现与结核患者体征不相符的情绪高涨的副作用,引起医学界的关注。经研究发现,患者情绪高涨的副作用与异烟肼抑制单胺氧化酶的作用有关,于是以异烟肼为先导化合物,发现了单胺氧化酶抑制剂类抗抑郁药,如异丙烟肼(iproniazid)。

异烟肼(isoniazid)　　　　异丙烟肼(iproniazid)

20 世纪 40 年代应用磺胺异丙基噻二唑(sulfaisopropylthiadiazole,IPTD)治疗伤寒病时,医生发现在大剂量使用时很多患者死于不明原因。进一步研究发现,这是因为磺胺异丙基噻二唑可刺激胰腺释放胰岛素,引起患者低血糖所致。不久,发现具有抗菌活性的氨磺丁脲(carbutamide)具有更强的降血糖作用,并作为第一个应用于临床的磺酰脲类降血糖药,但副作用仍很多,特别是对骨髓的毒性大,后来被停用。以后对磺胺的这一作用进行较深入的研究,合成了约 12 000 个磺酰脲类化合物,约有 10 个开发成为口服降血糖药。

磺胺异丙基噻二唑(sulfaisopropylthiadiazole)　　　　氨磺丁脲(carbutamide)

(五) 从药物合成中间体中发现先导化合物

在天然活性物质或药物合成的反应中,生成的中间体由于与目的化合物在结构上有相似性或相关性,或有相同的药效团配置,应具有类似的药理活性,是发现新的先导物的途径之一。例如,在合成抗菌药磺胺噻二唑(sulfathiadiazole)的中间体缩氨硫脲类化合物的过程中,将合成过程的中间体异烟肼(isoniazid)同时进行药理活性实验,出乎意料的是异烟肼对结核杆菌显示出强大的抑制和杀灭作用,并且对细胞内外的结核杆菌均显效,故放弃对目的物的研究,将异烟肼推上临床,成为抗结核的首选药物之一。

异烟肼   异烟醛

异烟醛缩氨硫脲

(六) 通过分子生物学途径发现先导化合物

人体是各种细胞、组织所形成的一个统一的机体,经过各种生化反应和生理过程来调节机体的正常功能。研究这些生化反应和生理调节过程,是新药设计的靶点,也是先导化合物的源头之一。

分子生物学对药物发现的贡献是不断确立新的药物靶点,以发现具有选择性和新颖性的新先导化合物。人体的内源性活性物质除受体、酶外,还有各种神经递质、胰岛素、氨基酸、多肽。体内这些活性物质的配体和自动调节控制过程的每一个环节都是药物设计的靶点,可视为广义的先导化合物。例如,组胺(histamine)即 2-(4-咪唑)-乙胺,是广泛存在于人体组织细胞中的一种自身活性物质。组胺的受体有 H_1、H_2 等亚型,产生不同的生理活性。组胺作用于 H_1 受体时,可以 H_1 受体的配体为先导化合物,保留乙胺链,对咪唑部分进行改造,设计出 H_1 受体拮抗剂,发展了 H_1 受体拮抗剂类的抗过敏药。组胺作用于 H_2 受体时,可刺激胃酸分泌;通过研究,发现了 H_2 受体拮抗剂类抗溃疡药,如西咪替丁(cimetidine)。

组胺(histamine)   西咪替丁(cimetidine)

(七) 利用计算机辅助药物设计筛选寻找先导化合物

计算机辅助药物设计(computer-aided drug design,CADD)是药物设计的新热点,目前已经成为一种不可缺少的独立的研究方法。通常,当获得受体大分子的三维结构以及与药物结合部位的信息后,可以采用计算机分子模拟设计,分析受体与药物结合部位的性质,如静电场、疏水场、氢键作用等位点的分布,分析药效团的模型,运用数据库搜索与受体作用位点相匹配的分子,可快速发现新的先导化合物。例如,在美国加州大学的研究人员以 HIV 蛋白酶为靶点进行酶抑制剂设计的研究中,首先利用 HIV 蛋白酶的晶状体结构数据推算出该酶结构的互补结构,再从剑桥结构数据库中分子形状数据库调出分子进行对比、叠合、打分,然后对分数高的进行筛选,依照他们与蛋白质表面形成氢键能力的大小、分子侧链被酶的底物包括的情况以及合成的难易程度,筛选出一个化合物——溴氟哌啶醇(brompreidol),其羟基恰好可以与酶活性部位的天冬氨酸作用。于是对商品化的化合物氟哌啶醇(haloperidol)及还原得到的羟基哌啶醇(hydroxyperidol)进行活性测定,结果表明它们对 HIV 蛋白酶有抑制活性,且具有很高的选择性。氟哌啶醇为溴氟哌啶醇的类似物,取代基溴原子与氯原子体积相差很小,完全在搜索程序的限定范围内,故可作为替代生物评价的先导物。由此说明了用计算机数据库方法寻找先导化合物是可以成功的。

氟哌啶醇(haloperidol)

(八) 通过其他方法得到先导化合物

组合化学(combinational chemistry)是近几十年发展起来的新合成技术与方法。组合化学化合物库的构建是将一些基本小分子,如氨基酸、核苷酸、单糖等通过化学或生物合成的手段装配成不同的组合,由此得到大量结构多样性的化合物分子。同时配合高通量筛选(high-throughput screening)寻找先导化合物。

高通量筛选是以随机筛选和广泛筛选为基础的。高通量筛选是利用近三十年来生物化学、分子生物学、分子药理学和生物技术的研究成果,将以阐明影响生命过程的一些环节的酶、受体、离子通道等用作药物作用的靶标进行分离、纯化和鉴定,由此建立起来的分子、细胞水平的高特异性的体外筛选模型,具有灵敏度高、特异性强、需用药量少、快速筛选的特点,由此实现高通量、快速、微量的筛选。

二、先导化合物优化的一般方法

先导化合物的优化是研究与开发新药的主要环节,当先导化合物的结构确定以后,由于先导化合物只提供一种具有特定药理作用的新结构类型,作为线索物质。而先导化合物往往存在药效学、药代动力学方面的缺点或不足,存在不良作用等,因此不能直接用于临床。需要对先导化合物进行必要的化学结构改造或修饰,以期得到具有特异性的药效、合理的药物代谢和最低的毒副作用的新药结构。迄今为止所用的先导物的优化方法大都是经验性的总结,是经过化学的方法,设计并合成先导化合物的结构类似物(analogs)、同源物(congeners)、同系物(homologs)或衍生物(derivatives)。

(一) 酯化或酰胺化修饰

为了提高某些药物的稳定性或降低副作用,可将分子结构中具有羧基或羟基的药物进行成酯修饰。羟基是药物结构中的药效基团,但容易被氧化破坏或代谢,对羟基进行酯化可增加药物的稳定性,延长半衰期。羟基修饰可制成磷酸酯、硫酸酯等无机酸酯,从甲酸到十八碳酸等脂肪酸酯,丁二酸、邻苯二甲酸等二羧酸单酯和苯甲酸、对乙酰氨基苯甲酸、磺酸苯甲酸酯等。羧基有较强的酸性及较大的极性,容易对胃肠道产生刺激,并影响药物的吸收;此外,羧基容易与体内的活性物质结合,使药物的代谢速度加快,为改善以上毒副作用,羧基类药物也可通过酯化和酰胺化进行结构修饰。也有利用具有羧基药物与具有羟基药物相互作用成酯修饰形成前药,克服各自缺点改善吸收,在体内再分解为原来的两种母体药物,发挥各自的药理作用,例如利用阿司匹林的羧基与对乙酰氨基酚的醇羟基进行酯化得到抗炎镇痛药贝诺酯(benorilate)。成酯修饰的化学方法一般有羧酸法、酰氯法、酸酐法和酯交换法。

将含有羧基或氨基的药物修饰成酰胺,有助于改善药物的溶解性能,降低药物刺激性等毒副作用,以适应制剂和临床用药的要求。对具有羧基药物的成酰胺修饰应用不如成酯修饰广泛,常用的试剂有氨、二甲胺、苯胺等。对含氨基药物修饰成为酰胺,最常用的酰化试剂为氨基酸,氨基酸本身为食物成分,无毒性,是理想的首选试剂。不同的氨基酸酰化形成的酰胺,溶解性和水解性有一定的差异,可根据需要选择使用。低级脂肪酸,如甲酸、醋酸、丁二酸和苯甲酸、邻苯二甲酸等也是常用的酰胺化试剂。成酰胺修饰的化学方法一般有羧酸法、酰氯法、酸酐法和羧酸酯法。

(二) 成盐修饰

具有酸、碱性的药物,常需制成适当的盐类,某些中性药物可转化为具有酸碱性的基团再成盐,成盐后可使药物有适合的 pH,降低对机体的刺激,提高水溶性,增加稳定性并有较好的活性。

药物在成盐修饰时,首先应该考虑选择成盐试剂,选择成盐试剂一般遵循以下原则。

1. 生成的盐类修饰物应具有较好的药理作用。成盐试剂本身应不干扰机体的正常代谢和生理过程、无毒或有解毒作用,盐的阴或阳离子为机体成分或经过代谢转化为机体成分。

2. 生成的盐类药物应有适宜的 pH,尽可能与血液的 pH 相当,为中性或接近中性,口服液 pH 范围可大些。且 pK_a/pK_b>10 的弱酸性或弱碱性药物不宜作为盐类供注射用。

3. 应根据成盐修饰目的,选择适当的试剂以形成具有良好溶解性的盐类。

4. 生成的盐类产物应具有较低的吸潮性和较高的稳定性。

5. 选择的成盐试剂应易得,并使操作简单,且来源广泛,价格低廉,使盐类产品易纯化,收率应较高。同时,应依据药物结构确定盐类药物的类型及成盐方法:具羧基的药物酸性较强,常制成钾、钠或钙盐使用,也可制成有机碱盐供临床使用,但某些在碱性中不稳定的药物成盐时可采用有机酸钠盐或钾盐进行;酸性较羧基药物弱的,如具有酰亚胺基和酰脲基的药物,一般制成钠盐类;酸性较羧基药物强的,如具有磺酸基、磺酰胺基或磺酰亚胺基的药物,通常制成碱金属盐类;少数结构较为特殊的,具有较弱酸性的酚羟基药物,制成酚钠盐类;具有连二烯醇基团的药物酸性较强,可制成钠盐供使用;具有脂肪氨基、氮杂环、肼基或胍基的碱性药物,因来源与生理原因制成盐酸盐、氢卤酸盐、硫酸盐、磷酸盐、有机酸盐类。

(三) 环结构的变换修饰

药物结构中往往含有环系,对其进行结构修饰的方法很多。例如将环消除、环的缩小或扩大、开环或闭环等。

对于结构复杂、环系较多的先导物进行优化时,往往是分析药效团,逐渐进行结构简化。天然产物一般是多环化合物,与环的改造相关的方法是把环状分子开环或把链状化合物变成环状。将先导物的不同环系分别剖裂,是一种常用的结构修饰方法。如对镇痛药吗啡进行优化时,将其五个环系逐步剖裂,分别得到了一系列四环、三环、二环、单环等结构简化的合成类镇痛药。

依据药物分子的相似性,设计开环和闭环的类似物,在设计中要遵照两个原则。第一,开环化合物在体内代谢时可以环化,形成原来的化合物,实际上把开环化合物视为原药的前体药物,反之同理。第二,开环与闭环与代谢无关,但在结构中有类似的构象、相同的药效团。例如,维生素 B_1(vitamin B_1)为季铵型药物,极性大,口服吸收差。将其制成开环衍生物呋喃硫胺(fursultiamine),脂溶性增强,口服吸收好,在体内可迅速环合成维生素 B_1 而起作用。

维生素 B₁（vitamin B₁）

呋喃硫胺（fursultiamine）

（四）同系物及插烯修饰

1. 同系物 药物设计中可以采用烃链的同系化原理,通过对同系物增加或减少饱和碳原子数,改变分子大小来优化先导化合物。

当烃链增长、缩短或分支化时,或保留原活性,或产生拮抗作用,或产生其他作用。在同系物设计中,增加 1 个到数个—CH₂—时,可能得到活性类似的结构,碳原子增加的数目与活性的关系常常有一种抛物线的关系,其峰值就是优化最佳的化合物。对相似结构的化合物,改变功能基团的位置或方向,或者改变先导化合物某个取代基的电性,也是优化先导化合物的一个手段。

2. 插烯原理 对烷基链进行局部结构改造的另一个方法是减少双键或引入双键,称为插烯原理（vinylogy rule）,往往可以得到活性相似的结构。根据共轭效应的极性交替分布原理,在插烯前后,特定原子的功能和性质可以保持不变。插烯原理被广泛用在合成上,在药物设计中,常用来优化先导化合物。

减少或插入一个及多个双键,可使药物的构型、分子形状和性质发生改变,影响药物与受体的作用,对生物活性产生影响。例如胡椒碱是从民间验方中得到的抗癫痫有效成分,全合成有一定的困难,经减少一个双键得到桂皮酰胺衍生物,合成简单,而且增强了抗癫痫的活性。

胡椒碱

桂皮酰胺衍生物

（五）生物电子等排修饰

生物电子等排体（bioisostere）是指具有相同或相似的外层电子总数的化合物分子、原子或基团,而且在分子、原子或基团的大小、形状、构象、电子云分布（包括诱导效应、共轭效应、极化度、电荷、偶极等）、脂水分配系数、化学反应活性（包括代谢相似性）、氢键形成能力等方面存在相似性,并与生物活性相关。也正是上述某些重要参数的相近和相同才导致了它们具有相近的生物活性,即其实质是指具有相似的化学和物理性质因而能够表现相近的生物活性的化合物。生物电子等排可分为经典和非经典两大类型。经典的生物电子等排体包括外层价电子相同的原子或基团、元素周期表中同一主族的元素以及环等价体,如—F,—OH,—NH₂,—CH₃。非经典的生物电子等排体是指具有相似的空间排列、电性或其他性质的分子或基团,相互替换后会产生相似或相反的生物活性,最常见的有

—CH═CH—，—S—，—O—，—NH—，—CH₂—等。广义的生物电子等排体概念不局限于经典的电子等排体，分子中没有相同的原子数、价电子数，只要有相似的性质，相互替换时可产生相似的活性甚至拮抗的活性，都称为生物电子等排体。

生物电子等排体在先导化合物优化过程中，特别是在设计和合成具有相似的生理活性衍生物时是非常有用的概念。不仅仅是取代先导化合物的某个部分，还可将复杂的结构简单化。应用生物电子等排体变换和替代时，需要考虑相互替代的原子或原子团的形状、大小、电荷分布和脂水分配系数等。例如抗消化性溃疡药质子泵抑制剂奥美拉唑（omeprazole）、兰索拉唑（lansoprazole）和泮托拉唑（pantoprazole）等，是变换环上的一价基团，成为电子等排体。

奥美拉唑（omeprazole）   兰索拉唑（lansoprazole）

泮托拉唑（pantoprazole）

（六）前药原理

在药物设计中，前药原理是一种最为常见的对先导化合物优化的手段。1959 年 Harper 根据无活性的化合物百浪多息在体内可经代谢产生活性物质磺胺的事实，首先提出了药效潜伏化，这是最早的前药概念。

前药（produrg）是指一类在体外无活性或活性较小，在体内经酶或非酶作用，释放出活性物质而产生药理作用的化合物。修饰前的活性物质称为母体药物，也称为原药（parent drug）。前药分为两大类，一类是载体前体药物（carrier-produrg），另一类是生物前体药物（bioprecursor）。载体前体药物是通过共价键，把原药与某种无毒性化合物（载体部分）相连接而形成，到达体内适当时刻和部位，经机体的代谢作用（有时是化学水解过程），裂解掉载体，复生成原药，呈现药理作用。因此对药物结构进行前药修饰时，常常需要研究药物代谢的规律，作为结构修饰的设计依据。生物前体药物一般不是人为修饰的，是药物经体内酶催化代谢而产生的活性物质。例如非甾体抗炎药物舒林酸（sulindac），本身无活性，在体内还原酶的作用下亚砜转化为硫化物产生抗炎活性，为典型的生物前体药物。

利用前药原理修饰先导化合物，不能增加其活性，但可以达到很多不同的目的，主要包括增加药物的稳定性，促进药物吸收，提高药物对靶部位作用的选择性，延长药物作用时间，提高生物利用度，降低毒副作用，改善溶解性，改善药物的不良气味或不适宜的性质，使患者容易接受。例如，为增加脂溶性以提高吸收性能，β 受体拮抗剂塞他洛尔进行丁酰化；为增加药物的化学稳定性，前列腺素 E₂（prostaglandin E₂）进行乙二醇缩酮化；为改变药物的苦味和不良气味，消除不适宜制剂性质，氯霉素进行棕榈酸酯化；为延长雌激素在体内存留时间，进行酚羟基酯化；为增加水溶性，二氢青蒿素进行酯化等。

（七）软药

软药（soft drug）是指一类本身有治疗作用或生物活性的化合物，当在体内起作用后，经预料的和可控制的代谢作用,转变成无活性和无毒性的化合物。软药设计时要考虑药物的代谢因素,使药物在体内产生活性后迅速按预知的代谢方式及可控的速率,转变为无毒无活性的代谢产物。软药缩短了药物在体内的过程,而且避免了有毒的代谢中间体的形成,可减轻药物的副作用,提高治疗指数和安全性,故软药设计得到广泛应用。

结构上与已知有效药物相似的软性类似物(soft analog)是一类重要的软药,但有特定的代谢敏感点。例如,N-十六烷基毛果芸香碱因不易吸收而缩瞳作用很弱,将十六烷基用十四碳酰氧甲基取代制成十四碳酰氧甲基化季铵盐,既增加了向角膜的渗透,又能迅速水解裂解成毛果芸香碱而发挥作用。

N-十六烷基毛果芸香碱

(八) 硬药

硬药(hard drug)是指有活性的药物,在体内很难代谢和排出体外。一些硬药在体内不能被代谢,直接从胆汁或肾排泄,或是不易代谢,需经过多步氧化或其他反应而失活。20 世纪 70 年代,Ariens提出硬药原理,即设计一类在体内不能代谢或极少代谢的药物,避免生成有毒性的代谢物,使其基本以原药的形式排出。硬药可以解决药物因代谢产生毒性产物的问题,因此使用安全。但在实际的药物开发中,由于体内酶的功能很强,开发成功的硬药非常有限。只有亲水或疏水性极强的化合物,或由于功能基的位阻较大,不易代谢的化合物才符合硬药的定义。因此很难有真正的硬药,一般是将硬药进行软性类似物设计,在结构中设计一些容易代谢的基团,加快药物的代谢速度,使作用时间缩短,降低毒副作用。

(九) 孪药

孪药(twin drug)是将两个相同或不同的先导物或药物经共价键连接,拼合成一个新的分子,经体内代谢后,产生以上两种具有协同作用的药物,结果是增强活性或产生新的药理活性,或者提高作用的选择性。常常应用拼合原理进行孪药设计,孪药实际上也是一种特殊的前药。设计孪药的方法主要有两种:一是将两个作用类型相同的药物或同一药物的两个分子拼合在一起,产生更强的作用、降低毒副作用或改善药代动力学性质,进入体内后分解为两个原药;二是在体内以不裂解的方式发挥作用。

构成孪药的两个原药分子可以具有相同的药理作用、不同的药理作用或具有辅助作用。例如,由阿司匹林和对乙酰氨基酚拼合生成贝诺酯(benorilate)为协同前药,即孪药。又如将β-内酰胺类药物氨苄西林(ampicillin)与β-内酰胺酶抑制剂舒巴坦(sulbactam)的羧基拼合,形成双酯类的孪药舒他西林(sultamicillin);舒他西林在体内可分解出舒巴坦和氨苄西林,具有抗菌和抑制β-内酰胺酶的双重作用,可以克服氨苄西林的耐药性问题,口服效果良好。

氨苄西林(ampicillin)　　　　　舒巴坦(sulbactam)

舒他西林（sultamicillin）

第四章
目标测试

（倪开勤）

第五章

药 理 学

药理学(pharmacology)是研究药物与机体(包括病原体)间相互作用规律和机制的一门学科。药理学是一门桥梁学科,将基础医学与临床医学、药学与医学的界限打通。它运用生理学、病理学、病理生理学、生物化学、微生物学、免疫学等医学基础理论,运用药剂学、药物分析学、合成药物化学、天然药物化学等药学基础理论,阐述了药物对机体(包括病原体)的作用(action)和作用机制(mechanism of action)以及药物在人体的体内过程,从而阐明药物在临床上的主要适应证(indication)、用法和剂量、不良反应(adverse reaction)与禁忌证(contraindication)等。

第五章
教学课件

药理学同时也是一门实验性的科学,药物的作用通过实验结果而得,药理学研究包括分子、细胞和整体动物等体外(in vitro)和体内(in vivo)不同层次的研究,观察药物的作用和药物在体内的过程。在整体实验方面,包括正常动物(清醒的或麻醉状态的)、疾病动物模型,以及人体临床试验。不管何种实验,都必须遵循科学研究的一般规律,在严格控制的实验条件下,进行科学的实验设计(随机、对照、重复、均衡的原则)和严格的实验操作,即通过设置阴性对照(negative control)、阳性对照(positive control)或经过自身前后对照的比较,观察药物的作用、不良反应及药代动力学等。

第一节 药理学的发展史

药理学的发展与药物的发现、发展有紧密联系。古代人们为了生存,从生活经验中得知并应用某些天然物质治疗伤痛与疾病,可称之为传统药物学或本草学阶段,例如饮酒止痛、大黄导泻、麻黄止喘等。古埃及的"纸草书"和我国现存最早的药物学专著《神农本草经》,都记载了多种动物药、植物药、矿物药的作用。明朝李时珍所著的《本草纲目》,后被译成日文、法文、英文、德文、俄文等多种文字,对我国乃至世界药物学的发展都有着巨大的贡献。

真正药理学的出现与西方医学和西药的发展密不可分。18 至 19 世纪实验生理学和有机化学的发展为药理学的发展奠定了基础。意大利生理学家 Fontana(1720—1805)通过动物实验对千余种药物进行了毒性测试,认为天然药物都有其活性成分,并且选择性作用于机体的某个部位而引起典型反应;德国科学家 Sertürner(1804)从罂粟中分离提纯吗啡,并用实验生理学的方法证明了其对犬的镇痛作用;法国人 Magendie(1819)和 Bernard(1856)用青蛙做的经典试验,分别确定了士的宁作用于脊髓、简箭毒碱作用于神经肌肉接头,阐明了它们的药理作用特点,为药理学的发展提供了可靠的实验方法。在此基础上,Buchheim(1820—1879)和 Schmiedeberg(1838—1921)创建了实验药理学,用动物实验的方法,研究药物对机体的作用,分析药物的作用部位,从而使药理学成为一门独立的学科。

20 世纪化学制药技术的发展和药物构效关系的阐明,使药理学的研究进入了一个新的阶段。人工合成的化合物和化学修饰的天然有效成分被视为发展新药的重要来源。如 1909 年,德国微生物学家 Ehrlich 从近千种有机砷化合物中筛选出对治疗梅毒有效的新胂凡纳明。1935 年,德国生化学家 Domagk 发表了其发现——磺胺类可以治疗细菌感染。1940 年前后,澳大利亚药理学家 Florey 在 Fleming 研究的基础上,分离出青霉素,开启了一个抗生素的时代。20 世纪 30 至 50 年代是新药发明的鼎盛时期,许多抗生素、抗菌药、抗疟药、抗组胺药、镇痛药、抗高血压药、抗精神失常药、抗肿瘤药、激素类药物以及维生素类药物等纷纷问世,开创了用化学药物治疗疾病的新纪元,这一时期药理学发展熠熠生辉,具有里程碑意义。

分子生物学的迅猛发展为药理学的研究提供了全新的视野和方法。自 1953 年发现 DNA 双螺旋结构后,许多生物大分子物质的结构和功能被世人认识,加深了人们对生命本质以及药物分子与生物大分子之间相互作用规律的认识,促使药理学的研究从宏观进入微观,从系统、器官水平深入到分子水平,再次引发一场以基因工程药物为标志的制药工业革命。若目的基因直接在人体组织靶细胞内表达,就成为基因治疗。基因工程药物包括细胞因子、蛋白质类激素药物、溶血栓类药物、治疗用酶、单克隆抗体、疫苗和核苷酸药物等。全球开发的第一个基因工程药物重组人胰岛素于 1982 年投入市场,在临床上已经开始广泛应用。到 2021 年,世界销售额前 10 名的药物中,有一半是基因工程药物。

我国现代药理学形成的标志是 1920 年后各医学院校相继开设的实验药理学课程和 1926 年创立包含药理学专业委员会的中国生理学会。张昌绍教授(1906—1967)是中国现代药理学的奠基人。我国药理学工作者在现代药理学研究中也做出了应有的贡献,特别是在中药药理研究中做了大量的工作,如麻黄碱药理作用的研究,吗啡作用位点的阐明,青蒿素抗疟作用的研究等。特别是药学家屠呦呦,1971 年首先从黄花蒿中发现抗疟有效提取物,1972 年又分离出新型结构的抗疟有效成分青蒿素。这一医学发展史上的重大发现,每年在全世界尤其在发展中国家挽救了数以百万计疟疾患者的生命。该研究成果于 2011 年获得被誉为诺贝尔奖"风向标"的拉斯克奖,2015 年屠呦呦获得了诺贝尔生理医学或医学奖,这是中国生物医学界迄今为止获得的世界级最高奖,坚定了我们中医药的文化自信和历史自信。随着科学技术的发展,药理学在防治疾病、维护人类健康的过程中将发挥越来越重要的作用。

第二节　药理学的相关概念

一、药物

药物是指可以改变或查明机体的生理功能及病理状态,用于治疗、预防和诊断疾病的物质。药品是指用来预防、治疗和诊断人的疾病,有目的地调节人的生理功能并规定有适应证或者功能主治、用法和用量的物质,包括中药材、中药饮片、中成药、化学原料药及其制剂、抗生素、生化药品、生物技术药物、放射性药品、血清疫苗、血液制品和诊断药品等。自然界存在的活性物质种类繁多,但作为药物应用者为数有限。无论其是来源于自然界的天然产物,还是用化学方法制备合成的化合物,乃至用生物工程技术获得的产品等,欲要成为安全、有效的药物,必须首先进行大量的极其严格的药理学研究。

二、药物、食物和毒物之间的关联

药物、食物和毒物之间无绝对的界限,如食盐、葡萄糖和维生素等均为食物成分。当机体缺乏上述物质时,外源性供给的这些成分就成为药物,而某些食物或药物大剂量或长时间应用时可引起毒性反应。譬如,充血性心力衰竭或高血压患者食用过多的食盐或补充过量的生理盐水,反而会加重原有的疾病;长期大量使用牛黄解毒片可导致慢性砷中毒等。而三氧化二砷(剧毒中药砒霜的主要成分)联合全反式维甲酸等药物,对急性早幼粒细胞白血病的治愈率可达到 90%。因此,药物、食物与毒物之间可相互转换,并无严格界限。毒物是指对机体产生毒害作用、损害人体健康的化学物质,任何药物剂量过大都可产生毒性反应。虽然研究药物对机体的毒性反应及其机制,即药物毒理学,已成为毒理学的一个分支,但它也是药理学研究中不可缺少的一部分。

三、处方药和非处方药

按照药品的管理分类,药物分为普通药品和特殊药品。特殊药品指有国家药品行政管理部门指定单位生产、管理、经营和特定层次的医生使用的药品,这类药物包括麻醉性药品、精神药品、剧毒药品、放射性药品;其他药品为普通药品。

按药物的使用分类,药物分为处方药与非处方药。

1. 处方药 处方药(prescription drug,Rx)是为了确保用药安全,必须经有处方权的医生(执业医师和执业助理医师,在乡、民族乡、镇、村的医疗机构执业,才具有处方权)诊断开出处方后方可获得,并在医务人员的指导和监督下才能使用的药物。例如:卡托普利片、硝苯地平片、尼莫地平片、各类麻醉药、抗肿瘤药以及精神药品等。

2. 非处方药 非处方药(nonprescription drug)是不需要凭医生处方,消费者即可自行判断、购买和使用的药品。也称之为"可在柜台上买到的药物"(over the counter drug,OTC)。非处方药主要是指安全性高,正常使用无严重不良反应,患者可以觉察治疗效果的药物。例如:解热镇痛药、消化系统用药、皮肤病用药、滋补药、维生素等。在非处方药中,又分为甲、乙两类,红底白字的是甲类,绿底白字的是乙类。甲、乙两类OTC虽然都可以在药店购买,但乙类非处方药安全性更高。乙类非处方药除了可以在药店出售外,还可以在超市、宾馆、百货商店等处销售。但服用非处方药也一定不能随意,最好提前咨询医生或药师。

四、药理学的分支学科

随着生理学、生物化学、细胞生物学、分子生物学等学科的发展,以及单克隆技术、基因重组技术等技术的出现,药理学已经从单一学科发展成为与众多学科(如生药学、植物化学、药物化学、药物分析、药剂学、药物治疗学及毒理学等)密切相关的一门综合学科。在与其他学科共同发展、相互渗透、分化融合的过程中,药理学从实验药理学到器官药理学,进一步发展到分子药理学,并出现了许多药理学分支。如按系统分类可将它们分为心血管药理学、免疫药理学、肿瘤药理学、精神神经药理学、生殖药理学等,按研究手段分为基础药理学、分子药理学、临床药理学、时辰药理学等。中国药理学会1979年成立,1985年被正式批准为国家一级学会,并于同年加入国际药理学联盟(International Union of Basic and Clinical Pharmacology,IUPHAR),目前已经设有28个专业委员会,显示了中国药理学各个分支学科的蓬勃发展,全面提高了我国药理学科研、教学、应用水平,促进了我国新药的研发和药物的科学应用。

五、新药的开发与研究

新药是指化学结构、药品组分或者药理作用不同于现有药品的药物。根据2020年1月发布的新版《药品注册管理办法》,化学药、中药和生物制品的注册分类出现了新变化。譬如,按照物质基础的新颖性和原创性,化学药品注册分类包括5个类别:创新药、改良型新药、境外新药仿制药、境内新药仿制药、境外药品境内上市。创新药、改良型新药划为新药,均为境内外未上市的药品,且具有临床价值。而此前我国的新药定义是"未曾在中国境内上市销售的药品","境内"和"境内外"的一字之差,给中国的新药开发与研究带来了巨大的改变和无尽的生机。

新药研究过程大致可分为临床前研究、临床研究两个阶段,如图5-1。

临床前研究主要包括合成工艺、提取方法、理化性质及纯度、剂型选择、处方筛选、制备工艺、质量控制标准,以及以符合《实验动物管理条例》的实验动物为研究对象的药效学、药代动力学及毒理学研究。新药的临床研究必须经过国家药品监督管理局批准,必须执行《药物临床试验质量管理规范》(Good Clinical Practice,GCP)。新药的临床试验分为Ⅰ、Ⅱ、Ⅲ、Ⅳ期。新药在批准上市前,应当进行Ⅰ、Ⅱ、Ⅲ期临床试验。Ⅰ期临床试验是为了观察人体对于新药的耐受程度和药代动力学,为制订给药方案提供依据。Ⅱ期临床试验是为了初步评价药物对目标适应证患者的治疗作用和安全性,也包括为Ⅲ期临床试验研究设计和给药剂量方案的确定提供依据。Ⅲ期临床试验是为了进一步验证药物对目

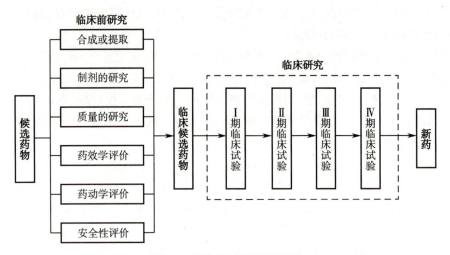

图 5-1　新药的开发研究过程

标适应证患者的治疗作用和安全性,评价利益和风险关系,最终为药物注册申请获得批准提供充分的依据。Ⅳ期临床试验是在新药上市后由申请人自主进行的应用研究阶段,其目的是考察在广泛使用条件下的药物的疗效和不良反应、评价在普通或者特殊人群中使用的利益与风险关系、改进给药剂量等。这一期的临床试验也称作售后调研,对最终确定新药临床价值具有重要意义。

第三节　药理学的研究内容

药理学是研究药物与机体(包括病原体)之间相互作用规律的一门学科。它主要研究以下两方面内容:药物效应动力学和药物代谢动力学。

一、药物效应动力学

药物效应动力学(pharmacodynamics,PD)简称药效学,主要是研究药物对机体的作用及其作用机制,以阐明药物防治疾病的机制。

(一) 药物的作用

药物作用于机体时引起的初始理化反应称为药物作用(drug action),由此而引起机体生理、生化功能或形态变化称为药理效应(pharmacological effect)。药理效应是药物作用的结果,是机体反应的表现。机体原有功能提高或增强称兴奋(excitation);原有功能降低或减弱称为抑制(inhibition)。由于药物作用的双重性,药物可引起治疗作用(therapeutic action)和不良反应(adverse reaction,ADR)。符合用药目的、能防治疾病的药物作用称为治疗作用。不符合用药目的、给患者带来不适或痛苦的药物作用称为不良反应。

1. 治疗作用　可分为:①对因治疗(etiological treatment),即针对病因进行治疗,也称治本;如治疗感染性疾病时用抗生素杀灭细菌,用抗寄生虫药杀灭寄生虫。②对症治疗(symptomatic treatment),即用药物改善疾病的症状,但不能消灭病因,也称治标。如使用镇痛药以缓解疼痛,但并非消除导致疼痛的病因,仅缓解疼痛这一症状。临床上应遵循"急则治其标,缓则治其本,标本兼治"的原则。③补充治疗(supplement therapy),即补充体内营养或代谢物质的不足。如为缺铁性贫血患者补充硫酸亚铁,以及激素补充疗法等。

2. 不良反应　凡是与用药目的无关,并为患者带来不适或痛苦的反应统称为药物不良反应(adverse reaction)。多数不良反应是药物的固有效应,一般情况下可以预知,但不一定能避免,在某些药物中不良反应甚至是允许存在的。例如抗肿瘤的化疗药物,一般都有毒性反应,但为了取得远期效果,短期的恶心、呕吐、脱发等反应需要忍耐。故在用药时应充分衡量利弊得失,决定取舍。不良反应可分为以下几类。

(1) 副作用(side effect):指在治疗剂量下出现的与治疗目的无关的作用。副作用的反应一般较轻微,是可逆性功能的变化。其产生的原因是药物的选择性低,作用广泛,当其中的一种药理作用成为治疗作用时,其他的药理作用则成为副作用。随着治疗目的的改变,副作用也可能成为治疗作用。如阿托品抑制腺体分泌的作用,当用于麻醉前,可防止吸入性肺炎的发生而成为治疗作用;但用于内脏绞痛的患者时,则引起口干而成为副作用。

(2) 毒性反应(toxic reaction):指用药剂量过大或用药时间过长而引起的不良反应。一般是治疗作用的延伸,反应严重,危害较大,但一般都可预知,故可通过控制剂量或缩短疗程来预防毒性反应的发生。因服用剂量过大而立即出现的毒性反应为急性毒性,因长期用药后逐渐发生的毒性称为慢性毒性。三致毒性(即致癌、致突变和致畸)属于特殊毒性反应。

(3) 变态反应(allergic reaction):又称为过敏反应,指机体受到药物刺激产生病理性的免疫反应,引起生理功能的障碍或组织损伤。药物、药物的代谢物或杂质通常为抗原或半抗原,后者能与机体成分结合成为全抗原,从而引发免疫反应。这种反应与药物的药理作用及剂量无关,如青霉素的过敏反应。

(4) 继发效应(secondary effect):是指由于药物的治疗作用引起的不良后果,又称治疗矛盾。如二重感染即是长期服用广谱抗生素,引起敏感菌株被抑制,而使菌群间的相对平衡状态遭到破坏,不敏感的细菌(耐药菌)大量繁殖所引起的继发性感染。

(5) 后遗效应(residual effect):即停药后血药浓度降到最低有效浓度以下仍然残存的生物效应。如服用巴比妥类镇静催眠药后,次日晨起仍有困倦、头昏、乏力等症状。

(二) 受体与药物的作用机制

1. 受体(receptor)　受体是细胞在进化过程中形成的生物大分子成分,通常为大分子蛋白质,能识别周围环境中极微量的某些化学物质,并首先与之结合,并通过一系列介质的信号转导过程,引发后续的生理反应或药理效应。能与受体特异性结合的物质称为配体(ligand),包括体内的内源性物质如神经递质、激素、自身活性物质和外来药物等。

关于受体的类型,目前兼用药理学和分子生物学的命名方法。对已知内源性配体的受体,即按特定的内源性配体命名,如以递质和激素命名的肾上腺素受体、乙酰胆碱受体、糖皮质激素受体等。在药物研究过程中,发现的一些当时尚不知其内源性配体的受体,则以药物命名。由于受体的分布、功能、理化性质及对配体的亲和力和作用机制不同,某种受体又分为许多亚型,如毒蕈碱受体(muscarinic receptor,M 受体)可分为 M_1,M_2,M_3,M_4,M_5 等亚型。

2. 受体的分类　受体按照其分子结构、生物信号转导过程等分为以下 4 类,如图 5-2。

(1) 激酶偶联型受体:这类受体的内源性配体都是多肽因子或激素,如胰岛素、表皮生长因子、血小板衍生生长因子、神经生长因子等。受体由细胞外配体结合区、跨膜区和细胞内的激酶活性区三部分组成。配体与受体结合后,可导致细胞内的酪氨酸激酶活性激活使酪氨酸残基磷酸化,随之产生级联反应,增加 DNA、RNA 及蛋白质的合成,从而产生细胞生长和分化等作用。这类受体的信号转导过程主要包括激活酪氨酸激酶活性,还可激活丝氨酸激酶和苏氨酸激酶活性。慢性粒细胞白血病(chronic myelocytic leukemia,CML)患者白细胞中常出现"费城染色体"BCR-Abl 融合基因表达的BCR-Abl 融合蛋白,使酪氨酸激酶一直保持活性。通过抑制 BCR-Abl 融合蛋白的酪氨酸激酶活性可以治疗 CML,第一个临床上市的酪氨酸激酶抑制剂伊马替尼(imatinib,商品名"格列卫"),开启了肿瘤分子靶向治疗的新篇章。

(2) G 蛋白偶联受体(G protein coupled receptor):其三维结构上都拥有类似的七次跨膜的 α- 螺旋结构。许多神经递质受体及激素受体属于 G 蛋白偶联受体,这些受体与配体结合后,通过与胞内异源三聚体 G 蛋白相偶联,将信号传递下去,故得此名。G 蛋白位于胞质膜上,是一大类有信号转导功能的膜蛋白超家族,又称鸟苷酸调节蛋白。人类基因组中已经发现的 G 蛋白偶联受体有 800 多种,许多神经递质和激素受体都属于 G 蛋白偶联受体,如肾上腺素受体、多巴胺受体、5- 羟色胺受体、M 胆碱受体、阿片受体、嘌呤受体、前列腺素受体及一些多肽激素受体等,都是通过这一机制发挥作用。

(3) 配体门控离子通道受体(ligand-gated ion channel receptor):这类受体的结构特征是由若干亚基(常为 4~5 个亚基)组成,每个亚基均是单一肽链反复穿透细胞膜 4 次,这些亚基围成一个中央通道,多为 Na^+、K^+、Ca^{2+}、Cl^- 等离子通道。例如 N 胆碱受体就是一个由 5 个亚基组成的 Na^+ 通道。神经递质调节的配体门控离子通道,除 N 胆碱受体外,主要配体为兴奋性及抑制性氨基酸神经递质,如 γ- 氨基丁酸、谷氨酸、甘氨酸等。

(4) 细胞核激素受体:又称基因转导型受体,其配体常常具有较高的脂溶性,包括类固醇(糖皮质激素、盐皮质激素、性激素、维生素 D)和甲状腺激素等。这些配体透过细胞膜分别与细胞质内的受体相结合,到达细胞核内将被调控的表达基因附近的 DNA 上,刺激基因转录。这类受体激发的效应缓慢而持久。

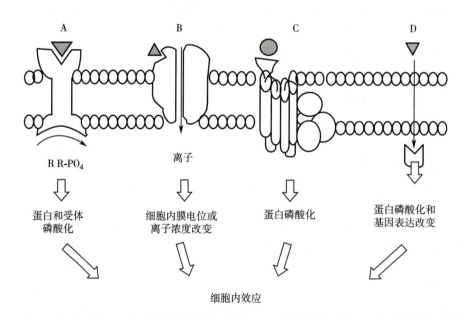

A—激酶偶联型受体;B—配体门控离子通道受体;C—G 蛋白偶联受体;D—细胞核激素受体。

图 5-2   受体的分类及其膜传导的信号机制

3. 药物的作用机制   研究药物的作用机制是药效学研究中的一个重要方面,即研究药物为什么作用和如何起作用,哪些作用是原发作用,哪些作用是继发作用。这将有助于阐明药物的治疗作用和不良反应,进一步提高药效和减少不良反应,并探索药物的构效关系,以便为开发新药提供线索。

(1) 特异性药物作用机制:大多数药物的作用机制属于此类。药物的生物活性和其化学结构密切相关,它们与机体的药物靶点(药物靶标)(drug target)结合,触发一系列生理、生化效应。主要包括:①激动受体或拮抗受体,如阿托品阻断副交感神经突触后膜上的 M 受体;②影响递质的释放或激素的分泌,如麻黄碱促进去甲肾上腺素能神经末梢释放递质,大剂量碘抑制甲状腺素的释放等;③影响自身活性物质的合成及代谢,如阿司匹林抑制前列腺素的合成等;④影响酶的活性,如新斯的明抑制胆碱酯酶的活性等;⑤影响离子通道,如抗心律失常药分别影响 Na^+、Ca^{2+} 通道等。药物靶标是药理学的一个基本和重要的概念,目前已被临床确认的药物靶点约 900 个。在人体大约 2 万个基因中,理论估计可作为药物靶点的编码基因有 2 000~3 000 个。主要的药物靶点除了上面提到的 G 蛋白偶联受体、离子通道、酶和核受体外,还有近年来日益受到重视的蛋白质 - 蛋白质相互作用等靶标。

（2）非特异性药物作用机制：主要与药物的理化性质如解离度、渗透压、溶解度等有关。如静脉注射甘露醇和高渗葡萄糖，产生脱水作用，用于脑水肿和肺水肿的治疗。

（三）药物量反应与质反应的量效关系

药理效应与剂量或血药浓度在一定范围内成正比，称为量效关系（dose-effect relationship；concentration-effect relationship）。效应为纵坐标，药物的剂量或血药浓度为横坐标，作图得量效曲线。药理效应按性质可分为量反应（quantitative response）和质反应（qualitative response）。

1. 量反应　药理效应强弱呈连续性量的变化，可用数量和最大反应的百分率表示，称其为量反应。例如血压、心率、血糖浓度、尿量等，研究对象为单一的生物个体。这种药理效应指标称为量反应指标。若用效应（E）为纵坐标、药物的剂量为横坐标作图，其量效曲线如图 5-3，为一先陡后平的曲线。若用药物的对数剂量为横坐标、效应为纵坐标作图，则呈 S 形曲线，在此曲线上可见，药物达到最大效应时，再增加剂量效应也不再增加，此称为药物的效能（efficacy），即最大效应（maximal effect，E_{max}）。另外，药物的强度或效价（potency）是指产生一定效应下所需的剂量或浓度。在比较不同药物的作用强弱时，用强度或效价，即产生相等效应（如 $1/2\ E_{max}$）时所需的剂量或浓度，用量越小，强度或效价越大。

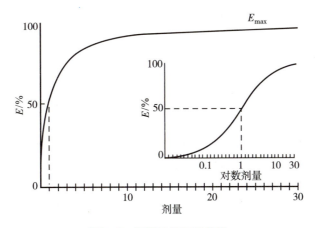

图 5-3　量反应的量效曲线

2. 质反应　药理效应不是随着药物剂量或浓度的增减呈连续性量的变化，而是发生反应性质的变化，则称之为质反应。一般以阳性或阴性、全或无的方式表现，如生存与死亡、惊厥与不惊厥、睡眠与否等，研究对象为一个群体，以阳性反应发生的百分率表示其效应。如果按照药物对数剂量（或浓度）的区段出现的阳性反应频率作图，可得到呈常态分布曲线；如果以药物对数剂量（或浓度）与累加阳性率作图，亦呈 S 形量效曲线，如图 5-4。通过该曲线求得 50% 反应的剂量，根据所采用的指标的不同，分别称为半数有效量（50% effective dose，ED_{50}）或半数致死量（50% lethal dose，LD_{50}）。

3. 最小有效量和最小中毒浓度　能引起药理效应的最小剂量（或浓度）称为最小有效量（minimal effective dose）。增加药物的剂量，药效加大，直至出现最大效应（E_{max}），此时继续增加剂量不会再增加药效，反而出现毒性反应。出现疗效的最大剂量称极量；出现中毒症状的最小剂量称最小中毒量（minimum toxic dose）。临床上的常用治疗量应比最小有效量大，比最小中毒量小，不得超过极量，以保证用药的安全性。

治疗指数（therapeutic index，TI）是一个常用的数值，用来估计药物的安全性，治疗指数越大，药物越安全。

$$治疗指数 = 半数致死量\ LD_{50}\ /\ 半数有效量\ ED_{50}$$

鉴于治疗指数未考虑到药物最大有效量时的毒性，因此引入了安全指数（safety index）及安全界限（safety margin）的概念，来共同评价药物的安全性。

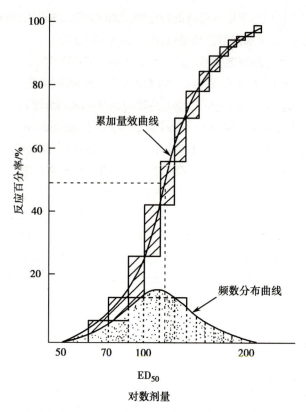

图 5-4　质反应的频数分布曲线和累加量效曲线

$$安全指数 = 最小中毒量 LD_5 / 最大治疗量 ED_{95}$$
$$安全界限 = (LD_1 - ED_{99}) / ED_{99} \times 100\%$$

二、药物代谢动力学

药物代谢动力学（pharmacokinetics，PK），简称药动学，主要是研究机体对药物处置的动态变化。包括药物在机体内的吸收、分布、生物转化（或称为代谢）及排泄的过程如图 5-5，特别是血药浓度随时间变化的规律。

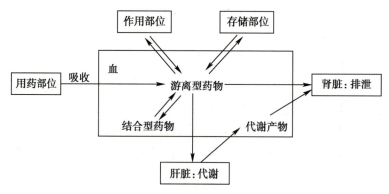

图 5-5　药物的体内过程

（一）药物的体内过程

1. 药物的跨膜转运　药物在体内的转运（吸收、分布、排泄）必须通过各种组织的细胞膜，如胃肠道黏膜、毛细血管壁、肾小管壁、肾小球、血-脑屏障等，进入细胞则须通过细胞膜，在细胞内必须通过细胞器的膜，如溶酶体膜，然后才能进入细胞器。这些膜统称为生物膜。因此，药物的转运实质上是药物通过生物膜的过程,故又称为跨膜转运。

(1) 被动转运(passive transport):即药物由高浓度的一侧扩散到低浓度的一侧,其转运速度与膜两侧的浓度差成正比,待两侧浓度相等时,扩散就停止。此过程不消耗能量。包括简单扩散、滤过和易化扩散。①简单扩散(simple diffusion),即脂溶性药物可溶于脂质而通过细胞膜,为顺流转运。大多数药物的转运方式属简单扩散。药物的理化性质可影响扩散过程,脂溶性大、极性小者(如甾体激素、脂溶性维生素、生物碱、巴比妥类等)易于通过生物膜。药物的解离度也可影响被动转运。药物多属于弱酸或弱碱性物质,它们在体液中可部分解离,致使药物在体液中同时存在着离子型和分子型,即极性大的解离型和脂溶性大的非解离型。非解离型脂溶性大,易于扩散。因此,药物的解离常数(pK_a)与药物的转运有关。药物的实际解离度与溶液 pH 的关系极为密切,故溶液 pH 也影响药物的被动转运。②滤过(filtration),即药物通过亲水孔道的转运。这是在流体静压或渗透压的影响下,许多小分子的、水溶性的极性物质和非极性物质的转运方式。分子量大于 100 的物质通常不能通过这种亲水孔道。③易化扩散(facilitated diffusion),是靠膜内载体(transporter)顺浓度差转运,不耗能。如葡萄糖、氨基酸等的转运方式即是易化扩散,以这种方式转运的药物很少。

(2) 主动转运(active transport):即药物由低浓度一侧向高浓度一侧的转运,为逆流转运。主动转运必须有细胞膜上的载体,且消耗能量,有饱和现象。如果两个类似的药物均由同一种载体转运,则此二药之间还存在着竞争性抑制关系。主动转运与药物在体内的不均匀分布和自肾脏的排泄有较大关系,与吸收的关系较小。

(3) 膜动转运(membrane moving transport):为大分子转运伴有膜的运动。①胞饮(pinocytosis),又称入胞,指某些液态蛋白质或大分子物质如垂体后叶激素,可以通过生物膜内陷形成细胞吞噬体而进入细胞内。②胞吐(exocytosis),又称出胞或胞裂外排。

2. 药物吸收　药物从用药部位进入血液循环的过程称为吸收(absorption)。吸收的速率主要取决于药物的理化性质、剂型、剂量和给药途径、吸收的面积及局部的血流量。口服给药是最常用的给药途径,小肠是主要的吸收部位。胃的排空、肠蠕动的快慢、胃内容物的多少均可影响口服药物的吸收。药物吸收后通过门静脉进入肝脏。有些药物首次通过肠黏膜和肝脏时部分药物被破坏,使进入体循环的药量减少,称为首过效应(first-pass effect)。而通过静脉注射和静脉滴注的给药途径,药物直接进入体循环,则没有吸收过程。肌内注射和皮下注射的吸收速度取决于注射部位的血流量及药物的剂型,血流量丰富则吸收快,水溶液剂型吸收迅速,而油溶液、混悬液则吸收慢。

3. 药物分布　药物经血液转运到组织器官的过程为分布(distribution)。药物吸收入血后随血液循环通过各种生理屏障向全身分布,有的分布均匀,有的分布并不均匀。这主要取决于药物与血浆蛋白的结合率、各器官的血流量、药物与组织的亲和力、体液的 pH 和药物的理化性质以及各种屏障等因素。

人体组织脏器的血流量分布以肝最多,其次是肾、脑、心。药物吸收后,往往在这些器官内迅速达到较高浓度,并建立动态平衡。脂肪组织血流量虽少,但面积很大,是脂溶性药物的巨大储库。如静脉注射脂溶性药物硫喷妥钠后,首先分布到富含类脂的脑组织,迅速产生全身麻醉作用。随后药物离开脑组织向脂肪组织转移,麻醉作用消失。类似这种分布,称为药物在体内的再分布(redistribution)。

有些药物对某些组织有特殊的亲和力,例如碘富集于甲状腺中,氯喹在肝中浓度比血浆中浓度高约数百倍,汞、锑、砷等重金属在肝、肾中沉积较多,故在中毒时这些器官常首先受害。有时药物分布多的一些组织不一定是它发挥疗效的靶器官,如前面用于全身麻醉的硫喷妥钠多分布于脂肪组织。另外,药物分布至作用部位,还必须透过不同的屏障,如毛细血管壁、血 - 脑脊液屏障、胎盘屏障等。对于毛细血管壁,脂溶性或水溶性的小分子药物易于透过;非脂溶性药物透过的速度与其分子大小成反比,如大分子药物右旋糖酐,通过毛细血管壁很慢,停留在血液中的时间较长,故可作为血浆代用品。对于血 - 脑脊液屏障,水溶性化合物难以通过,脂溶性物质如乙醚、氯仿等则易于通过。一般情况下,青霉素不易通过血 - 脑脊液屏障,进入脑脊液的比率很小,但当发生脑膜炎时,血 - 脑脊液屏障的通透性增加,在脑脊液中青霉素可达到足够的浓度,故可用它治疗流行性脑脊髓膜炎。对于胎盘屏障,分子量小于 600 的高脂溶性药物如某些全身麻醉药、巴比妥类,易于通过;而高度解离或脂溶性低的药物以及大分子药物,如季铵类药物、右旋糖酐等,透过率则很低。因此,孕妇用药时,必须加以注意。

影响药物分布的另一个因素是药物与血浆蛋白结合的能力。有一些药物在血浆中一部分与血浆蛋白结合,另一部分仍保持游离型,保持游离型的药物可以通过生物膜。例如磺胺嘧啶与血浆蛋白结合率低,分布到脑脊液中的量较多,故磺胺嘧啶是治疗流行性脑脊髓膜炎的首选药物。联合用药时,不同药物与血浆蛋白的结合可能发生相互竞争,使其中某些药物游离性增加,药理作用增强而出现中毒反应,譬如阿司匹林可通过竞争性结合血浆蛋白导致华法林抗凝血活性增加而出现内出血。

4. 药物代谢　药物在体内发生的结构变化过程称为代谢(metabolism),又称为转化(transformation)。代谢主要分两相:第一相反应主要有氧化、还原、水解;第二相为结合反应。多数药物经过代谢,其药理作用可被减弱或完全丧失。也有少数药物只有经过体内代谢才能发挥药理作用,例如环磷酰胺本身并无活性,在体内经水解释出氮芥后才发挥抗肿瘤作用。肝是药物代谢的主要场所,当肝功能不良时,药物代谢受到影响,则容易引起中毒,因此对肝病患者用药须特别注意选择药物并掌握适当剂量。药物的代谢酶主要是肝微粒体混合功能酶系统,简称肝药酶,其中主要为细胞色素 P450 酶(cytochrome P450,CYP)。肝药酶的活性易受到外界因素(如药物等)影响而发生改变,使肝药酶的活性增强的药物称为肝药酶诱导剂,相反使肝药酶的活性降低的药物称肝药酶抑制剂。如苯巴比妥是典型的肝药酶诱导剂,氯霉素则是肝药酶抑制剂。

5. 药物排泄　药物在体内经过吸收、分布、代谢后,最后以原型或代谢产物经不同途径排出体外,这个过程称为排泄(excretion)。

(1) 肾排泄:肾排泄是药物排泄的主要途径。当肾功能不良、尿少或无尿时,肾排泄药物的能力则减弱,因此必须酌减药物用量与给药次数。在给予具有治疗指数低、治疗剂量窗窄的药物时,须特别注意患者的肝肾功能是否健全。

一般酸性药物在碱性尿液中排泄较多,碱性药物则在酸性尿液中易于排出。这一规律可用于某些药物中毒的治疗。例如,苯巴比妥是一种弱酸性药物,当它过量引起中毒时,给予碳酸氢钠使尿液碱化,可使其排泄增加,降低毒性。水杨酸类如与碳酸氢钠同服,其排泄亦可增加,血药浓度则随之降低。故在治疗水杨酸类药物(如阿司匹林)中毒时可给予碳酸氢钠,但在治疗风湿性关节炎需要保持一定的血药浓度时,水杨酸类药物则不宜与碳酸氢钠同服。氯化铵可使尿液酸性化,因而使碱性药物的排泄增加。

(2) 胆汁排泄:胆汁排泄也是药物排泄途径之一,许多药物经肝进入胆汁,由胆汁流入肠腔,然后随粪便排出。进入肠中的药物可部分地被重新吸收,如洋地黄毒苷,形成肝肠循环,使药物排泄缓慢,作用延长,因此在此类药物中毒时,可采用阻断肝肠循环等措施以减少吸收,达到解毒的目的。

(3) 其他排泄途径:挥发性药物主要通过呼吸道排泄,口服后未被吸收的药物多随粪便排泄。乳腺、汗腺的分泌物中也有部分药物排泄,如吗啡通过乳汁排出,因此哺乳期妇女用药时须注意,以免乳儿产生中毒反应。

(二) 药动学的常用参数

药动学的参数可反映药物在体内随时间变化的规律,可用于定量研究药物的体内过程与药理效应间的关系,对于制订合理的临床给药方案及新药研发具有重要的指导意义。常用的参数有半衰期、曲线下面积、清除率、表观分布容积、生物利用度和稳态血药浓度等。

1. 半衰期　半衰期(half-life,$t_{1/2}$)指血浆药物浓度下降一半所需的时间,可用于衡量药物在体内消除的快慢及指导临床用药间隔。例如,一次用药后经过约 5 个 $t_{1/2}$ 后体内的药物消除达 96% 以上;

而用药时可每间隔一个 $t_{1/2}$ 用药一次等。

2. 曲线下面积　药物时量曲线是以时间为横坐标、血药浓度为纵坐标,得到反映血浆中药物浓度动态变化的曲线,称其为血药浓度 - 时间曲线,即时 - 量曲线。曲线下面积(area under the curve, AUC)是指时 - 量曲线下所覆盖的面积,即反映药物在血液中的总量,也反映药物的吸收程度,对于同一受试者,AUC 大则药物吸收程度高。

3. 清除率　清除率(clearance, Cl)定义为单位时间内有多少毫升血浆中所含药物从体内被清除。清除率分为器官清除率(Cl_i)和总清除率(Cl)。总清除率为各器官清除率之和。一般情况下,器官清除率主要指肝清除率(Cl_L)和肾清除率(Cl_R)。对于静脉给药而言,总清除率可通过给药剂量(D)与血药浓度 - 时间曲线下面积(AUC)的比值求得,即:$Cl=D/AUC$。

4. 表观分布容积　当血浆与组织中药物分布达到平衡后,体内药物按此时的血浆药物浓度在体内分布时所需体液容积称表观分布容积(apparent volume of distribution, V_d)。

$$V_d=A/C_0$$

式中,A 为体内药物总量,C_0 为血浆与组织中药物分布达到平衡时的血浆药物浓度,V_d 的大小能够反映药物的分布或与组织结合程度。

由于药物在体内的分布并不是均匀的,因此 V_d 并不代表真正的生理体积,但可以反映药物在体内分布情况。许多药物分布容积远远超过实际容量。

例,一个体重 70kg 的男子,总体液量约为 42L(占体重 60%)。如给予 0.5mg 地高辛(digoxin),可在 70kg 体重正常人体内产生 0.78ng/ml 的血浆浓度。以体内药物总量除以血浆浓度,得分布容积 641L,远大于体液总量。说明该药物主要分布于肌肉和脂肪组织,而血浆内仅有少量药物。年龄、性别、疾病等可改变药物的表观分布容积。

一些酸性药物如磺胺、青霉素类或脂溶性小或与血浆蛋白结合率高,不容易进入组织中,主要分布在血浆中,其表观分布容积小,约 0.15~0.30L/kg,而另一些药物如苯丙胺类容易被组织摄取,血浆中药物浓度低,表观分布容积大,超过体液总量(0.6L/kg)。地高辛的 V_d 高达 10L/kg,氯喹的 V_d 为 115L/kg,说明这类药物在体内存在组织特异性的蓄积分布。

5. 生物利用度　生物利用度(bioavailability, F)指药物经血管外给药后其中能够被吸收进入体循环的药物的相对量及速度。可用于衡量药物吸收的程度。药物的给药途径、制剂因素、生产工艺甚至不同的生产批号等都可影响生物利用度,进而影响药物的临床疗效。例如,有首过效应的药物经口服途径给药时会降低其生物利用度。抗心绞痛药物硝酸甘油口服时由于明显的首过效应使生物利用度仅约为 8%,而改为舌下含服避免了首过效应,生物利用度提高到约 80%,药理效应明显提高。

6. 稳态血药浓度　当药物以恒量恒速(规定剂量、规定途径、以半衰期为间隔)给药 4~6 个 $t_{1/2}$ 后,给药量与消除量达到动态平衡,血药浓度稳定在一定水平称为稳态血药浓度(steady state concentration, C_{ss})。由此可知,临床治疗为了维持稳态血药浓度,必须坚持多次规律用药,才能保证临床治疗效果。

第五章
目标测试

(刘叔文)

第六章

药　剂　学

第六章
教学课件

药剂学(pharmaceutics)是研究药物递释系统、剂型和制剂的设计理论、制剂工艺、生产技术和质量控制的综合性学科。药物不能直接用于患者的疾病治疗，所以必须制成适合患者应用的最佳给药形式，即药物剂型(简称剂型)。剂型包括注射剂、胶囊剂、片剂、软膏剂、气雾剂、栓剂等常规剂型，缓控释制剂与靶向制剂等新剂型，以及传统中药剂型，如丸、膏、散、丹等。药剂学是药学类各专业的主干课程之一，属于与药物的实际应用有关的研究领域，涉及许多相关学科。

第一节　药剂学的发展

药剂学的发展经历了漫长的历史时期，随社会的发展而前进。近两个世纪以来，科技的蓬勃发展使得药剂学出现了绚丽多彩的局面并朝着科学化的新阶段大步迈进。

一、中国药剂学的发展

我国医药遗产极为丰富，在学习、继承和发扬祖国医药遗产的同时，中国药剂学也学习了西方药剂学的理论技术和方法，并结合我国实际创造了今天的辉煌成就。我国古代药剂学是中国古代人民几千年来为了生存同各种疾病作斗争的经验的科学总结。我们的祖先除了认识、鉴别药物外，对用药方法也开始探索，从简单"咀嚼"的用药方法，发展为新鲜药材捣碎使用，之后又经修治、加工制成一定剂型应用。汤剂是我国应用最早的中药剂型之一。在晋皇甫谧的《针灸甲乙经·序》中即有"汤液始于伊尹"的相关论述，说明汤剂早在商代(公元前 1766 年)就开始使用。我国最早的医书《黄帝内经》中已有汤剂、丸剂、散剂、膏剂、药酒剂型的记载。东汉张仲景的《伤寒论》和《金匮要略》著作中亦收载有栓剂、洗剂、软膏剂、浸膏剂、糖浆剂等十余种剂型，并首次记载用动物胶、炼蜜、淀粉糊作为丸剂的赋形剂。两晋、南北朝时期各史籍记载药学专著已达十余种，这时中药学才逐步形成独立的学科。晋代葛洪著《肘后备急方》，书内记载了铅硬膏、干浸膏、蜡丸、浓缩丸、锭剂、条剂、尿道栓剂，并将成药、防疫药剂及兽用药剂列为专章论述。

唐代颁布了我国第一部，也是世界上最早的国家药典——《新修本草》，为我国药剂学的发展奠定了基础。宋代中药成方制剂生产规模日益扩大，出现了官办药厂，几经演变最后成为"惠民和剂局"，并于公元 1080 年颁布了《太平惠民和剂局方》，这是我国最早的一部国家制剂规范，比英国最早的局方早 500 余年。明代李时珍(1518—1593)著《本草纲目》，总结了 16 世纪以前我国劳动人民医药实践的经验，充分展示我国古代丰富的药物剂型，这不仅提供了丰富的药剂学研究资料，对世界药学的发展也有重大的贡献。

中华人民共和国成立后，政府立即制定了正确的卫生工作方针和政策。1952 年轻工业部成立医药工业管理局，并设立了中国医药公司，全面安排药物和制剂的生产、销售及供应事项，使制药工业得到迅速的恢复和发展。1956 年成立了上海医药工业研究院药物制剂研究室，其目的在于进一步研究制剂生产、深入解决生产中出现的问题，研究和发展制药新技术、新剂型、新工艺，并从理论上提高制剂生产水平。自此以后，全国各地先后成立了医药工业研究机构，为药剂学的发展奠定了坚实的基础。

为了加强制剂质量的整理和提高,卫生部加强了药典编纂工作,于 1953 年出版了第一版《中国药典》并于 1957 年进行了增补。为了更好适应医药科学的发展和满足我国医药工业生产水平的需要,在整理祖国医药遗产、吸收国外先进经验和充分利用我国资源的基础上编纂出版了《中国药典》1963 年版。之后又相继制定出版了《中国药典》1977 年版和 1985 年版,自 1985 年开始每五年修订一次。《中国药典》1985 年版共收载中西药品 1 489 种。1990 年版收载药品 1 751 种,对药品名称根据实际情况做了相应修订,并对附录收载的制剂通则和检测方法也做了相应的修改和补充,新技术、新方法有较大幅度的增加。1995 年版增加了茶剂、露剂、颗粒剂、口服液和缓释制剂等品种,2005 年版明确规定了某些具体剂型的定义和分类。2005 年版开始将生物制品单列为三部,2015 年版首次将通则和辅料单列为四部。2020 年 12 月 30 日正式实施的《中国药典》2020 年版收载品种已达 5 911 种。

二、国外药剂学的发展

国外药剂学的发展始于古埃及与古巴比伦王国(今伊拉克地区)。《伊伯氏纸草本》是约公元前 1552 年的遗物,也是古埃及"纸草书"最早、最著名的一种手卷,其中记载有很多药物的制法和剂型,例如浸、煎、浸渍、烟熏和膏、硬膏、丸、散、模印片、软膏等。著名医药学家盖伦(Galen,131—201)是罗马国籍希腊人,与我国汉代张仲景同时代,被西方各国奉为药剂学鼻祖,在其著作中记述的散剂、丸剂、浸膏剂、溶液剂、酒剂、酊剂、醋剂等多种剂型,后来被人们称为"盖伦制剂",至今还在一些国家应用。1498 年由佛罗伦萨学院出版的《佛罗伦萨处方集》一般被视为欧洲第一部法定药典。

到了 18—19 世纪,从植物中提取到了吗啡、咖啡因等单体药物以及有机化学的发展,药物从天然物质逐渐转变为化学药物。19 世纪为西方科学与工业技术蓬勃发展的时期,药剂学也得到发展,片剂、注射剂、胶囊剂、橡胶硬膏剂等剂型相继出现。随后制药机械的发明使得药剂生产的机械化、自动化在此时期突飞猛进。1847 年德国药师莫尔(Mohr)总结了以往和当时的药剂学研究和实践成果,出版了第一本药剂学教科书《药剂工艺学》。自此,药剂学成为一门独立的学科。

三、现代药剂学的发展

自 1847 年药剂学成为一门独立的学科,随着与医药相关的各种基础理论和科学技术的蓬勃发展,药剂学也得到了迅速的发展。20 世纪 50 年代以来,物理化学的基本原理与药剂学的剂型相结合形成了剂型的制备理论,如药物稳定性、溶解理论、流变学、粉体学等。药剂学进入了用化学和物理化学理论来设计、生产和评价,并用客观体外科学指标评定药品质量的时期,这一时期被称为物理药剂学时代。

从 20 世纪 60 年代开始,药品质量的评定从体外扩展到体内。药物体内过程研究表明,药物在体内经历吸收、分布、代谢和排泄过程;体内血药浓度的经时过程、生物利用度以及药效学的研究结果表明,药效不仅与药物本身的化学结构有关,而且与药物的剂型有关,甚至在一定条件下剂型对药效具有决定性影响。生物药剂学和药物动力学的发展为新剂型的研究开发提供了理论依据,这一时期被称为生物药剂学时代。

到了 20 世纪 70 年代,电子工业的发展,生产机械化、自动化的程度越来越高,极大地促进了药剂学的发展;同时,新辅料、新工艺和新设备的不断出现,也为新剂型的制备、制剂质量的提高奠定了重要物质基础。这一时期工业药剂学的特征主要表现在剂型与品种的数量增加、产品质量提高、临床疗效提升和保存期延长等方面,各种剂型的生产线相对成熟,新技术、新工艺的发展迅速。

20 世纪 80 年代,药剂学向临床质量评价方向发展而进入了临床药学时代。以患者为对象,从治疗疾病观念出发来认识药品。人们开始用药物制剂的临床疗效、毒副作用来评价药物制剂质量。临床药学的出现使药剂工作者直接参与对患者的药物治疗活动,符合医药相结合的时代要求。

20世纪90年代,由于生命科学、现代医学、信息科学、材料科学的飞速发展,不少新理论、新技术被应用于药剂学中,人们开始根据人体的生理和病理特征设计药物制剂。研究发展了许多能定时、定量、定位释放药物的给药系统。这些给药系统可以更加保证药物疗效、降低其毒副作用,深受医疗工作者和患者的喜爱。

进入21世纪以来,在继续进行各种新型药物递释系统研究的同时,人们对载药系统进入人体后与细胞和分子之间的相互作用、药物分子与药用辅料分子之间的相互作用等产生了兴趣,使分子药剂学成为热点研究领域。

第二节　药剂学的任务与分支学科

一、药剂学的任务和内容

药剂学的基本任务是将原料药制成可用于治疗、诊断、预防疾病所需药物剂型和制剂,并提高活性化合物成效性、改善药物功效,制成的剂型和制剂应符合安全有效、质量可控、方便实用的原则。基于这一任务,药剂学的主要研究内容应当包含以下六个方面。

(一)研究药剂学的基本理论

药剂学基本理论的研究对设计制剂处方、提高制剂的生产技术水平,制成安全、有效、稳定的制剂有着重要意义。如通过研究生物药剂学和药代动力学理论正确评价制剂质量;研究表面活性剂的增溶理论提高难溶性药物的制剂质量;研究片剂成形理论和粉体学理论指导片剂的生产并控制片剂质量;研发药物微粉化、微囊化、固体分散技术,促进和控制药物的溶解、释放和吸收;研究流变学的基本理论,对混悬液、乳液和软膏剂等剂型的质量进行合理控制;研究药物体内传递规律和代谢理论,设计新型药物递送系统和新剂型。可见,提高药剂学基本理论研究水平,对完善和丰富剂型设计原理、改进生产技术、开发新剂型及提高产品质量有重要的指导意义。

(二)药物新剂型和新技术的研究和开发

随着科学技术的发展和生活水平的提高,原有剂型和制剂已不能满足人们的需求,普通剂型如片剂、注射剂等很难完全满足高效、长效、速效、低毒、控释和靶向性等要求。因此,积极研究开发新剂型是药剂学的一项重要任务。例如将硝酸甘油制备为贴剂可维持24小时有效治疗,达到长效目的;而将其制备为舌下含片,则可在给药后2分钟起效,达到速效目的。为适应临床需求,近几十年来药剂学的重点开始转向缓释、控释和靶向制剂的研发,通过减低或者消除血药浓度的峰谷现象,延长药物在体内的作用时间,增加药物对靶部位的选择性,来提高药物疗效、降低毒副作用。而新剂型的开发离不开新技术的应用,近年来许多新技术被应用于药物制剂,如固体分散技术、包合技术、自乳化技术、微流控技术等,这些技术的应用有效促进了药剂学的发展。

(三)新型药物递释系统的设计

具有生理活性的化合物不等于新药,生理活性高的化合物制备得到的制剂不一定具有良好的治疗效果。比如穿心莲内酯抗炎抗菌活性高,但难溶于水,口服生物利用度很低,又难以制备为注射剂。不少临床上使用的药物也存在半衰期短、稳定性差、系统前代谢、毒副作用大、容易耐药等问题。通过设计新型药物载体,比如脂质体、纳米粒、胶束、微球、囊泡等,可以有效改善药物分子的性质,提高其稳定性和生物利用度,并延长其半衰期。通过靶向设计,可以进一步改善药物在体内的药动学性质,如增加靶组织的分布,提高药物分子在靶部位的浓度,并降低其在正常组织的分布,从而减少毒副作用,提高疗效。

(四) 开发新型药用辅料

药物制剂中除药物外,其他成分均为辅料。剂型的成形及其优劣,在很大程度上依赖于辅料的种类及质量。而药物剂型的改进和创新、产品质量的提高、制剂新技术的应用等,都依赖于优良的药用辅料,如乙基纤维素(EC)、丙烯酸树脂系列(Eu RS100,Eu RL100 等)等非 pH 依赖性高分子物质的出现促进了缓、控释制剂的发展。因此,新型药用辅料的开发对制剂水平整体提高具有重要意义。我国新型药物制剂的落后,很大程度上是由于药用辅料的落后,如药物微囊化常用的聚乳酸类辅料,国外早已用于上市的微球产品,而我国最近才有可供药用的相关产品。随着国家药品监督管理局药品审评中心将药物辅料与制剂进行关联审评,创新药物制剂研发工作者已经开始同步开发新型药用辅料,以满足创新药物制剂的需求。

(五) 开发具有中药特色的新剂型

中药是我国宝贵的文化遗产之一,传承发展至今已有几千年。近几十年来,在中医药理论的指导下,人们运用现代科学技术,在继承和发展丸、散、膏、酒等传统中药剂型的基础上,开发出了口服液、颗粒剂、片剂、滴丸剂、气雾剂等 20 多种中药新剂型,这不仅提高了中药的疗效,也扩大了其临床应用范围。但如何进一步开发符合中药多组分、多靶点特点的新剂型,特别是将靶向药物递释系统应用于中药剂型开发,仍是今后药剂学的一项重要任务。

(六) 研究和开发新型制药设备

制药设备是药物制剂生产的重要工具。为了提高制剂的质量,制药机械和设备需要向封闭、高效、多功能、连续化和智能化的方向发展;同时,需要研制和开发适合新剂型和新技术的制药设备,使更多、更好的制剂产品进入市场,造福于民,比如微流控设备的研制和发展,使纳米药物的连续化、均一化生产得以实现,有效促进了多个纳米药物的研发和上市。

二、药剂学的分支学科

为了提高药物制剂的安全性和有效性,物理化学、材料科学、生物学、分析化学、临床医学等学科的原理与技术,已被广泛地应用于制剂的设计、研究、生产、贮存和使用中,使得药剂学的内容不断丰富和扩展,逐渐形成了以下分支学科。

(一) 物理药剂学

物理药剂学(physical pharmaceutics)是以物理化学的原理、方法和手段,结合流体力学、化学动力学、胶体化学等的理论和方法,研究药物制剂的剂型特点、处方设计、制备工艺、质量指标、贮存条件等内容中的现象及其内在规律的一门学科。它用各种化学和物理的变化规律与机制来指导药剂学实践,为研究、设计与开发新剂型提供理论依据。

(二) 工业药剂学

工业药剂学(industrial pharmaceutics)是研究制剂工业化生产的基本理论、工艺技术、生产设备和质量管理的一门学科。其目的是将药物制成适宜的剂型,并能批量生产出质量优良的制剂,以满足医疗的需要。其具体内容包括研究工业药剂学的基本理论和生产技术,提高药物制剂的质量和生产效率;为新剂型和新制剂提供新工艺、新技术、新设备以及新的制剂包装等。

(三) 生物药剂学

生物药剂学(biopharmaceutics)是研究药物及其剂型在体内的吸收、分布、代谢与排泄过程,阐明药物的剂型因素、机体生物因素和药效之间关系的学科。它着重研究药物的体内过程,强调药物制剂的生物学意义。研究生物药剂学是为了正确评价药品质量,设计合理的剂型、处方及生产工艺,来开发新药,为临床合理用药提供科学依据。

(四) 药物代谢动力学

药物代谢动力学(pharmacokinetics)简称药动学,是应用动力学的原理与数学处理方法,定量地描述药物及其代谢物在体内的吸收、分布、代谢和排泄等过程的动态变化规律的学科。具体研究药物在体内的存在位置、数量(或浓度)随时间推移的变化过程,以及药物在体内的经时过程与药效之间的关系。药动学为药物结构改造与新药设计、剂型改革、制剂工艺优化、安全合理用药提供量化的评价指标,发挥着重要的指导作用。

(五) 药用高分子材料学

药用高分子材料学(polymer science in pharmaceutics)是研究各种药用高分子材料的制备方法、结构和性能,及其在药物制剂中应用的学科。它结合高分子物理、化学和聚合物工艺学的理论和技术,为新剂型设计和处方提供新型高分子材料和新方法,对新型药物递释系统、新剂型、新制剂的研发和提高制剂质量有重要的支撑和推动作用。

物理药剂学是药剂学的理论基础,对药剂学从经验、半经验的实践科学发展为以理论为指导的科学起重要作用;工业药剂学是药剂学的核心,它以剂型为中心,研究其制备理论,提供用于预防、治疗和诊断的各种制剂产品;生物药剂学和药动学是剂型设计的依据,通过药物在体内的行为过程,设计合理的剂型与给药途径,强调了药物剂型的生物学意义以及以人为本的原则;药用高分子材料学是制备剂型的基础,没有药用辅料,就没有剂型。

三、药剂学在药学中的地位和作用

药剂学是药学专业的核心课程之一,在药物的研发、生产和应用各个环节都具有举足轻重的地位。

(一) 药剂学是新药研发中不可缺少的学科

任何一个药物要应用于临床,都必须制备成合适给药途径的剂型和制剂,即使在临床前的动物研究也是如此。活性化合物常常具有不同的结构和理化性质,从而决定了其在生物体内的生理活性和溶出、吸收、分布、代谢、排泄等规律。很多活性化合物在成药性上具有各种各样的缺陷,如稳定性差、溶解度差、吸收差、代谢快等,从而限制了其在生物体内活性的发挥。通过合理的药物制剂设计,可以克服或者规避这些缺陷,显著提高成药性。如mRNA尽管具有非常好的活性,但由于缺乏合适的成药剂型,在很长一段时间内无法应用于临床,直到最近几年阳离子脂质纳米载体的成功研发,加速了mRNA药物的上市。

(二) 新剂型和新制剂是新药的重要来源

按照现行的新药分类法,新剂型和创新制剂归为二类新药,即改良型新药范畴,因此新剂型和新制剂的研发也是新药研发。新剂型和创新制剂的研发,常常可以解决一类或多类药物的成药性问题,对疾病的防治具有重要的意义。比如脂质体在过去三十年中得到了广泛关注,国内外已有多个脂质体相关制剂获得批准上市。此外,新剂型的研发可将原本因为成药性太差而无法制备为普通片剂或注射剂等剂型的候选化合物成功开发为新药。

(三) 药物制剂是药品生产的重要环节

药品的生产包括原料药的合成、提取分离纯化、制剂、质检、包装等环节。一切药物都需要制成适当的制剂才能上市。因此,药物制剂过程是药品生产不可缺少的环节。药物制剂的质量一方面取决于药物制剂的设计,另一方面也取决于原辅料、工艺和设备。因此深入研究药物制剂、设计合理的制剂处方和工艺、掌控原辅料质量、开发新型制药设备,对提高药物制剂质量至关重要。

第三节　药　物　剂　型

一、药物剂型的分类

随着药剂学的发展,药物剂型种类也逐渐增多,可按以下几种方法进行分类。

(一) 按形态分类

药物类型按形态共分为:①液体剂型,药物制剂以液态形式存在,如洗剂、滴剂、溶液剂和注射剂等;②固体剂型,药物制剂以固体形式存在,如散剂、丸剂、片剂和膜剂等;③半固体剂型,药物制剂以半固态形式存在,如软膏剂、糊剂和凝胶剂等;④气体剂型,药物制剂应用时以气态形式存在,如气体吸入剂和气雾剂等。

形态相同的剂型,其制备工艺和性质也比较类似,例如,制备液体制剂时多需溶解,固体制剂多需粉碎、混合、成型,半固体制剂大多需熔化、研匀。不同形态的制剂对机体起效的速率往往不同,一般液体制剂起效较快,固体制剂则起效较慢。这种分类法比较简单,对制备、贮藏、运输有一定指导意义,但没有考虑制剂的内在特性和给药途径。

(二) 按分散系统分类

一种或几种物质(分散相)分散于另一种物质(分散介质)之中形成的系统称为分散系统。为了便于应用物理化学原理说明各种类型制剂的特点,可将剂型看作分散系统,按剂型内在的分散特性分类为:①溶液型,是指药物以分子或离子状态(直径≤1nm)分散于介质中,形成均匀分散系统的液体制剂,如糖浆剂、溶液剂、甘油剂、滴剂和注射剂等;②胶体型,是指固体药物或大分子药物分散在介质中所形成不均匀(溶胶)或均匀的(高分子溶液)分散系统的液体制剂,分散相直径在 1~100nm,如胶浆剂、溶胶剂和涂膜剂等;③乳剂型,是指液体分散相分散在液体分散介质中形成不均匀分散系统的液体制剂,分散相直径通常在 0.1~50μm,如乳剂、静脉乳剂、部分滴剂、微乳和亚微乳等;④混悬型,是指固体药物分散在液体介质中形成的不均匀分散系统的液体制剂,分散相直径通常在 0.1~100μm,如洗剂、混悬剂、混悬注射剂和混悬滴剂等;⑤半固体分散型,是指药物分散在基质中形成的半固体制剂,如软膏剂、糊剂和凝胶剂等;⑥固体分散型,是指药物与辅料混合呈固态的制剂,如散剂、丸剂和片剂等;⑦气体分散型,是指液体或固体药物分散在气体介质中形成的不均匀分散系统的制剂,如气雾剂和喷雾剂等;⑧微粒分散型,是指药物与辅料经采用一定的方法处理后,形成的微米级或纳米级微粒制剂,如微囊、微球、脂质体、纳米粒、胶束等。微粒常常只是制剂中间体,多数情况下还需将其制备成一定剂型,如胶囊剂、注射剂、冻干制剂和片剂等。

这种分类法基本上可以反映出制剂的均匀性、稳定性以及制法的要求,但不能反映给药途径对剂型的要求,还会出现一种剂型由于辅料与制法的不同而被分到几个不同的分散系统中的情况,如注射剂中有溶液型、混悬型、乳剂型和粉针剂型等。

(三) 按给药途径分类

至今已开发出的人体给药途径共有 10 多个,如口腔、消化道、呼吸道、其他腔道、血管、组织、皮下和肌肉等,可将同一给药途径的剂型归为一类。据此,药物剂型可分为以下类型。①胃肠道给药剂型:是指口服后通过胃肠道黏膜吸收发挥疗效的剂型,如溶液剂、糖浆剂、乳剂、混悬剂、散剂、片剂、丸剂和胶囊剂等。②注射给药剂型:是指以注射方式给药的剂型。此类剂型一般较胃肠道给药起效快,生物利用度高,如静脉注射剂、肌内注射剂、皮下注射剂、皮内注射剂等。③呼吸道给药剂型:呼吸道包括鼻腔、气管、支气管和肺部等。这一给药途径一般要求将药物可制成气态或雾状,如吸入剂、喷雾剂、吸入气雾剂和吸入粉雾剂等。④皮肤给药剂型:是指药物制剂被施用于皮肤上的剂型。这一给药途径方便,可以起局部治疗作用,也可以发挥全身治疗作用,如洗剂、搽剂、软膏剂、硬膏剂、糊剂和贴剂等。⑤黏膜给药剂型:是指通过各种黏膜吸收而发挥疗效的制剂。黏膜给药较胃肠道给药吸收快,如滴眼剂、滴鼻剂、舌下片剂、栓剂、膜剂和贴剂等。⑥腔道给药剂型:是指用于直肠、阴道、尿道和耳道的制剂,如栓剂(阴道剂、尿道剂、直肠栓)、灌肠剂、阴道片剂和耳用制剂(滴耳剂、耳用凝胶剂和耳用丸剂)等。

这种分类法与药物在临床上的使用密切相关,能反映给药途径对于剂型的特殊要求,缺点是一种制剂可出现在多个给药途径中,如生理盐水(0.9% 氯化钠溶液)可出现在注射剂、滴眼剂、含漱剂、灌肠剂等不同给药途径中,贴剂也可分为口腔用贴剂、皮肤用贴剂等。

二、药物剂型与疗效

药物剂型是为适应预防、治疗和诊断疾病的需要而制备的不同给药形式。剂型是根据治疗和使用时的需求而设计的,适宜的药物剂型可以充分发挥药物的疗效。药物和剂型之间存在着辩证关系,虽然药物分子对疗效起主要作用,但在一定条件下,剂型对药物疗效的发挥也起着重要的甚至是支配的作用。

(一) 剂型可以影响药物在体内药理作用的强弱、快慢和持续时间

剂型不同可使药物的起效速度不同,如急症患者,为使药物迅速起效,宜采用汤剂、注射剂、气雾剂和舌下片剂等;需要药物作用持久的患者,则可用混悬剂、丸剂、缓释和控释制剂等;药理作用强烈、毒副作用大的药物,制成能靶向递释到病变部位的剂型最为理想。同一种药物,制成不同的剂型,药效特点也会发生变化,如抗心绞痛药物硝酸甘油的不同剂型具有不同的强度和持续时间(表6-1),这是不同剂型的吸收途径、药物释放持续时间的差异而导致的。为适应不同的治疗或预防要素,医师可以根据疾病治疗的需要选用不同作用速度的剂型。

表 6-1 硝酸甘油不同剂型的强度和持续时间

剂型	常用剂量 /mg	作用开始时间 /min	作用高峰时间 /min	持续时间
舌下片剂	0.3~0.8	2~5	4~8	10~30min
口颊片剂	1~3	2~5	4~10	30~300min
口服片剂	6.5~19.5	20~45	45~120	2~6h
软膏剂	10~20	15~60	30~120	3~8h
透皮贴剂	5~10	30~60	60~180	24h

(二) 剂型可以改变药物的作用性质

大多数药物改变剂型后作用性质不变,但有些药物制成不同剂型后可呈现不同的治疗作用。如硫酸镁口服难以吸收,主要利用其离子特性提高肠道内容物的渗透压从而保持大量水分促进肠蠕动,因此其口服剂型用作泻下药;但 5% 硫酸镁注射剂静脉滴注,则为抗惊厥药,这是因为镁离子可拮抗钙离子而减少运动神经末梢释放乙酰胆碱,阻断神经冲动的传导,从而抑制中枢神经,具有镇静、镇痉作用。将胰酶制成肠溶胶囊或肠溶片剂口服,则在肠内发挥消化淀粉、蛋白质和脂肪的效用;如果将胰酶精制品制成注射用胰酶蛋白,临床上则用于治疗胸腔疾患,如脓胸、肺脓肿、肺结核、支气管扩张以及血栓静脉炎等。

(三) 剂型可能影响药物的作用部位、生物利用度等

片剂、颗粒剂、丸剂等固体剂型的制备工艺不同会对药物的疗效产生显著的影响。如胰酶、红霉素等在胃酸中易失效的药物,可制成肠溶胶囊或肠溶片服用,使其在肠内发挥药效;一些难溶性、难吸收的药物,可以在加工成制剂的过程中,采用微粉化或者固体分散技术增加药物的溶解度和溶出速度,从而提高生物利用度来增加疗效。药物晶型、粒子大小不同,可以直接影响到药物的释放速度和生物利用度,从而影响药的治疗效果,如螺内酯经微粉化后,其片剂的剂量仅需未微粉化片剂的 1/5。

(四) 改变剂型可以降低或消除药物的毒副作用

如将刺激性药物制成缓释片,使药物在体内缓慢释放,既可延长药物作用时间,又能防止药物对胃肠道的过强刺激。氨茶碱治疗哮喘的效果很好,但具有引起心跳加快的毒副作用,若制成缓释、控

释制剂可以保持血药浓度稳定,降低毒副作用;若制成栓剂则可以消除这种毒副作用。将抗肿瘤药物制成脂质体、纳米粒等制剂,静脉注射后可以选择性地浓集于肿瘤部位,同样剂量下既提高了疗效,又降低了由药物的全身分布而产生的毒副作用。另一方面,剂型改变后,所用添加剂不同,也可消除由添加剂产生的毒副作用。如紫杉醇注射液需要添加聚氧乙烯蓖麻油作为增溶剂,常引起过敏反应,将其制备为白蛋白纳米粒冻干粉针后,患者耐受剂量大为提高。

(五)剂型可影响药物制剂的外观、物态及稳定性

剂型不同,药物制剂的外观和物态不同,药物制剂的生产成本、携带、运输和贮存的方便性都有不同,如根据用途和使用条件将中药浸出物制成药酒、片剂、注射剂等剂型,可以使其更加便于应用。一般而言,固体剂型通常比液体剂型稳定性好,包衣和冷冻干燥等技术的应用可有效提高药物制剂的稳定性。

(六)剂型可影响患者的顺应性

儿童用药常被制成色、香、味俱佳的制剂。对于吞咽困难的儿童或者老人,将难于吞服的片剂制成咀嚼片、泡腾片、口腔崩解片等剂型,可有效提高患者的顺应性。

总之,药物分子虽然具有固有的药理作用,但需要借助适宜的剂型才能发挥疗效。因此,在设计一种药物剂型时,除了要满足疾病预防、治疗和诊断的需要外,也应考虑药物的性质、制剂的稳定性、生物利用度、质量控制以及生产、贮存、运输、服用等方面。

第四节 新型药物递释系统

随着科学技术的飞速发展,各学科之间相互渗透、互相促进。新辅料、新设备、新工艺的不断涌现和生理、病理特征的深入研究,极大地促进了药物新剂型和新技术的发展和完善。药物递释系统(drug delivery system,DDS),简称给药系统,是新世纪研究的热点,代表了现代药剂学的发展方向。新型药物递释系统的设计理念是将药物在恰当的时间,以适当的剂量,递释到特定的组织、器官、细胞乃至细胞器,以产生最大的疗效和最小的毒副作用。近二十年新型药物递释系统的品种不断增加,在临床治疗中发挥着日益重要的作用。

一、缓释和控释给药系统

缓释和控释给药系统是发展最快的新型药物递释系统。缓释给药系统(sustained-release drug delivery systems)是指用药后能在机体内缓慢释放药物,使吸收的药物在较长时间内维持有效血药浓度的制剂,药物的释放一般符合一级或 Higuchi 动力学方程。控释给药系统(controlled-release drug delivery systems)是指药物能按照设计好的程序缓慢地恒速或接近恒速释放的制剂,药物的释放符合零级速度过程,并且释药速度仅受制剂本身设计的控制,而不受外界条件,如 pH、酶、胃肠蠕动等因素的影响。

与普通制剂相比,缓释和控释给药系统可减少服药次数,大大提高患者的顺应性,血药浓度更加平稳,减弱或避免峰谷现象,有利于发挥药物的最佳治疗效果,降低药物的毒副作用。由于新材料、新工艺、新技术和新设备的不断开发,近年来缓释和控释给药系统的内容逐渐扩展到长半衰期药物及复方药物,如苯丙醇胺与氯苯那敏缓释胶囊用于感冒的治疗。

二、经皮给药系统

经皮给药系统(transdermal drug delivery systems,TDDS)是指药物从特殊设计的装置释放,通过完整的皮肤吸收进入体循环,实现疾病治疗或预防作用的一类制剂。经皮给药系统一般指贴剂,同时也包括软膏剂、硬膏剂、巴布剂、涂剂和气雾剂等。皮肤存在致密的角质层屏障,因此经皮给药系统需

要通过处方设计,添加吸收促进剂或采用辅助技术,如离子导入技术、电致孔技术、超声波等,促进药物经皮吸收。

经皮给药系统的优点是能长期保持恒定的释药速度;减少给药次数;改善患者用药的顺应性,患者可自行用药,特别适合老人、婴儿等不宜口服给药的患者,并且一旦发现毒副作用可立即终止用药;可避免肝脏首过效应和胃肠道的影响;可避免药物对胃肠道的刺激。经皮给药系统在应用上也具有一定的局限性,不适合对皮肤具有强烈的刺激性、致敏性的药物;不适合剂量大的药物;药物吸收个体差异和部位差异大,特别是容易受患者皮肤状态的影响。如耳后皮肤较薄,因此可用于需要快速起效的贴剂。又如有研究指出面部或脖颈处皮下给药后可直接吸收入脑,从而为脑部疾病的治疗提供新的选择。

三、黏膜给药系统

黏膜给药系统(mucosal drug delivery systems)是指使用适当的载体使药物透过人体的一些黏膜,如口腔黏膜、鼻黏膜、眼黏膜、直肠黏膜、肺黏膜、子宫和阴道黏膜等,起全身治疗作用的新型给药系统。目前上市的黏膜给药产品不多,有鼻腔用的缩宫素、反义核苷酸、那法瑞林,吸入用的胰岛素粉末等黏膜给药系统。近年来黏膜作为全身吸收的给药途径越来越受到重视,特别是口腔、鼻腔和肺部三种途径的给药,可有效降低胃肠道对药物的破坏,避免药物对胃肠道的刺激性和药物的首过效应,对生物大分子药物的应用具有重要意义。

四、择时与定位给药系统

许多疾病的发作存在着明显的周期性和节律性变化,如哮喘患者的呼吸困难、最大气流量的降低在深夜最严重;胃溃疡患者的胃酸分泌在夜间增多;心脏病患者在凌晨睡醒时血压和心率急剧升高,最容易出现心脏病发作和局部缺血。口服择时给药系统(oral chronopharmacologic drug delivery systems)就是根据这些节律性变化疾病的特点,按照生理和治疗的需要而定时、定量释药的一种新型给药系统。目前口服择时给药系统主要有渗透泵脉冲释药制剂、包衣脉冲释药制剂和定时脉冲塞胶囊剂等。

口服定位给药系统(oral site-specific drug delivery systems)是指药物制剂口服后能将药物选择性地输送到胃肠道某一特定部位,以速释、缓释或控释药物的给药系统。它是根据胃肠道的生理环境和吸收特点,为增加药物吸收提高药物疗效而设计的一种新型给药系统。根据药物在胃肠道的释药位置不同可分为小肠定位给药系统、结肠定位给药系统和胃定位给药系统。

五、靶向给药系统

靶向给药系统(targeting drug delivery systems)是指借助载体的特征(如粒径、电荷、形状等)、外部的信号(磁场、光、热等)或表面修饰的配体(抗体、多肽、小分子配体等)等将药物通过局部、胃肠道或全身血液循环给药而选择性地浓集于靶组织、靶器官、靶细胞或细胞器的给药系统。靶向给药系统最突出的特点是能将治疗药物最大限度地运送到靶部位,使治疗药物在靶区浓集超出传统制剂的数倍或数十倍,治疗效果明显提高;同时减少药物的用量及其在正常组织的分布,降低药物毒副作用,从而提高药品的安全性、有效性、可靠性和患者的顺应性。

靶向给药系统按照靶向递送机制的不同,可分为被动靶向制剂、主动靶向制剂和物理化学靶向制剂。药物从给药部位传送到靶区浓集,通常依靠药物载体系统来实现,这也是靶向制剂区别于传统制剂的突出特征。自 20 世纪 80 年代初以来,由于对靶向机制、载体材料、靶向分子、制备方法、体内分布与代谢规律等领域的研究越来越深入,药剂学工作者在前药、脂质体、纳米粒、胶束等药物载体系统,以及表面修饰、受体介导的纳米靶向给药系统等方面的研究取得了突破性进展,国内外已经有一些纳米靶向制剂被批准上市,其中大多数为被动靶向制剂,如表柔比星脂质体、紫杉醇白蛋白纳米粒等。

六、生物技术药物给药系统

生物技术药物(biotechnology-derived drugs)是指以微生物、细胞、动物或人源组织和体液为原料,采用现代生物技术(如 DNA 重组技术、细胞融合技术、发酵技术或酶工程技术等)或传统技术(如化学或其他传统技术)制备得到的用于人类疾病预防、治疗和诊断的药物。生物技术药物参照化学结构可分为多肽类、蛋白质类、核酸类和细胞类药物。一般而言,生物技术药物的药理活性高,结构复杂、理化性质不稳定,口服易受胃肠道 pH、菌群和酶系统的影响而失活,因分子量大、亲水性强而难以渗透通过胃肠道黏膜,因此剂型多为冻干注射剂。由于多数生物技术药物半衰期较短、体内清除率高,需要长期频繁注射给药。为了方便使用和提高患者顺应性,药剂学工作者正致力于其他给药系统的研究,如肺部、鼻腔、口腔、直肠、经皮和新型口服给药系统等。

理想的生物技术药物给药系统应可提高药物的稳定性、吸收效率和靶部位的药物浓度,并可控缓慢或按需释放药物以减少给药次数。目前,生物技术药物给药系统主要是基于脂质体、聚合物纳米粒等微粒给药系统。基因治疗由于可以直接对遗传物质进行加工,以实现对基因的修正、修补和替换,具有较大的发展潜力,受到了广泛的关注。以纳米颗粒为载体包裹基因或转基因细胞是生物材料领域和药剂学领域研究的新方向,有望为各种恶性肿瘤以及许多基因缺陷性疾病提供全新的疗法。

随着医药科技的发展,药物缓释和控释给药系统有望逐步代替普通制剂,靶向给药系统、脉冲式给药系统、自调式给药系统也将逐步增多。但由于疾病的复杂性及药物性质的多样性,适合于某种疾病和某种药物的给药系统不一定适合于另一种疾病和药物,因此必须发展多种多样的给药系统以适应不同的需要,如治疗心血管系统疾病的药物最好制成缓释、控释给药系统,抗肿瘤药宜制成靶向给药系统,胰岛素更宜于制成自调式给药系统等。同时需要根据治疗药物的进步开发新型给药系统,如基因编辑相比传统的质粒 DNA 和小干扰 RNA 具有更大的优势,但这一治疗手段要求同时递送蛋白和 RNA 进入细胞核内,对递送系统的设计提出了新的要求。

第六章
目标测试

(高会乐)

第七章

药物分析学

第七章
教学课件

药物分析学（pharmaceutical analysis）是利用分析测定手段,发展药物的分析方法,研究药物的质量规律,对药物进行全面分析、检测与控制的科学。药物分析学是全国普通高等教育药学类专业规定设置的一门主要专业课程。本课程主要介绍药品质量标准、质量管理规范和药品质量检验的基本知识,旨在培养学生具备明确的全面控制药品质量的观念和创新意识,为从事药品质量检验和新药的研究开发工作奠定基础。

第一节　药物分析学的性质与任务

一、药物分析学的性质

药品,是用于预防、治疗、诊断人的疾病,有目的地调节人的生理机能并规定有适应证或者功能主治、用法和用量的物质,包括中药、化学药和生物制品等。为了保证人类用药的安全和有效,在药品的研发、生产、经营以及临床使用等环节均须执行严格的科学管理规范,并采用各种有效的技术和手段对药品进行严格的质量分析和检验,实现药品的全面质量控制。

药物分析学运用各种分析技术,包括物理学、化学、物理化学、生物学、微生物学以及信息学等方法,研究和解决药物及其制剂质量控制的项目指标,从而制订科学、可控的药品质量标准,是研究与发展药品质量控制的"方法学科""眼睛学科"。因此,哪里有药物,哪里就有药物分析。

二、药物分析学的任务

药品作为治疗疾病、保护生命的一种特殊商品,其特殊性主要有:与人的生命相关性、严格的质量要求,以及其社会福利性。药物分析学作为"眼睛学科",目前涉及的研究范围包括药品质量控制、临床药学、中药与天然药物分析、药物代谢分析、法医毒物分析、兴奋剂检测和药物制剂分析等。因此在涉及药物的各个领域都承担着重要的监测任务。

（一）药物分析学在药物研发中的任务

药物研发是药学科学的重要任务。药物分析学不仅可对原料药、活性药物单体和合成的新药进行分离分析、结构鉴定、质量分析及稳定性研究,还可对创新药物进行体内样品分析。因此,药物分析学对新药研发有着重要的作用。

（二）药物分析学在药品生产过程中的任务

药物的生产过程直接影响其质量,应对药品生产过程进行全程的质量分析和管理,包括原料和辅料的质量,药品的生产工艺和制剂工艺是否规范、稳定,药品生产的中间产品的质量等。必须按照药物分析学对药物的生产过程进行质量分析控制和管理,才能保证药品的质量合格。

（三）药物分析学在药品经营中的任务

药品在流通和经营过程中,必须严格按照规定的条件进行贮存,以免温度、湿度和光照等因素引起药品质量变化。还需根据药物分析学对药品进行定期分析检测以考查药品质量的变化,为合理安全用药提供保障。

(四)药物分析学在药品使用中的任务

药品的临床使用是否合理也将直接影响药品的临床疗效。为了全面控制药品的质量,开展临床治疗药物的体内分析监测也是十分重要的。应用药物分析学技术研究药物进入体内后的动力学过程,即药物在体内的吸收、分布、代谢和排泄过程,将为临床个体化用药提供科学依据,以保障临床合理用药。

(五)药物分析学在药品监督管理中的任务

由于药品是用于治病救人保护健康的特殊商品,药品的质量和安全直接关系到人的身体甚至生命安全,药品的质量控制和安全保障至关重要,各国政府都为加强药品监督管理,保证药品质量,保障人体用药安全、维护人民身体健康和用药的合法权益设立有专门机构,对药品的研制、生产、经营和使用进行质量与安全的指导、监督和管理工作,对药品的生产、经营和进口均实行行政许可制度。

总之,药物分析学的任务主要是对药物进行全面的分析监测,建立合理有效的药物质量控制方法、标准和管理规范。随着药物科学的迅猛发展,各相关学科对药物分析学不断提出新的要求。它已不再仅仅局限于对药物进行静态的质量控制,而是发展到对制药过程、生物体内的代谢过程等进行综合评价和动态分析研究。

第二节 药物分析学的主要内容

药物分析学的首要任务是确保临床用药的安全和有效,因此必须对药品进行严格的质量监督和检验,这也是其常规工作内容。这就需有法定的监督和检验的依据,即药品质量标准。

一、药品标准

药品标准(也称为药品质量标准)是根据药物自身的理化与生物学特性,按照批准的来源、处方、生产工艺、贮藏运输条件等所制订的,用以检测药品质量是否达到用药要求并衡量其质量是否稳定均一的技术规定,是药品现代化生产和质量管理的重要组成部分。

(一)国家药品标准

我国现行的国家药品标准有:《中华人民共和国药典》(Chinese Pharmacopoeia,ChP)和《国家药品监督管理局药品标准》。《中华人民共和国药典》,简称《中国药典》,是由中华人民共和国国家药典委员会编制,国家药品监督管理局(NMPA)批准颁布的,是国家监督管理药品质量的法定技术标准。《中国药典》收载的品种具有疗效确切、生产工艺成熟、产品质量稳定可控的特点。《国家药品监督管理局药品标准》,简称《局颁药品标准》,系由国家药品监督管理局批准颁布的药品标准,它和《中国药典》同为国家药品标准。目前主要收载药品注册标准、新药标准、新版药典未收载但尚未淘汰的药品标准和原地方标准经规范化整理后适用于全国范围的药品标准。

(二)《中国药典》与主要国外药典

《中国药典》的现行版本为 2020 年版。内容包括凡例、正文、通用技术要求和索引四部分。

凡例是介绍使用《中国药典》正确进行质量检定的基本原则,并把与正文品种、通用技术要求及质量检定有关的共性问题加以规定,避免在全书中重复说明。凡例中的有关规定具有法定约束力。

正文是品种项下收载的药品质量规格和检验方法,其内涵包括药品的真伪和优劣,二者共同体现了药品的安全性和有效性。每一品种项下根据品种和剂型的不同,按顺序可分别列有:品名(包括中文名、汉语拼音名与英文名);有机药物的结构式;分子式与分子量;来源或有机化合物的化学名称;含量或效价规定;处方;制法;性状;鉴别;检查;含量或效价测定;类别;规格;贮藏;制剂等。

通用技术要求则包括制剂通则、生物制品通则、一般鉴别试验、通用检测方法和指导原则。如光谱法、质谱法、高效液相色谱法、物理常数测定法、限量检查法、生物检查法、放射性药品检定法、中药其他方法、药包材检测方法、试剂与标准物质等内容。其中,指导原则是为执行药典、考察药品质量所制定的指导性规定,不作为法定标准。

索引是除正文之前有以笔画排序的中文品名目次外,书末还有以汉语拼音排序的中文索引和英文索引。

目前,世界上已有数十个国家编制了国家药典。另外,尚有世界卫生组织(WHO)编制的国际药典,以及一些区域性药典,如亚洲药典、欧洲药典等。在药物分析工作中可供参考的国外药典主要有以下几种:

《美国药典》(*The United States Pharmacopoeia*,USP)由美国政府所属的美国药典委员会(The United States Pharmacopieial Convention)编制出版,目前已为第38版。《美国国家处方集》(*National Formulary*,NF),收载美国药典尚未收入的新药和新制剂,二者合并出版。目前最新版为2020年12月出版的USP-NF 2021版,于2021年5月1日生效。

《英国药典》(*British Pharmacopoeia*,BP)由英国药典委员会(British Pharmacopoeia Commission)编制出版,出版周期不定,目前版本为2021年版,缩写为BP2021。

《日本药局方》(*Japanese Pharmacopoeia*,JP)由日本药典委员会(Japanese Pharmacopoeia Commission)编制,日本厚生劳动省颁布实施。目前为2021年修订出版的JP18改正版。

《欧洲药典》(European Pharmacopoeia,Ph.Eur. 或EP)由欧洲药品质量管理局(European Directorate for the Quality of Medicines)起草和出版,现行EP第11版(EP11.0)于2022年7月出版。

《国际药典》(The International Pharmacopoeia,Ph.Int.)由WHO国际药典和药物制剂专家咨询组编撰,由世界卫生大会批准出版。现行Ph.Int. 第10版于2020年出版。

二、药品质量管理规范

为了确保药品的质量能够符合药品质量标准,在药品的研发、生产、经营和临床试验等各个环节加强管理是非常必要的。许多发达国家都根据本国的实际情况,制定了一些科学管理规范,我国政府特制定了《中华人民共和国药品管理法》,国家药品监督管理局根据该法制定了相关的管理规范。

(一)《药物非临床研究质量管理规范》(Non-Clinica Good Laboratory Practice,GLP)

本规范是根据《中华人民共和国药品管理法》而制定,目的在于提高药品非临床研究的质量,确保实验资料的真实性、完整性和可靠性,保障人民用药安全。本规范适用于为申请药品注册而进行的非临床安全性评价研究。非临床研究指为评价药品安全性,在实验室条件下,用实验系统进行的各种毒性试验,包括单次给药的毒性试验、反复给药的毒性试验、生殖毒性试验、致突变试验、致癌试验、各种刺激性试验、依赖性试验以及与评价药品安全性有关的其他毒性试验。药物非临床安全性评价的研究机构必须通过GLP认证。2017年6月20日由国家食品药品监督管理总局局务会议审议通过,自2017年9月1日起施行。本规范规定未在国内上市销售的化学原料药及其制剂、生物制品;未在国内上市销售的从植物、动物、矿物等物质中提取的有效成分、有效部位及其制剂,和从中药、天然药物中提取的有效成分及其制剂;中药注射剂的新药非临床安全性评价研究必须在经过GLP认证,符合GLP要求的实验室中进行。

(二)《药品生产质量管理规范》(Good Manufacturing Practice,GMP)

本规范是根据《中华人民共和国药品管理法》和《中华人民共和国药品管理法实施条例》而制定的,是药品生产企业管理生产和质量的基本准则,适用于药品制剂生产的全过程和原料药生产中影响成品质量的各关键工艺。《药品生产质量管理规范(2010年修订)》由卫生部发布,自2011年3月1日起施行。凡新建药品生产企业、药品生产企业新建(改、扩建)车间均应符合本规范要求,否则不得生产药品。本规范对生产企业的机构与人员、厂房与设施、设备、物料、卫生、生产管理、质量管理等方面作了详细的规定。质量管理部门的主要职责有:制定和修订物料、中间体和成品的内控标准和检验操作规程,制定取样和留样制度;制定检验用的设备、仪器、试剂、试液、标准品(或对照品)、滴定液、培养基、实验动物等管理办法;决定物料和中间产品的使用;审核成品发放前生产记录,决定成品发放;审核不合格品处理程序;对物料、中间体和成品进行取样、检验、留样,并出具检验报告书;监测洁净室(区)的尘粒数和微生物数;评价原料、中间产品及成品的质量稳定性,为确定原料的贮存期、药品有效期提供数据;制定质量管理和检验人员的职责。

(三)《药品经营质量管理规范》(Good Supply Practice,GSP)

本规范是根据《中华人民共和国药品管理法》等有关法律、法规而制定,目的在于加强药品经营质量管理,保证人民用药安全有效。本规范是药品经营质量管理的基本准则,适用于中华人民共和国境内经营药品的专营或兼营企业。新修订的《药品经营质量管理规范》于 2013 年 6 月 25 日由国家食品药品监督管理总局发布施行。药品经营企业应在药品的购进、储运和销售等环节实行质量管理,建立包括组织结构、职责制度、过程管理和设施设备等方面的质量体系,并使之有效运行。

(四)《药物临床试验质量管理规范》(Good Clinical Practice,GCP)

本规范是根据《中华人民共和国药品管理法》和《中华人民共和国药品管理法实施条例》,参照国际公认原则而制定,目的在于保证药物临床试验过程规范,结果科学可靠,保护受试者的权益并保障其安全。本规范是临床试验全过程的标准规定,包括方案设计、组织实施、监察、稽查、记录、分析、总结和报告。凡进行各期临床试验、人体生物利用度或生物等效性试验,均须按本规范执行。所有以人为对象的研究必须符合世界医学大会制定的《赫尔辛基宣言》,即公正,尊重人格,力求使受试者最大程度受益和尽可能避免伤害。

三、药品检验工作的机构和基本程序

药品质量检验的根本目的就是确保人们用药的安全和有效。药物分析工作者必须具备严肃认真的工作态度和严谨求实的工作作风,同时具有扎实的专业理论知识和正确、熟练的检验操作技能,才能做好药品检验工作,从而保证药品检验数据及结论的公正和可靠。

(一) 药品检验工作的机构

根据《中华人民共和国药品管理法》第十一条规定,药品监督管理部门设置或者指定的药品专业技术机构,承担依法实施药品监督管理所需的审评、检验、核查、监测与评价等工作。因此药品检验机构是执行国家对药品监督检验的法定性专业机构。国家依法设置的药品检验机构分为四级:①中国食品药品检定研究院/中国药品检验总所;②省、自治区、直辖市药品检验所;③市(地)、自治州、盟药品检验所;④县、市、旗药品检验所。

中国食品药品检定研究院是全国药品检验的最高技术仲裁机构,是全国药品检验机构业务技术指导中心。各级药品检验机构受同级药品监督管理主管部门领导。

(二) 药品检验工作的程序

1. 取样　取样是药品检验工作的第一步,是从大量(批量)的产品中取出少量(全项检验用量的 3 倍量)的样品供检验用。所取的样品应能真实代表该批量的产品,否则将失去检验的意义。所以,取样应具有科学性、真实性和代表性,取样的基本原则是均匀与合理。如对于固体原料药的取样须采用取样探子,于每个包装容器的不同部位分别取样后混合。对包装容器的件数亦有一定要求。如批量总件数为 X,当 $X \leqslant 3$ 时,需逐件开启取样;当 $3 < X \leqslant 300$ 时,则取样的件数为 $\sqrt{X}+1$;当 $X > 300$ 时,则取样的件数为 $\sqrt{X/2}+1$。

2. 检验

(1) 性状检查:性状检查是药品质量检验的第一项内容。对于原料药,性状包括药品的外观性状,即聚集状态及晶形、色、臭、味、在空气中的稳定性;溶解度以及熔点、吸收系数、比旋度等物理常数。

对于药物制剂,性状项下主要描述制剂的剂型、外观形状、色泽;有时亦对其内部状态加以描述,如包衣片剂的片芯颜色等。在该项检查中,尤其是外观性状的描述具有一定的主观性,常常不足以作为最终的评判指标,仅当其出现显著变化时,才可否定性判断;而熔点等物理常数则不仅对药品具有鉴别意义,同时也反映了药品的纯度,是评价药品质量的主要指标之一。

(2) 鉴别试验:鉴别试验是依据药物的化学结构和理化性质,进行某些化学反应、测定某些光谱或色谱特征,来判断药品的真伪。通常某一项鉴别试验,如官能团反应、离子反应等,只能表示药物的某一特征。因此,每一项鉴别试验均为否定性试验,即出现阳性反应时不能做出肯定的结论,而当其出现阴性反应时即可作出否定的结论。鉴别项一般是采用一组试验,如对母体结构的化学反应、官能团的反应、紫外吸收光谱和 / 或红外吸收光谱,以及色谱特征等进行全面评价。对于原料药,还应结合性状项下的外观和物理常数进行确认。而药物制剂,则由于某些鉴别试验,如显色反应、红外吸收光谱法等,将受到严重干扰而难以判断是否为阳性反应。药物制剂的鉴别项,通常更多采用的是具有较强专属性或选择性的分析方法,如紫外分光光度法和色谱法。

(3) 限度检查:限度检查项下包括药品的有效性、均一性、纯度要求与安全性等四方面。原料药,尤其是供口服的原料药,主要是药品的纯度检查。药物在不影响疗效及人体健康的原则下,可以允许有微量的杂质存在。通常按照药品质量标准规定的项目进行限度检查,以判断药品的纯度是否符合限量规定的要求,所以也称为纯度检查。纯度检查的项目包括一般杂质和特殊杂质。其中,一般杂质是指自然界中广泛存在的,并在大多数药物的生产过程中易于引入的杂质。如氯化物、硫酸盐、铁盐、重金属、砷盐、水分、炽灼残渣、有机溶剂残留等。特殊杂质则是指在某一药物的生产过程和贮存期间,由于其生产工艺和理化性质而引入的该药物所特有的杂质,包括未反应完全的原料、合成中间体、副产物、异构体、多晶型及分解产物等。对于药物制剂,则更注重药品均一性、有效性和安全性的检查。如片剂(或胶囊)检查片重(装量)差异、崩解时限,注射剂检查装量、pH、澄清度、无菌等;对于难溶性药物片剂(或胶囊)需检查溶出度(缓、控释及肠溶制剂检查释放度),小剂量片剂(或胶囊)等检查含量均匀度。

(4) 含量测定:含量测定就是测定药品中有效成分的含量。一般采用化学分析、仪器分析或生物测定法来测定,以确定药品的含量是否符合药品标准的规定要求。

概括起来,鉴别试验用来判定药品的真伪,而限度检查和含量测定则可用来判定药品的优劣。在鉴别试验、限度检查与含量测定三者中,只要有一项中的某一条款的检验结果不符合质量标准要求,即可视为该药品不符合规定。性状项中的外观等不作为判断指标,仅作为参考;而物理常数能综合地反映药品的内在质量,在评价药品质量的真伪和优劣方面具有双重意义。

3. 留样　收检的样品必须留样,留样数量不得少于一次全项检验用量。特殊药品,如放射性药品、剧毒药品、麻醉药品、精神药品的剩余检品应按国家特殊药品管理规定办理。对于易腐败、霉变、挥发及开封后无保留价值的检品,注明情况后可不留样。

4. 检验报告　全部项目检验完毕后,应有完整的原始记录并写出检验报告。原始记录应用黑色或蓝黑色钢笔或特种圆珠笔书写,字迹清楚、色调一致,试验数据必须真实并不得涂改(当确有书写错误时,应画上单线或双线,并签章)。检验报告应给出每项检验的结果,并做出明确的结论,还应对不符合标准规定的药品提出处理意见,以便供有关部门参考。最后在原始记录和检验报告上应有试验者、复核者和负责人的签章。必要时(对外单位)检验报告还需加盖检验单位公章。另外,检验报告中还应记载检品名称、批号、规格、数量、来源、检验目的、检验依据、取样(送检)日期、报告日期等内容。

四、药品质量标准的制订

药品质量的优劣直接影响到药品的安全性和有效性,关系到用药者的健康与生命安危。由于各药品生产企业的生产工艺、技术水平及设备条件、贮运条件等各不相同,这些都将影响到药品的质量。

为了加强对药品质量的控制及行政管理,必须有统一的药品质量标准。制订并贯彻统一的药品标准,将对我国的医药科学技术、生产管理、经济效益和社会效益产生良好的影响与促进作用。搞好药品标准工作,必将有利于促进药品国际技术交流和推动进出口贸易的发展。

(一)制订药品质量标准的原则

1. 安全有效性　药品质量的优劣,主要表现为安全(即毒、副作用小)、有效(即疗效肯定)。药物的毒、副作用,一方面是由药物本身造成的;另一方面可能是由引入的杂质造成的。因此,对那些毒性较大的杂质应严格控制。药物的晶型及异构体可能对生物利用度及临床疗效有较大影响,故应着重研究。

2. 科学性　国家药品标准应保障药品安全有效、质量可控,所以药品标准制订的首要原则是确保药品标准的科学性。应充分考虑可影响药品质量的各个环节和因素,设置科学的检测项目、建立科学的检测方法、规定科学的判断标准／限度。

3. 先进性　在制订药品质量标准的过程中,所采用的方法与技术,在我国国情允许的情况下,应尽可能采用较先进的方法与技术。如果所研制的新药国外已有标准,那么国内的标准应尽可能达到或超过国外的标准。

4. 针对性　要从生产工艺、流通、使用各个环节了解影响药品质量的因素,有针对性地规定检测项目。要充分考虑使用的要求,针对不同剂型规定检测项目及确定合理的限度。相对而言,内服药品的质量要求更严格,注射用药和麻醉用药更严格,而外用药品要求可以稍宽松。综上所述,对药品质量标准的制订或修订,必须坚持质量第一,充分体现"安全有效、技术先进、经济合理、不断完善"的原则,使标准能起到提高药品质量、保证择优发展和促进对外贸易的作用。

(二)研究与制订药品质量标准的基础

根据《中华人民共和国药品管理法》的规定,未经国家药品监督管理局批准的新药不得投入生产,批准新药的同时即颁布其质量标准。所以,新药质量标准的建立显然和新药的研制是密切相关的。通常,研究及制订新药质量标准的基础工作可从以下方面着手。

1. 文献资料的查阅及整理。如果研制的是结构全新的创新药物,没有直接的文献可查,但可以查阅结构相似化合物的文献,作为参考;如果研制的结构是已知的新药,应系统地查阅有关文献资料,一方面供研究及制订质量标准时参考,另一方面在将建立的新药质量标准(草案)上报国家药品监督管理局审批时,也应该将有关的文献资料一起上报,这是新药审批的要求。

2. 在研究和制订新药质量标准时,应对该药有关的研究资料进行了解,如化学结构、晶型、异构体、合成工艺、制剂工艺、制剂辅料、添加剂等,因为这些资料将具有重要的参考价值与指导作用。

(三)药品质量标准制订工作的长期性

一个新药在临床前的研究中,其质量标准(草案)和其他的研究资料均应按照新药审批的要求完成,然后依次上报地方药品监督管理局、国家药品监督管理局审批。一旦被批准进入临床研究时,要求制订临床研究用质量标准,临床研究通过后要制订生产用的暂行质量标准。目的是保证临床研究试验药品与上市药品质量的稳定及一致,从而保证药品的安全和有效。在新药取得批准生产文号后,其他研究资料如药效、毒理、临床研究资料等均已完成历史使命,可存档备用,仅有质量标准将伴随产品"终身"。只要有药品生产、销售、使用,就要有质量标准监测和保证。

一个药品的质量标准,随着科学技术和生产水平的不断发展与提高,也将相应地提高。如果原有的质量标准不足以控制药品质量时,可以修订某项指标、补充新的内容、增删某些项目,甚至可以改进一些检验技术。视具体情况,有些局颁药品标准可上升为药典标准;同时药典标准中某些由于医疗水平、生产技术或检验技术的发展而显得陈旧落后的品种,也可降为局颁药品标准,甚至淘汰。一个药品的质量标准仅在某一历史阶段有效,而不是固定不变的。因此,药品质量标准的制订是一项长期的不断完善的研究工作,它不仅在新药的研制中,而且对老药的再评价均具有相当重要的意义。

五、药品质量标准分析方法验证

药品质量标准分析方法验证的目的是判断采用的分析方法是否科学、合理,是否能有效控制药品的内在质量。需验证的检测项目分为鉴别、杂质检查(限度试验、定量试验)、定量测定(含量测定、溶出度、释放度等)和其他特定检测项目等四类。验证内容包括方法的专属性、线性、范围、准确度、精密度、检测限、定量限和耐用性等。

(一)专属性

专属性系指在其他成分(如杂质、降解物、辅料等)可能存在的情况下,采用的分析方法能够正确鉴定、检出被分析物质的特性。

(二)线性

线性系指在设计的测定范围内,检测结果与供试品中被分析物的浓度(量)直接呈线性关系的程度。在设计的测定范围内制备被测物质浓度系列溶液,至少 5 个浓度进行测定,以测得的响应信号作为被测物浓度的函数作图,观察是否呈线性,用最小二乘法进行线性回归。

(三)范围

范围系指能够达到一定的准确度、精密度和线性,测试方法适用的试样中被分析物高低限浓度或量的区间。范围应根据剂型和检测项目的要求确定。含量测定的范围应为测试浓度的 80%~100% 或更宽;制剂含量均匀度的范围应为测试浓度的 70%~130%。根据剂型特点范围可适当放宽。对于溶出度,范围应为限度的 ±20%;如规定限度范围,则应为下限的 –20% 至上限的 +20%;对于释放度,如规定限度范围从 1 小时后为 20% 至 24 小时后为 90%,则验证范围应为 0~110%。杂质测定的范围应根据初步实测结果,拟订出规定限度的 ±20%。如果含量测定与杂质检查同时测定,用面积归一化法,则线性范围应为杂质规定限度的 –20% 至含量限度(或上限)的 +20%。

(四)准确度

准确度系指用该方法测定的结果与真实值或认可的参考值之间接近的程度。有时也称真实度。准确度应在规定的范围内建立,对于制剂一般以回收率试验来进行验证。试验设计需考虑在规定范围内,制备高、中、低 3 个不同浓度的试样,各测定 3 次,即共测定 9 次,报告已知加入量的回收率(%)或测定结果平均值与真实值之差及其可信限。

(五)精密度

精密度系指在规定的测试条件下,同一均质供试品,经多次取样进行一系列检测所得结果之间的接近程度(离散程度)。精密度一般用偏差、标准偏差或相对标准偏差表示。用标准偏差或相对标准偏差表示时,取样测定次数应至少 6 次。精密度可以从 3 个层次考察:重复性、中间精密度和重现性。重复性系指在同样的操作条件下,在较短时间间隔内,由同一分析人员测定所得结果的精密度。重复性测定可在规定范围内,至少用 9 次测定结果进行评价,如制备 3 个不同浓度的试样,各测定 3 次,或 100% 的浓度水平,用至少测定 6 次的结果进行评价。中间精密度系指在同一实验室,由于实验室内部条件改变,如不同时间由不同分析人员用不同设备测定所得结果之间的精密度。重现性系指不同实验室之间不同分析人员测定结果的精密度。当分析方法将被法定标准采用时,应进行重现性试验。

(六)检测限

检测限系指试样中的被分析物能够被检测到的最低量,但不一定要准确定量。该验证指标的意义在于考察方法是否具备灵敏的检测能力。检测限的测定方法分为直观法和信噪比法。直观法是通过对一系列已知浓度被测物的试样进行分析,并以能准确、可靠检测被测物的最小量或最低浓度来建立;信噪比法一般以信噪比为 3∶1 时相应的浓度或注入仪器的量,确定检测限。

(七)定量限

定量限系指试样中的被分析物能够被定量测定的最低量,其测定结果应具有一定的准确度和精密度。定量限体现了分析方法是否具备灵敏的定量检测能力。定量限一般以信噪比为 10：1 时相应的浓度或注入仪器的量进行确定。

（八）耐用性

耐用性系指测定条件发生小的变动时，测定结果不受影响的承受程度。耐用性主要考察方法本身对于可变试验因素的抗干扰能力。典型的变动因素包括：液相色谱法中流动相的组成、流速和 pH、不同厂牌或不同批号的同类型色谱柱、柱温等。气相色谱法中载气及流速、不同厂牌或批号的色谱柱、固定相、载体、柱温、进样器和检测器温度等。

第三节 药物分析的新技术与新方法

由于近代科学技术的发展，分析技术取得了巨大的成绩，尤其是分析仪器和计算机技术的进步，为药物分析学的发展提供了坚实的基础。而生命科学的迅猛发展，又为药物分析学提出了更新、更高的要求，推动了药物分析学的进一步发展。

20 世纪以来，药物分析学经历了巨大的变革。无论在分析对象或分析技术与方法上都获得了极大的发展。在分析对象上，从化学结构或组成明确的原料药及其制剂发展到结构与组成不甚明了的天然药物及其制剂和体内生物样本。在分析技术与方法上，从单纯分析化学到分析化学与药理学、分子生物学以及计算机技术相结合的多学科综合分析；从简单的化学分析、光谱分析到色谱分离分析及多种技术的联用；从化学结构分析到 DNA 序列分析。在数据处理上，从简单的数值运算到利用现代计算机技术进行模式识别。

药物分析的发展趋势将主要表现在微量生物样本的连续采集技术、各种脱线或在线分离分析技术、中药的 DNA 序列分析和模式识别技术。

一、在体采样技术

随着生命科学的发展，人们对生物体内的内源性或外源性物质及其变化规律产生了越来越浓厚的兴趣，对生物样本的分析就成为探索和发现生命物质基础、研究药物作用机制、治疗药物监测及药物动力学研究的必要手段。在动物体内进行药物动力学研究中，通常需要从动物体液或组织器官中分离、检测原型药物及其代谢产物。常规做法可将给药后动物在规定时间间隔处死，分离测定体液或组织器官中药物及其代谢物浓度，进而获得各项药动学参数。但这种方法缺点较多，不仅需要大量的实验动物，而且常因动物个体差异较大而难以得到可靠的结果，加之无法用同一动物重复实验验证。目前常采用的载体留针技术、微电极探测技术或微透析在体采样技术，则可在清醒、自由活动的动物体内的不同部位连续、多次、多位点取样，可获得重现、可靠的体内分析数据。

二、分析技术

药物分析的主要任务是在药学各个领域中，对不同来源和组成的样本，尤其是对组分含量低微甚至不甚明了的复杂样本进行简便、快速、灵敏、可靠的分析测定，色谱分析和光谱分析已成为最重要的分析方法。由于色谱技术对复杂样本具有较高的分离能力，加之某些光谱检测器的高灵敏度和对复杂结构的确认能力，近年药物分析的发展主要体现在色谱技术及其检测器的发展上。而色谱技术的发展又主要是色谱分离机制与固定相和流动相的创新和完善，以及多维色谱联用技术的进一步发展。

在光谱学上，对于生命大分子物质，包括基因工程药物，质谱软电离技术——基质辅助激光解吸离子化和电喷雾离子化技术的出现，使得质谱法成为最具发展前途的工具之一。激光的高强度、单色性、定向性等优越性能，使得痕量分析的灵敏度达到了极限值，如激光诱导荧光光谱的灵敏度已达 10^{-22} g，实现了检测单分子水平的可能性。以下主要介绍几种有应用前景的现代分析方法与技术。

(一)基质辅助激光解吸离子化质谱(matrix-assisted laser desorption ionization-mass spectrometry,MALDI-MS)

20世纪80年代末期,基质辅助激光解吸电离(matrix-assisted laser desorption ionization,MALDI)和电喷雾离子化(electrospray ionization,ESI)技术的出现,使得质谱法在测定生物大分子方面成为最有发展前途的工具之一。MALDI-MS不仅能准确测定复杂混合物中低于 10^{-12} mol 量级的大分子化合物;而且与生物化学技术结合,通过对酶解或化学降解产物的分析,提供化学结构信息,因而确证多肽与蛋白质等一级结构。目前,MALDI-MS 广泛用于多肽与蛋白质、低聚核苷酸、寡糖、糖结合物及合成高分子等的分析测定。其灵敏度和准确度远高于常规的生化分析法。

1. 仪器装置　MALDI 的脉冲工作方式与飞行时间质谱仪(time-of-flight mass spectrometer,TOFMS)和傅里叶变换质谱仪(Fourier transform mass spectrometer,FTMS)的脉冲质量分析器匹配,所以主要用于此两种仪器,也有用于离子阱质谱仪(ion trap mass spectrometer,ITMS)。其中,以 MALDI-TOFMS 的应用最广泛。而 FTMS 具有高分辨率、高灵敏度以及多级质谱功能,也得到广泛应用。

2. 方法特点　MALDI 使质量很大的分子离子化,当与 TOFMS 联用可测分子量为 100~200kDa 的人体免疫球蛋白;DE-TOFMS 测定 300kDa 的蛋白质的准确度达到 0.01%,FTMS 测定多肽的质量准确度可达 $1×10^{-6}$ 以下;MALDI 分析所需的样品量仅 10^{-18} mol 即可。

3. 应用前景　MALDI 技术已广泛用于多肽与蛋白质序列分析以及分子量准确测定及其纯度评价,甚至成为蛋白质分子量测定的常规方法。MALDI-MS 必将成为生物大分子的常规测定方法。

(二)超高效液相色谱(ultra performance liquid chromatography,UPLC)

液相色谱技术是现代色谱技术中最活跃的一种分析方法。随着研究的不断深入,如代谢组学分析、天然产物和生物样品分析等复杂样品对液相色谱技术的分离能力和分离速度提出了更高的要求,因此提出了 UPLC 的概念。Waters 公司在传统 HPLC 系统基础上首先开发出 Acquity UPLC® 系统,成功地应用于各种分析领域。UPLC 突破了色谱科学的瓶颈,在 HPLC 的理论基础上,涵盖了小颗粒填料、超低系统体积与高速检测器等全新技术,增加了分析的通量、灵敏度及色谱峰容量。可以说 UPLC 是用 HPLC 的极限,作为起点,把分离科学推向一个新的高度。

1. 仪器装置　①新型色谱填料及装填技术填料的合成技术、颗粒的筛分技术、筛板及色谱柱硬件技术的提高,在更高的压力下装填色谱柱是 UPLC 色谱柱性能、质量保证的关键;UPLC 色谱柱需要更严格的筛分技术,使 1.7μm 填料的分布很窄,并且需要全新筛板及其他色谱柱硬件(柱管及其连接件),在超过 20 000psi(1psi=6.895kPa,故 20 000psi=1.379×10^5kPa)的压力下装填;②超高压液相色谱泵;③自动进样器;④高速检测器。

2. 方法特点　与传统的 HPLC 相比,UPLC 具有以下特点:①高分离度,UPLC 系统运用的固定相粒度能达到 1.7μm,该系统达到的效能比 5μm 粒度系统高约 70%,而比 3.5μm 高约 40%,因此 UPLC 可以分离出更多的色谱峰,为样品分析提供更多的信息;②高速度,在不影响解析度的情况下,小粒度能提供更高的分析速度,因此在保证得到同样质量数据的前提下,UPLC 能提供单位时间内更多的信息量;③灵敏度,UPLC 提高柱效及运用更短的柱子均进一步增加了峰高;在提高柱效的同时,运用 1.7μm 的 UPLC 系统比 5μm 和 3.5μm 的系统灵敏度分别提高了 70% 和 40%,而在柱效相同情况下,能分别提供 3 倍和 2 倍的灵敏度。

3. 应用前景　与传统的 HPLC 相比,UPLC 的速度、灵敏度及分离度分别是 HPLC 的 9 倍、3 倍及 1.7 倍。因此 UPLC 是目前极具应用前景的色谱技术,尤其适用于大批量、复杂样品的分析。

(三)手性高效液相色谱

临床应用的合成手性药物中约 88% 是外消旋体。近年研究表明许多手性药物的对映体不仅具有不同的药动学和药效学,其不良反应等方面亦存在较大差异,例如,沙利度胺(别名为"反应停")的致畸作用主要是其(*S*)-构型的异构体所致的。因此,建立高专属性、高灵敏度、高分离度的对映体拆分和测定方法,具有重要的意义。

1. **方法特点** HPLC 法是分离和测定药物对映体的常用方法。手性 HPLC 拆分法是以现代 HPLC 技术为基础,引入手性环境使对映异构体间呈现物理特征的差异而进行分离。通常分为两种方法:①柱前手性衍生化法(也称作间接法)是以手性试剂作柱前衍生,其产物为非对映异构体,然后以常规固定相分离。柱前衍生化法是手性药物拆分,尤其是生物样品中药物对映体分离和测定的常用方法。但是本类方法要求手性药物具有活泼反应基团,同时两个对映体的衍生化速度应相同,否则会引起非对映体与原对映体的组成产生差异,另外要求手性衍生化试剂光学纯度高,反应要迅速、彻底,因此应用受到一定限制。②直接方法是在分子间引入手性环境,即采用手性流动相(CMP)法或手性固定相(CSP)法,不经柱前衍生化直接分离药物对映体的方法,该法近年发展迅速。

2. **应用前景** 手性化合物的拆分是当前分析化学中最为活跃的领域之一,主要应用于:①手性药物对映体的纯度检查;②生物体液中手性药物对映体的分离、分析研究,以探索其血药浓度与临床疗效的关系(量效关系);③评价手性药物某个对映体的效价、药动学性质及不良反应;④手性药物对映体的制备分离。

(四)气相色谱 - 质谱联用(gas chromatography-mass spectrometer,GC-MS)

气相色谱 - 质谱联用仪是气相色谱与质谱联用的仪器。经过约 40 年的发展后 GC-MS 已成为分析微量、痕量物质的重要手段之一。

气相色谱仪可看作是质谱仪的进样系统,质谱仪则可看作是色谱仪的检测器。色谱技术为质谱分析提供了色谱纯化的样品,质谱仪则具有灵敏度高、特征性强的特点而提供准确的结构信息和定量信息。因此 GC-MS 集气相色谱法的高速、高分离效能、高灵敏度和质谱的高灵敏度、高选择性于一体,能对多组分混合物进行定性鉴定和分子结构的准确分析,还可对待测物进行定量分析。目前多用毛细管气相色谱与质谱联用,检测限已达 $10^{-12}\sim10^{-9}$g 水平。

(五)高效液相色谱 - 质谱联用(high performance liquid chromatography-mass spectrometer,HPLC-MS)

高效液相色谱 - 质谱联用仪是高效液相色谱与质谱联用的仪器,是分离、分析复杂混合物的有效手段。

高效液相色谱仪能够有效地将待测样品中的各有机物成分分离,而质谱仪能够对分开的有机物逐个分析,得到有机物分子量、结构和定量信息,例如:HPLC-MS 能够准确鉴定和定量血液、血浆、尿液和口腔液等复杂样品基质中的微量化合物。另外,与 GC-MS 技术相比,HPLC-MS 具有分离化合物范围广、样品预处理简单(不要求水解或衍生化)等优点。因此,HPLC-MS 已成为药品质量控制(包括药物中微量杂质、降解产物、药物生物转化产物的分析鉴定)、体内药物和药物代谢研究中的重要手段。

(六)毛细管电泳(capillary electrophoresis,CE)

毛细管电泳是一种较新的分离分析技术,仅有 40 年的历史。20 世纪 80 年代,高效毛细管电泳(high performance capillary electrophoresis,HPCE)的崛起更使其具有高效(理论板数达 10^5/m)、快速(十几分钟至几十分钟)、进样体积小(一般为 nl 级)、溶剂消耗少和抗污染能力强的特点。毛细管电泳的分离机制不同于传统的色谱分离,具有样品处理相对简便的优点,尤其在极少量的生物样品的分离分析上具有显著的优势。在缓冲溶液中,加入表面活性剂的胶束电动毛细管色谱(micellar electrokinetic capillary chromatography,MECC),将色谱技术和电泳技术相结合,这一技术的发展使得 CE 扩展到了可对中性物质进行分离,并在手性分离方面成为与 GC、HPLC 相互补充且具有较佳前景的一种手段。而平面微结构毛细管电泳法则是 20 世纪 90 年代发展起来的,是更高速(秒级)、更微量(pl 级或 nl 级)的微型化毛细管电泳技术。

1. **方法特点** 在平面微结构毛细管电泳中,进样一般采用堆集进样和柱塞进样两种方式,进样体积由进样电压和进样时间控制,一般与进样通道孔径成正比,进样体积一般为 pl 级或 nl 级。由于进样体积极小,分离通道的最宽处只有数十微米,而且分离速度极高,已达秒级乃至毫秒级,这就要求检测器具有极高的检测灵敏度和响应速度。目前最常用的检测器是激光诱导荧光检测器,其检测限已达分子水平。电化学检测器(电化学微探)具有选择性好、灵敏度高的优点,在微型毛细管电泳中也是一种具有发展前途的检测技术。

2. 应用前景　微型毛细管电泳技术已成功地用于氨基酸、黄嘌呤药物、免疫球蛋白、核酸等,并用于 DNA 的序列分析。Koutny 等用微型毛细管电泳技术在 20 秒内完成了血浆中可的松的分析,检测限为 10^{-8}mol/L。总之,微型毛细管电泳技术已成为毛细管电泳研究领域中一个新的技术生长点,是现代仪器分析向小型化、集成化、一体化、自动化发展的前沿领域。它将在药学科学、生命科学等领域有着非常广泛的应用前景。

（七）毛细管电色谱（capillary electro chromatography，CEC）

CEC 是综合了现代分离技术 HPLC 和 CE 的优势发展起来的高效电分离微柱液相色谱技术。CEC 一般采用熔融石英毛细管,在柱内填充或在柱壁键合有固定相,用高压直流电源(或加一定压力),利用电渗流(electroosmotic flow,EOF)驱动流动相。在 CEC 中,溶质依据其在流动相与固定相中的分配系数不同和自身电泳淌度的差异得到分离。可将这一过程定义为:一种溶质与固定相间的相互作用占主导地位的电泳过程。CEC 是 HPLC 和 CE 的有机结合,它不仅具有 CE 水平的高柱效,同时又具有 HPLC 的选择性,既能分离中性物质,又能分离带电组分。开辟了高效微分离技术的新途径。

CEC 主要用于芳香族化合物、染料、蛋白质、肽、寡聚核苷酸、氨基酸、对映体等的测定,尤其在对映体的测定显现出强大的分离能力。随着 CEC 的分离机制的不断探索、柱制备技术的进一步完善,以及新型专用点色谱仪的研制,CEC 可充分发挥其高效、快速、选择性强、灵敏度高的优点。通过各种联用技术,CEC 必将在药物分析,尤其在生物样本和中药的分析中发挥应有的作用。

三、中药分析法

中药用于治疗疾病在我国源远流长,已有几千年的历史,中药疗效确切,特别是对于慢性、消耗性疾病具有独特的、西药不可替代的治疗作用。中药品种繁多,其疗效与药材品质有着密不可分的关系。为保证用药安全、有效,需建立科学、完善的质量控制方法。

中药分析是以中医药理论为指导,应用现代分析方法,研究中药材和饮片、提取物和中药制剂质量的一门学科,是药物分析学科中一个重要的组成部分。中药分析的主要任务是鉴别品种真伪、确定质量优劣。传统的鉴定方法是通过人的感官鉴定其外观性状,该法仅适用于较为完整的动植物药材,并在很大程度上是一种经验的总结。而药材的外观性状易受多种因素的影响,可能发生变异。

近代显微鉴别技术和理化分析方法的引入,依靠动植物细胞形态、组织结构和某些特殊内含物来鉴定中药,并根据少数特征或宏量成分绝对量的多寡来判别质量。这虽然较传统的方法有了很大的进步,但仍难以有效控制中药质量。随着中药的国际化,人们对中药及其制剂的质量要求日益提高。确认中药材的基源,除传统的中药形态鉴定法和理化鉴定法外,尚迫切需要建立一套中药质量评价和质量控制的完整体系。近年来,生物技术与计算机技术的不断发展,为革新法定的中药鉴定和质量控制方法奠定了基础。

（一）基因分析法（DNA analysis）

基因分析法是一种通过对不同生物个体遗传物质 DNA 的差异来鉴别生物物种的方法。现代分子生物学研究发现,生物的外观性状、细胞形态、组织结构、化学成分等不仅受遗传因素的影响,还与其生长环境、发育阶段、生理状态等有关。而 DNA 作为遗传信息的直接载体,不受上述因素的影响。因此用 DNA 分子标记技术鉴别药材的方法比在形态、组织、化学水平上检测更能代表中药的遗传本质,具有更高的准确度和可靠性。

1. 经典的DNA分子标记技术　经典的DNA分子标记技术包括限制性酶切片段长度多态性(restriction fragment length polymorphism,RFLP)分析技术和串联重复序列(tandem repeat sequence,TRS)分析技术。其中,RFLP分析技术是将药材DNA用限制性内切酶消化后,进行限制性片段长度多态性分析,以确定其基因种属的特异性;TRS是通过一定载体对生物染色体上微卫星简单重复序列(microsatellite simple sequence repeat,MSSR)进行克隆,并以次序列作探针检测DNA片段。这种片段的大小、数目因生物种类不同呈现差异,故又称为"DNA指纹图谱"(DNA finger printing)。

2. 基于PCR的DNA分子标记技术　经典的DNA分子标记技术存在试验步骤烦琐,多态性检出效率低,同时要求DNA量大,且实验材料必须新鲜,因而难以适用于干燥药材的鉴定。由于无细胞分子克隆技术PCR引入,DNA分子标记技术取得重大进展。

(1) 随机引物扩增PCR技术:随机引物扩增PCR技术(randomly primed PCR,RP-PCR)是利用一个随机序列的寡核苷酸引物以分析样品基因组DNA作模板,进行无细胞分子克隆(PCR),使其在数小时内扩增数百万倍,通过琼脂糖凝胶电泳技术分析其扩增产物的相似度系数。该技术系从不同样品中人工合成DNA片段,这种片段因不同生物而异,故也称"基于PCR的DNA指纹图谱"(PCR based DNA finger printing)。根据随机序列的寡核苷酸引物的不同,RP-PCR又分为随机扩增多态性DNA(random amplified polymorphic DNA,RAPD)和随机引物PCR(arbitrarily primed PCR,AP-PCR)。RP-PCR为显性标记,不能有效鉴别杂合子,同时易受反应条件的影响,稳定性较差。但与限制性片段长度多态性(restriction fragment length polymorphism,RFLP)结合使用,可提高实验结果的稳定性和重现性。

(2) PCR扩增的片段长度多态技术:由于PCR技术使目的基因极易获得,在基因组DNA经过PCR特异扩增的片段上检索限制性核酸内切酶位点,再作RFLP分析,由此产生了PCR-RFLP、PCR序列特异性引物(sequence specific primer,SSP)分析法(PCR-SP)、PCR单链构象多态性(PCR-single-strand conformation polymorphism,PCR-SSCP)等DNA分子标记技术。这些技术与经典的RFLE比较,具有优点包括:无须使用放射性核素标记,所需DNA量少,省却分子杂交、基因克隆等步骤,并克服了RAPD等显性标记缺点,而且实验结果稳定可靠、重现性高,从而极大地提高了中药分析效率。

(3) DNA序列标记:由于中药材成为商品使用之前,需经产地进行适当的加工炮制和贮藏一定的时间,这个过程不利于组织中DNA的保存,因而采用上述DNA分子标记技术进行质量分析有一定的难度。而建立在PCR技术基础上的DNA测序(DNA sequencing)分析技术的开发使DNA分子标记技术取得了突破性进展。传统的DNA序列分析基本上以分子克隆为基础,制备测序模板周期长,加之克隆的均是单个分子,既难用于大量的基因分析,又不适合杂合等位基因的研究。PCR直接测序技术以PCR扩增引物作为测序引物,极大地提高了DNA序列分析的效率。

3. 应用前景　DNA标记技术是一种全新的中药分析技术。数年来,国内外学者对其进行了初步探索试验,已取得良好进展。该技术由于处于研究阶段,目前尚存在着许多不完善的地方,但随着PCR、DNA测序技术的进一步完善,并向低成本商业化、高效率自动化方向发展,相信DNA标记技术有可能成为继色谱技术之后,在中药鉴定和分析领域中又一常规技术。

(二) 模式识别法(pattern recognition)

由于各种现代分离分析技术的建立和发展,人们得以高效率地对中药的化学成分进行广泛而深入的研究,分离并确定了大量的中药有效成分及其化学结构。但这种对中药的化学成分进行逐一提取、分离、结构确认、含量测定以及试验其生物活性的研究方法,忽视了中药及其复方中各相关成分之间存在着协同或拮抗作用,与传统的中药理论和实践存在一定距离。

模式识别是一门用计算机代替人对模式即所研究的系统进行描述、分类、决策的新兴学科。中药质量的化学模式识别法系将中药中各特征化学成分或微量元素的定量数据的整体用计算机进行描述与分类,并与该中药的种属和临床疗效全面相关,进而克服了现行的中药质量研究方法学上的严重缺陷,为中药质量控制提出一种全新的研究模式。

1. 基本方法   模式识别的数学方法可分为两类:统计法(即决策理论法)和结构法(即句法)。迄今在中药质量的模式识别研究中大多使用统计法。统计模式识别技术还可进一步分成若干类,如分为图视法和非图视法。

统计模式识别技术是根据特征测量值(特征化学成分含量的测量值)将输入模式用分类器(classifier)进行分类后,用提取器(extractor)从中提取出一组特征与已建立的模板进行比较,确定输入模式与现有模板的一致性。这些从模式中提取的特征应该是模式所固有的,对模式常遇到的变化不敏感,而且含有较少的多余信息。

对于须用3个以上特征($n>3$)才可表征的多数中药,无法用有限空间中的点直观表示。为了能在平面上用图表示多维空间中点的关系,需采用降维方法和特殊的图视法。常用的方法有:主成分分析法(principal component analysis,PCA)、简单分类算法(simple classification algorithm,SIMCA)、非线性映射法(non-linear mapping,NLM)、星座图技术(constellation graphing technique,CGT)等。

此外,还有一些其他属于非图视法、不计算样本在特征空间距离的模式识别技术,如模糊模式识别(fuzzy pattern recognition)和人工神经网络(artificial neural net,ANN)识别系统等。

2. 方法特点   中药质量的化学模式识别是一门涉及分析化学、药理学和计算机科学的跨学科技术。它以中药的传统形态学鉴定为线索(在训练过程中,中药样品用形态学方法鉴定为正品、代用品和伪劣品),以重视药味协同作用的中药复方理论为指导,在研究阶段用计算机科学把化学成分含量测定值的整体与反映其疗效的药理作用相关,以确定有效成分及其权重,而在常规应用阶段仅用各有效成分的整体作为质量控制指标(在实习过程中,不用形态学方法鉴定),使中药的质量控制达到规范化、科学化。

3. 应用前景   中药质量的化学模式识别技术已成功地用于黄芩等数味中药质量研究,成为中药及其制剂质量现代化研究中一个崭新的领域。相信中药质量的化学模式识别技术将成为中药有效成分(即药效物质)基础研究的常规模式。

第七章
目标测试

(倪开勤)

第八章

生物技术制药

生物技术制药是利用基因工程、细胞工程、发酵工程、酶工程、蛋白质工程等生物技术的原理与方法，来研究、开发与生产用于预防、治疗和诊断疾病的药物的一门学科。

第八章
教学课件

第一节　生物技术的发展历程及其在医药产业中的应用

一、生物技术的基本含义与发展历程

生物技术（biotechnology）有时也称生物工程（bioengineering），是指人们以现代生命科学为基础，结合先进的工程技术手段和其他基础学科的科学原理，按照领先的设计改造生物体或加工生物原料，为人类生产出所需产品或达到某种目的。生物技术是一门新兴的、综合性的学科。生物技术将为解决人类面临的健康等重大问题开辟广阔的前景，它与计算机技术、微电子技术、新材料、新能源、航天技术等被认为是 21 世纪科学技术的核心。

先进的工程技术手段是指基因工程、细胞工程、抗体工程、酶工程、发酵工程和蛋白质工程等新技术。改造生物体是指获得优良品质的动物、植物或微生物品系。生物原料则指生物体的某一部分或生物生长过程所能利用的物质，如淀粉、糖蜜、纤维素等有机物，也包括一些无机化学品，甚至某些矿石。

生物技术是由多学科综合而成的一门新科学。就生物科学而言，它包括了微生物学、生物化学、细胞生物学、免疫学、育种技术等几乎所有与生命科学有关的学科，特别是现代分子生物学的最新理论更是生物技术发展的基础。现代生命科学的发展已在分子、亚细胞、细胞、组织和个体等不同层次上，揭示了生物的结构和功能的相互关系，从而使人们得以应用其研究成果对生物体进行不同层次的设计、控制、改造或模拟，并产生巨大的生产能力。

生物技术的发展过程按其技术特征来看，可分为三个不同的发展阶段，即传统生物技术阶段、近代生物技术阶段和现代生物技术阶段。

（一）传统生物技术阶段

传统生物技术的特征是酿造技术。远在公元前几千年，就有了酿酒和制醋的生产技术。但是，人们在很长时期内，不知道这些技术的内在原理。直到 1680 年出现了显微镜，才知道自然界有微生物的存在。1857 年利用实验的方法证明了乙醇的发酵是活酵母引起的，其他发酵产物则是由其他微生物发酵所形成的。1897 年发现了磨碎的"死"酵母仍能使糖发酵而形成乙醇，并将其中所含的活性物质称为"酶"。经过这一系列的研究，才揭开了发酵现象的奥秘。

受到上述研究结果的启示，从 19 世纪末到 20 世纪 30 年代，陆续出现了许多产品的工业发酵，开创了工业微生物的新世纪。生产出的产品有乳酸、乙醇、丙酮、丁醇、枸橼酸和淀粉酶等。这些产品的生产过程比较简单，大多数早期不重视发酵或表面培养，生产设备的要求也不高。产品的化学结构较为简单，属于微生物的初级代谢。

(二) 近代生物技术阶段

近代生物技术的特征是微生物发酵技术。第二次世界大战爆发,在20世纪40年代初,战争中急需疗效好且毒副作用小的抗细菌感染药物。人们开始采用表面培养法批量生产青霉素,但该法从清洗、装料、灭菌、接种、培养到出料等过程需要花费大量劳动力和占用大量空间,使得产品的价格非常昂贵。于是,人们进一步研究开发出沉没培养法生产青霉素,这种方法通入无菌空气进行搅拌发酵,发酵罐的体积最初即达5m³,产品的产量和质量、生产效率大幅度提高,成本显著下降。接着,一些原来用表面培养法生产的产品陆续都改用沉没培养法进行生产。以后,人们又开发了一系列发酵新技术,如无菌技术、控制技术、补料技术等。这就使得当代微生物工业逐步兴旺发达。

继青霉素之后,链霉素、金霉素、红霉素等抗生素相继问世,抗生素工业兴起,工业微生物生产进入新的阶段。抗生素的生产经验促进了其他发酵产品的发展,最突出的是20世纪50年代的氨基酸发酵工业、60年代的酶制剂工业。近代生物技术产业的主要产品有医药业的抗生素、维生素、甾体激素、氨基酸;轻工业食品业的工业酶制剂、食用氨基酸、酵母、啤酒;化工业的乙醇、丙酮、丁醇、沼气;农林业的农用抗生素等农药;环境保护范畴内的生物治理污染等。

(三) 现代生物技术阶段

现代生物技术的特征是以基因工程为首要标志的技术。1953年美国的Watson和英国的Crick共同提出了生命基本物质DNA的双螺旋结构模型。这项20世纪生命科学的重大发现揭开了生命科学划时代的一页。此后,科学家们又研究出了一系列现代生物技术,这为分子生物学和分子遗传学的建立与发展以及DNA的重组技术奠定了基础。1973年,美国的Boyer和Cohen首次在实验室中实现了基因转移,为基因工程开启了通向现实的大门。1977年,美国Boyer首次用基因操控手段获得了生长激素抑制因子的克隆。1978年,Gilbert获得了鼠胰岛素的克隆。1982年以后,基因工程产品人胰岛素和疫苗都获准投放到市场,自此之后的十余年中,陆续批准上市的基因工程药物已有30种,上百种以上的产品正在临床试验中。

1975年,英国的Milstein和Kohler发明了杂交瘤技术,他们用来自脾脏的、能产生抗体的β-淋巴细胞和能在体外无限繁殖的骨髓瘤细胞,用原生质体融合技术进行细胞融合,获得了既能在体外培养又能产生单一抗体的杂交瘤细胞,进而获得了单克隆抗体(monoclonal antibody,McAb)。迅速发展的McAb技术,极大地加速了基因工程抗体的研究和发展。人们利用基因工程技术制备了嵌合抗体、改型抗体、小分子抗体及完全人化抗体等基因工程抗体。如果将由淋巴细胞杂交瘤技术产生的McAb称为第二代抗体,那么基因工程抗体可称为第三代抗体。

属于细胞工程的动、植物细胞培养的历史是比较早的。虽然现在人们已经能够利用微生物的大量培养技术来生产各种抗生素、酶、蛋白质等产物,但是,仍然有许多有重要价值的蛋白质类药物,如病毒疫苗、干扰素等,必须借助动、植物细胞培养来获得。

早在1916年,Nelson和Griffin发现人工载体氧化铝和焦炭上结合的蔗糖酶仍具有蔗糖酶催化活性,但直到20世纪后半叶,这一发现才被接受,成为近代酶固定化技术的基石。人们开始投入大量精力开发固定化酶,并投入工业生产和临床诊断等实际应用。1969年,日本利用固定化酶(离子吸附结合的L-氨基酸酰化酶)拆分外消旋氨基酸衍生物生产L-氨基酸,这是固定化酶的首次工业化应用。20世纪70年代,酶固定化技术比较成熟,其商业化潜力也得到充分肯定。迄今,已有超过11 000余篇关于酶固定化技术的文章(或专利)发表,几百种酶以不同固定化形式应用,目前酶固定化的主要问题是如何按需设计固定化酶的性能。固定化酶还可作为稳定的生物传感器,用于临床检测和诊断,或者作为纯化蛋白质和酶的亲和吸附剂等。

虽然发酵工程的历史悠久,但现代生物技术中的发酵工程仍出现了一些新的特点,如开发了一些发酵新技术、新型发酵设备和控制装置等,像高密度发酵,动、植物细胞培养的新型发酵罐和自动控制装置等。

二、生物技术在医药产业中的应用

目前生物技术最活跃的应用领域是生物医药产业,生物医药产业正快速由最具发展潜力的高技术产业向高技术支柱产业发展。许多国家都把生物技术产业作为21世纪优先发展的战略性产业,加大对其进行政策扶持与资金投入。

近20年来,以基因工程、细胞工程、酶工程为代表的现代生物技术迅猛发展,人类基因组计划等技术相继取得重大突破,同时产生了蛋白质工程、抗体工程、基因治疗、转基因治疗、生物转化技术等分支技术,现代生物技术在医学治疗方面广泛应用,生物医药产业化进程明显加快。20世纪90年代以来,全球生物技术药物销售额以年均30%以上的速度增长,极大地高于全球医药行业年均不到10%的增长速度。2004年生物技术药物的销售额达到557亿美元,在全球药品销售中的占比超过10%;2006年全球生物技术药物销售额为790亿美元,占比上升到14%;至2013年全球生物技术药物销售额为1 650亿美元,占比提高至22%;到2021年,生物技术药物销售额超3 366亿美元。尽管生物技术药物在整个医药市场增长较为平缓,但在全球销售额排名前100位药物中却增长较快。

美国是现代生物技术的发源地,又是应用现代生物技术研制新型药物的第一个国家,多数基因工程药物都首创于美国。欧洲在发展生物药物方面也进展较快。1982年美国食品药品管理局(FDA)批准了第一个基因工程药物重组人胰岛素上市,2010年至2019年间,美国FDA共批准了378种新药和27种生物仿制药,其中肿瘤领域占25%、感染领域占15%、中枢神经系统领域占11%。

英国是全球第二的生物医药研发强国,该国生物制药的产业规模和研发技术水平是欧洲其他国家无法匹及的,获得了20多个世界级的大奖。印度生物医药领域的发展也非常快,现已在国际生物医药行业中占有非常重要的地位。近年来,我国也研发出一批对肿瘤、心脑血管疾病、内分泌疾病等具有显著疗效的新药。肿瘤坏死因子、胰岛素、干扰素、生长激素等一些重组蛋白早已实现产业化。我国自主研发的抗肿瘤生物药物——信迪利单抗注射液在2018年12月份上市,对霍奇金淋巴瘤等具有非常好的治疗效果。我国生物医药产业园区的发展始于20世纪80年代开始的国家高新区的建设,并随着国家高新区的发展而逐步壮大。仅2022年10月,国内有55种抗肿瘤药物获批上市,打破了众多肿瘤治疗的僵局。

基因工程药物是医药生物技术应用最成功的领域,此外,在生物医药其他领域,如基因治疗、肿瘤免疫治疗、以新生血管为靶点对肿瘤进行的生物治疗、作为诊断剂和治疗剂的单抗研究、生物技术和纳米技术交叉领域的纳米生物技术、生物技术与组合化学结合的高通量筛选(HTS)体系、干细胞移植以及器官移植等,医药生物技术都取得了飞速的发展和长足的进步。

第二节　生物技术制药的主要技术

生物技术作为一种综合的生命科学与多种现代科学理论与研究手段的高新技术,在制药行业研究领域具有广阔的应用前景,用于生物制药的生物技术手段主要包括基因工程、抗体工程、发酵工程、细胞工程、酶工程和生物转化等新技术。

一、基因工程

(一) 基因工程的诞生

基因(gene)是遗传信息的基本单位,是具有遗传效应的DNA片段,支持着生命的基本构造和性能。受到分子生物学和分子遗传学发展的影响,基因分子生物学的研究取得了前所未有的进步。而这些学科的综合成就,又为基因工程的诞生奠定了坚实的理论基础。随着几项关键性技术(如核酸限制内切酶和DNA连接酶对DNA分子体外切割与连接技术,用于DNA片段分离及检测的琼脂糖凝胶电泳和 DNA 印迹法）的突破，20 世纪 70 年代初期，已经具备了开展 DNA 重组工作的技术条件。应用类似于工程技术的程序，主动地改造生物的遗传特性，创造具有优良性状的生物新类型，从理论和技术上已有可能变为现实。

1972 年 Berg 博士领导的研究小组，率先完成了 DNA 体外重组试验，以及实现了不同物种间 DNA 分子的杂交。实现 DNA 重组，意味着可以人为地改造生物体的遗传性状。比如，1982 年美国 FDA 批准的第一个基因工程产品——重组人胰岛素。比如，大肠埃希菌本来是无法合成胰岛素的，但是通过基因工程技术，只要将哺乳动物中能够合成胰岛素的基因结合到大肠埃希菌中，大肠埃希菌就能合成胰岛素，并且这种性状是可以遗传的。大肠埃希菌的繁殖速度惊人，每 20 分钟就能繁殖一代。因此，将重组后的大肠埃希菌放入一个大型发酵罐中，就可以培养大量的大肠埃希菌，同时也可以从中提纯丰富的胰岛素。这就是通过基因工程技术合成药物的新途径，它为未来的医药业带来不可估量的应用价值。

（二）基因工程的定义

一般说来，基因工程是指在体外将核酸分子插入病毒、质粒或其他载体分子，构成遗传物质的新组合，使之渗入到原先没有这类分子的寄主细胞内，而能持续稳定地繁殖，并通过工程化为人类提供有用的产品及服务的技术。基因工程技术把来自不同生物的外源 DNA，插入到载体分子上，所形成的杂种 DNA 分子与神话传说中的具有狮首、羊身、蛇尾的怪物颇为相似。构建这类 DNA 分子的中心环节是在体外将不同来源的 DNA 片段，通过核酸内切限制酶和 DNA 连接酶等的作用，重新组合成杂种的 DNA 分子。因而，人们有时也简明地称基因工程为重组 DNA 技术。基因工程药物是重组 DNA 的表达产物。

（三）基因工程主要的研究内容

概括起来，基因工程应包括如下几个主要的内容或步骤：①从复杂的生物有机体基因组中，经过酶切消化或 PCR 扩增等步骤，分离出带有目的基因的 DNA 片段。基因工程的主要目的是通过优良性状相关基因的重组，获得具有高度应用价值的新物种。为此必须从现有生物群体中，根据需要分离出可用于克隆的此类基因。②在体外，将带有目的基因的外源 DNA 片段连接到能够自我复制的并具有选择记号的载体分子上，形成重组 DNA 分子。这个重组过程由 DNA 连接酶来完成。③将重组 DNA 分子转移到适当的受体细胞（亦称寄主细胞），并与之一起增殖。④从大量的细胞繁殖群体中，筛选出获得了重组 DNA 分子的受体细胞克隆。受体细胞经转化（转染）或转导处理后，真正获得目的基因并能有效表达的克隆子。一般来说只是一小部分，而绝大部分仍是原来的受体细胞，或者是不含目的基因的克隆子。为了从处理后的大量受体细胞中分离出真正的克隆子，已建立了一系列筛选和鉴定的方法，如遗传检测法、物理检测法、核酸杂交法、免疫化学法及 DNA 序列分析等多种方法。⑤从这些筛选出来的受体细胞克隆，提取出已经得到扩增的目的基因，供进一步分析研究使用。通过这一步可以获得足够量的目的 DNA，用于目的基因的序列及功能分析。⑥将目的基因克隆到表达载体上，导入寄主细胞，使之在新的遗传背景下实现功能表达，产生出人类所需要的物质。基因工程的目的在于使重组杂合 DNA 中外源性基因在宿主中获得高效表达。

（四）基因工程在医药工业中的应用

生物技术的核心是基因工程，基因工程药物是医药生物技术应用得最成功的领域。目前已研制成功近百种基因工程药物和疫苗，其中销售额较大的是促红细胞生成素（EPO）、重组人胰岛素、重组人生长激素（rhuGH）、干扰素、粒细胞集落刺激因子（G-CSF）、粒细胞 - 巨噬细胞集落刺激因子（GM-CSF）等，每种药品的年销售额高达数亿美元甚至数十亿美元。此外，计算机辅助设计疫苗等新技术的应用使得新疫苗开发速度正在加快，几百种基因工程药物、疫苗等正处于新药开发的不同阶段。如世界上首个癌症预防性疫苗（Gardasil® 宫颈癌疫苗）于 2006 年由美国 FDA 批准上市。Albiglutide 是一种重组融合蛋白，即把基因编码的人白蛋白融合到基因编码的胰高血糖素样肽 -1（GLP-1）中，而

GLP-1 是一种重要的帮助调节血糖的肠道降血糖素。

二、抗体工程

(一)抗体工程的定义

一般说来,抗体工程是通过对抗体分子结构和功能关系的研究,有计划地对抗体基因序列进行改造,改善抗体某些功能的技术。

(二)抗体工程的发展概况

1888 年德国学者 Behring 和日本学者北里用白喉外毒素免疫家兔,在免疫的血清中,发现中和细菌外毒素的物质,即抗毒素(antitoxin)和免疫血清。随后其发现免疫血清能凝聚细菌,又称为凝集素(agglutinin)。之后证明抗毒素和凝集素为同一物质,统一称之为抗体(antibody,Ab)。抗体是指机体免疫细胞被抗原激活后,由分化成熟的终末 B 淋巴细胞(简称 B 细胞)分泌的一类能与刺激其产生的抗原特异性结合的免疫球蛋白。抗体作为疾病预防、诊断和治疗的制剂已有上百年发展历史。早期制备抗体的方法是将某种天然抗原经各种途径免疫动物,成熟的 B 细胞克隆受到抗原刺激后,将抗体分泌到血清和体液中。实际上血清中的抗体是多种单克隆抗体的混合物,因此称之为多克隆抗体。多克隆抗体是人类有目的利用抗体的第一步。多克隆抗体的不均一性,限制了对抗体结构和功能的进一步研究和应用。1975 年,Kohler 和 Milstein 首次用 B 淋巴细胞杂交瘤技术制备出均一性的单克隆抗体。杂交瘤单克隆抗体又称细胞工程抗体。杂交瘤技术的诞生被认为是抗体工程发展的第一次质的飞跃,也是现代生物技术发展的一个里程碑。利用这种技术制备的单克隆抗体在疾病诊断、治疗和科学研究中得到广泛的应用。这种单克隆抗体多是由鼠 B 细胞与鼠骨髓瘤细胞经细胞融合形成的杂交瘤细胞分泌的,具有鼠源性,进入人体会引起机体的排斥反应;完整抗体分子的分子量较大,在体内穿透血管的能力较差;生产成本太高,不适合大规模工业化生产。在 20 世纪 80 年代初,抗体基因结构和功能的研究成果与重组 DNA 技术相结合,产生了基因工程抗体技术。基因工程抗体即将抗体的基因按不同需要进行加工、改造和重新装配,然后导入适当的受体细胞中进行表达的抗体分子。用于构建基因工程抗体的抗体基因仍然不能制备针对稀有抗原的抗体和人源性抗体,无法改善抗体的亲和力。这些缺点限制了基因工程抗体更为广泛的应用。组合化学方法应用到抗体工程领域产生的抗体库技术使人们找到了解决这些问题的有效途径。噬菌体抗体库是应用最为普遍的抗体库技术。在噬菌体抗体库基础上,近几年又发展了核糖体展示抗体库技术。核糖体展示抗体库技术代表了抗体工程的未来发展趋势。

(三)抗体工程的应用

至今全球已报道的抗体有十多万种,其中基因工程抗体有一千多种,人源化抗体有二百多种。抗体工程技术随着现代生物技术的发展而不断完善,在生物技术制药领域占有重要地位。随着生物工程技术的日臻完善以及生物工程制药业的高速发展,发达国家生物工程公司已陆续开发上市了一大批市场热销的抗体新产品。抗体类药物在生物工程制药业中的地位逐渐突出,开发速度加快。目前抗体的开发热点已从鼠嵌合抗体转向人抗体,尤其是完全人源化技术。

从 1986 年第一个 CD3 单克隆抗体药物 OKT3 上市以来,截至 2022 年 4 月,美国 FDA 批准的抗体药物已经超过 100 种,涉及肿瘤、免疫性疾病及神经系统疾病等多个领域,还有数百种抗体药物处于研发阶段,治疗范围涵盖肿瘤、自体免疫疾病、器官移植排斥反应、感染、呼吸道疾病等,其中又以肿瘤和自体免疫疾病治疗药物的市场占比最大,种类最多。

三、发酵工程

(一)发酵工程概况

发酵工程(fermentation engineering)是一门利用微生物的生长和代谢活动来生产各种有用物质

的工程技术。它将微生物学、生物化学和化学工程学的基本原理有机地结合起来,利用微生物的特定性状,通过现代工程技术在生物反应器中生产工业原料、工业产品,所以又称为生物工程。发酵工程是生物技术的重要组成部分,也是生物技术最先走向产业化的关键技术领域。

发酵技术有着悠久的历史,早在几千年前,人们就开始利用微生物为自己服务。例如在西方有啤酒、葡萄酒、面包、干酪等;在东方有酱、酱油、清酒等。这些产品都是数千年来,凭借人类的智慧和经验,在没有亲眼见到微生物的情况下,巧妙地利用微生物所获得的产品。然而作为现代科学概念的微生物发酵工业,是在 20 世纪 40 年代随着抗生素工业的兴起而得到迅速发展的。

1929 年,英国的 Fleming 在培养葡萄球菌的培养皿中,观察到被污染的真菌菌落周围出现透明的抑菌圈,从而导致世界上第一个 β- 内酰胺抗生素——青霉素的发现,这种产生青霉素从而抑制葡萄球菌生长的真菌被叫作点青霉(*Penicillium notatum*)。但是,这种真菌的产物化学性质不稳定,难于提取,加上当时磺胺类抗菌药物的兴起,因而在发现后的相当长一段时间内未能引起人们的足够重视。1940 年前后,Florey 和 Chain 等分别自青真菌发酵液中提取得到青霉素结晶,并证明其能够控制严重的革兰氏阳性菌感染而对机体没有毒性。此时正处于第二次世界大战期间,战场上急需大量这种抗感染药物,使得青霉素的大规模生产极为迫切。发酵工程也就随着 20 世纪 40 年代抗生素大规模深层发酵工艺的建立而真正成为一门科学技术。之后,随着对发酵过程有关理论研究的不断深入,生物反应器和传感器的改进以及自动控制技术的发展,才使得这一技术日趋完善,成为生物技术的一个重要组成部分。现代发酵技术又是在传统发酵的基础上,结合了现代的 DNA 重组、细胞融合、分子修饰和改造等新技术。

发酵工程生产的产品除了抗生素还有很多如酒类、酱油等传统产品,氨基酸、维生素、激素、核苷酸、微生物多糖(如黄原胶)、工业用酶以及丙酮、丁醇等现代产品,广泛地用于医药、食品、轻工、农牧等许多领域。

(二) 发酵工程的内容

发酵工程的内容随着科学技术的发展而不断扩大和充实。现代发酵工程不仅包括菌体和代谢产物的生产,还包括微生物功能的利用。其主要内容包括生产菌种的选育,发酵条件的优化与控制,反应器的设计及产物的分离、提取与精制等。目前的发酵类型可以分为以下 5 种:微生物菌体发酵、微生物酶发酵、微生物代谢产物发酵、微生物的转化发酵和生物工程细胞的发酵。

(三) 发酵工程的特点

微生物发酵工业能够得到如此迅速的发展,主要因为微生物种类繁多、繁殖速度快、代谢能力强,容易通过人工诱变获得有益的突变株,而且微生物酶的种类很多,能催化各种生物化学反应。此外微生物只需要利用廉价有机物、无机物等各种营养源就可以合成若干种有价值的代谢产物。并且不受气候、季节等自然条件的限制,可以用简易的设备来生产多种多样的产品。

发酵工程具体的特点有:①微生物菌种是进行发酵的根本因素;②发酵的理论产量很难从物料平衡中计算,这与一般化学反应不一样,存在一个"生物学变量"的概念,一般为 10% 左右;③反应通常在常温常压下进行,条件温和,能耗少,设备较简单;④发酵是一个"纯种培养"的过程,发酵过程中需要防止杂菌污染,设备需要进行严格的冲洗、灭菌,空气需要过滤等;⑤原料通常以糖蜜、淀粉等碳水化合物为主,可以是农副产品、工业废水或可再生资源(植物秸秆、木屑等);⑥发酵过程以生物体的自动调节方式进行,数十个反应过程能够像单一反应一样,在发酵设备中一次完成;⑦容易生产复杂的高分子化合物,能高度选择地在复杂化合物的特定部位进行氧化、还原、官能团引入等反应;⑧目前发酵工程制药生产已达分子水平,在发酵中可采用定向发酵、突变生物合成和杂合生物合成等手段,得到结构明确的产物。

(四) 发酵工程的应用

医药行业是发酵工程技术应用最为广泛的领域。据统计,60% 以上的生物技术运用于医药卫生方面。对生产菌种的选育和优化获取优良菌株需要经过发酵工程。医用抗生素的用量在一些国家约占临床用药的50%,我国抗生素的产值大约占到了医药品总产值的20%,抗生素的生产已经成为一大产业。而多数抗生素是发酵产品,半合成抗生素生产所用的母核也是发酵产物,如:抗生素、氨基酸、有机酸和激素等。近年来,日益兴起的重组蛋白和生物细胞,也都需要通过发酵过程才能取得商业化的产品。在中药的炮制中可以利用微生物的生长代谢,这种方式相比较于物理和化学方法来说更有优势,可以在提高疗效的同时降低副作用,使中药的适应证范围得到适当扩大,为中药的活性成分提供保护屏障,节约药物生产成本。此外,发酵工程还在生产化工原料、冶金开采、生物固氮、生物杀虫剂、微生物饲料和环境保护等其他行业中有着广泛的用途。随着分子生物学、量子生物学、遗传学和生化工程学等学科和技术的发展,发酵工程的应用将进一步扩大。新一代发酵工程技术的关键是智能、节约和高效。中国发酵工业技术与国际最先进水平的关系大多数还是跟跑和伴跑,开展新一代发酵技术是实现领跑的契机。通过与其他学科的交叉融合,发酵工程技术的主要研究应该从产品制造和技术改进,拓展到新理论的发现、新方法的发明、新学科的发生、新产业的发展,对中国传统产业升级、新经济形态构建、经济和国防安全保障作出重要贡献。

四、细胞工程

细胞工程(cell engineering)是指以细胞为对象,以细胞生物学和分子生物学为理论基础,利用工程学原理和手段,按照人们的意愿和设计,在细胞水平上研究、改造生物遗传特性,达到改良品种或产生新品种的目的,以获得特定的细胞、组织产品或新型物种的一门综合性生物工程技术。细胞工程应包括动、植物细胞的体外培养技术、组织培养技术、细胞融合技术(也称细胞杂交技术)、细胞移植技术、胚胎移植技术以及基因转移技术等方面,从细胞结构的不同层次,也就是从细胞整体水平、核质水平、染色体水平以及基因水平上来对细胞进行遗传操作的,上述某些遗传操作实质上属于基因工程重叠的范围。

细胞是一切动、植物生命体的基本组成单位。细胞虽小,但却非常精密、复杂,并有着巨大的生产效率,可以生产出许许多多维持机体生命所必需的产物。迄今为止,人们已经在细胞工程的诸多领域开展了大量工作,并取得了一系列令人瞩目的成果,成为当今生物工程研究领域中不可缺少的一部分,并已在国民经济的许多部门,包括制药工业中发挥了巨大的作用。

(一) 植物细胞工程

植物细胞工程是在细胞水平上对离体培养的器官、组织和细胞进行遗传操作,实现农作物和经济植物的品种改良、快速繁殖及有用代谢产物的生物合成等。高等植物是多细胞的有机体,无法在整体水平上进行遗传操作。植物的一个细胞,有如一株潜在的植物,它具有全能性(totipotency),即在理论上能够发育成完成个体。在适宜的条件下,一个植物细胞可以形成一棵完整的植株。1958—1959年,Reinert和Steward分别报道在胡萝卜愈伤组织培养中获得了体细胞胚,并获得了再生植株,这是人类第一次获得人工体细胞胚,同时也证明了植物细胞的全能性。植物细胞工程就是在植物全能性的基础上,利用植物组织和细胞培养及基因工程等其他遗传操作对植物进行修饰,使之适合农业生产和医疗卫生的需要。

(二) 动物细胞工程

动物细胞工程是利用生物技术和工程思想对动物细胞进行遗传操作,试图改变其结构和功能以达到制造出合乎人们需要的新型细胞和个体,以及大量培养细胞或动物本身,以期收获细胞或其代谢产物和可供利用的动物生产工艺。常见的动物细胞培养技术流程,一般是先将动物组织分散成单个细胞、细胞群(团)后,接种于培养基中进行原代培养,再经过10~50代的传代培养,就初步得到了需要的细胞系。

动物细胞工程建立和发展,不仅对动物学的基础理论研究具有强大的推动力,而且势必深刻地改变以动物为材料的生产和加工产业、医药工业以及畜牧业的生产面貌。

（三）细胞工程的应用

细胞工程技术在制药领域的应用使得生物制药产业得到了巨大的发展，改变了传统制药领域的生产方式，不只利用微生物进行发酵，还可通过大规模动植物细胞培养，转基因动植物生物反应器生产生物药物。如今，细胞工程技术在制药工业中占据十分重要的地位。

细胞药物，或称细胞治疗产品，系指用于治疗人的疾病，来源、操作和临床试验过程符合伦理要求，按照药品管理相关法规进行研发和注册申报的人体来源的活细胞产品。细胞药物已在一些难治性疾病中得到应用，包括心血管系统疾病、消化系统疾病、免疫系统疾病和抗衰老应用等。

总之，细胞工程在历经百年发展后，进入了规模化产业生产阶段，将在医药、食品、农业、环保及生命科学等领域发挥越来越重要的作用。

五、酶工程

（一）酶的认识过程

早在几千年前，人类已开始利用微生物酶来制造食品和饮料。我国在 4 000 多年前就已经在酿酒、制酱等过程中，不自觉地利用了酶的催化作用。1926 年，Sumner 首次从刀豆提取液中分离得到脲酶结晶，证明它具有蛋白质的性质，提出"酶的化学本质是蛋白质"的观点。1969 年，日本首次在工业上应用固定化氨基酰化酶从 DL- 氨基酸生产 L- 氨基酸。学者们开始用"酶工程"这个新名词来代表有效地利用酶的科学技术领域。随着生物技术的发展，酶学知识在工业上的应用——酶工程，将引起发酵工业和化学合成工业的巨大变革。

（二）酶工程的定义

酶工程（enzyme engineering）是指酶的生产与应用的技术过程，是一门酶学、微生物学的基本原理与化学工程等有机结合而产生的交叉学科。酶工程通过利用酶、细胞器或细胞所具有的特异催化功能，或对酶进行修饰改造，并借助生物反应器和工艺过程来生产人类所需产品的一项技术。主要研究内容包括：①酶的生产；②酶的提取和分离纯化；③酶和细胞的固定化；④酶的修饰及分子改造；⑤非水相催化；⑥酶传感器；⑦酶反应器；⑧抗体酶、人工酶和模拟酶；⑨酶技术的应用。它是酶学和工程学相互渗透结合、发展而形成的一门新的技术科学，其主要任务是经过预先设计，通过人工操作，获得人们所需的酶，并通过各种方法使酶充分发挥其催化作用。

酶是生物催化剂。所有的生物体在一定条件下都可以合成多种多样的酶。生物体内的各种生化反应，几乎都是在酶的催化作用下进行的。故此，酶是生命活动的产物，又是生命活动必不可缺的条件之一。酶的催化作用具有专一性强、催化效率高和反应条件温和等特点，已在食品、轻工、化工、医药、环保和能源等领域得以广泛应用。

（三）酶的来源和生产

酶作为生物催化剂普遍存在于动物、植物和微生物中，可直接从生物体中分离提纯。从理论上讲，酶与其他蛋白质一样，也可以通过化学合成法来制得。酶的生产方法可分为提取分离法、化学合成法、生物合成法。其中，化学法仍在实验室阶段。提取法是最早采用且沿用至今的方法。生物合成法又称生物转化法，是指经过预选设计，利用微生物细胞、植物细胞或动物细胞的生命活动而获得目的酶的技术过程，是 20 世纪 50 年代以来酶生产的主要方法。工业生产上一般都以微生物为主要来源，目前在千余种被使用的商品酶中，大多数都是利用微生物生产的。产酶微生物包括细菌（如大肠埃希菌、枯草杆菌）、放线菌（如链真菌）、真菌（青霉、米曲霉）、酵母等。此外，结合基因工程、细胞融合等现代生物技术手段，可以按照人类的需要使微生物产生出所需要的酶。

（四）酶的分离纯化

按酶促反应的性质，可把酶分为氧化还原酶、转移酶、水解酶、裂解酶、异构酶、合成酶六大类。不同种类的酶存在于不同生物的不同部位之中且性质各异,所用的分离纯化方法不尽相同,即便是同一种酶,也因其来源不同、酶的用途不同,需要采用不一样的分离纯化步骤。酶的提取和分离纯化是指将酶从细胞或培养基中取出再与杂质分开,而获得与使用目的要求相适应的有一定纯度的酶产品的过程。酶的提取和分离纯化是酶工程的主要内容,是酶的生产和应用以及研究过程中必不可少的环节。工业用酶一般无须高度纯化,如洗涤用的蛋白酶,实际上只需经过简单的提取分离即可。而食品工业用酶,则需要经过适当的分离纯化,以确保安全卫生。医药用酶,特别是注射用酶及分析测试用酶,则需要经过高度的纯化或制成晶状体,而且绝对不能含有热原物质。酶的分离纯化步骤越复杂,酶的收率越低,材料和动力消耗越大,成本就越高,因而在符合质量要求的前提上,应尽可能采用步骤简单、收率高、成本低的方法。从微生物细胞制备酶的流程一般包括破碎细胞、溶剂抽提、离心、过滤、浓缩、干燥这几个步骤,对某些纯度要求很高的酶有时需联合几种方法多次反复处理。

(五)酶分子的改造

虽然酶作为生物催化剂,具有催化效率高、专一性强和作用条件温和等显著的特点,且已在工业、农业、医药和环保等方面得到了越来越多的应用,但就总体而言,大规模应用酶和酶工艺的尚不够多。导致这种现象的原因很多,其中酶自身在应用上暴露出来的一些缺点是最根本的原因。酶一旦离开生物细胞,离开其特定的作用环境条件,常常变得不太稳定,不适合大量生产的需要;酶作用的最适pH条件一般为中性,但在工业应用中,由于底物及产物带来的影响,pH常偏离中性范围,使酶难于发挥作用;在临床应用上,由于绝大多数的酶对人体而言都是外源蛋白质,具有抗原性,直接注入会引起人体的过敏反应。基于上述原因,人们希望通过分子修饰的方法改造酶,使其更能满足各方面的需求。改变酶特性有两种主要的方法:一是通过分子修饰的方法来改变已分离出来的天然酶的结构;二是应用酶分子修饰与基因工程相结合的蛋白质工程。通过基因定点突变技术,把酶分子修饰后的信息储存在DNA中,经过基因克隆和表达,就可以获得具有新的特性和功能的酶。近年来应用蛋白质工程改造酶的一个成功例子是磷脂酶A_2的修饰,修饰后酶变得更耐酸,现广泛地用作食品乳化剂。

(六)酶的固定化

在酶的应用过程中,人们注意到酶有一些不足,如酶对热、强酸、强碱、有机溶剂等不稳定,通常在水溶液中与底物作用,且只能使用一次,酶与产物共存于反应液,使产物的分离纯化较为复杂。为了更好地发挥酶的催化功能,人们尝试对酶分子进行修饰,即通过各种方法改变酶分子结构,进而改变酶的某些特性和功能,以满足人们对酶使用的要求。其方法之一就是固定化酶的研究。

所谓固定化酶,是指限制或固定于特定空间位置的酶,具体来说,是指经物理或化学方法处理,使酶变成不易随水流失即运动受到限制,而又能发挥催化作用的酶制剂。制备固定化酶的过程称为酶的固定化。固定化所采用的酶,可以是经提取分离后得到的有一定纯度的酶,也可以是省去了酶的分离纯化过程结合在菌体(死细胞)或细胞碎片上的酶或酶系。细胞固定化技术是酶固定化技术的延伸,固定化细胞可称为第二代固定化酶。如今,该技术已用于动、植物细胞,甚至线粒体、叶绿体及微粒体等细胞器的固定化,并且还从静止的固定化菌体发展到了固定化活细胞(增殖细胞)。固定化细胞既有细胞特性和生物催化的功能,又有固相催化剂的特点。经固定化后的酶和细胞既具有酶的催化性质,又具有一般化学催化剂能回收、反复使用的优点并在生产工艺上可以实现连续化和自动化。固定化酶的特性由固定化载体和固定化方法决定。固定方法主要包括吸附法、包埋法、共价结合法、交联法和热处理法等。固定化酶的科学应用可以帮助药物分子的全程合成,同时可以帮助药物进行相应转化。

(七)生物反应器

所谓生物反应器是指利用酶或生物体(如微生物)所具有的生物功能,在生物体外模拟生物反应而设计的装置。以酶为催化剂进行反应所需要的设备称为酶反应器(enzyme reactor),它可用于溶液酶,也可用于固定化酶。固定化酶和固定化细胞能否应用于工业生产,在很大程度上还取决于酶反应器的设计和选用。性能优良的反应器,可极大地提高生产效率。由于生物加工系统的主要支出是原料,如何使原料的转化率达到理想值,从而使最终提供的产品或服务的成本降到最低值,这就要在反应器的设计上花大力气。近几年来,新型的多相反应器进展较快,例如可以利用脂肪酶的特点来合成具有重要医疗价值的大环内酯和光学聚酯。

(八) 酶工程的应用

将酶工程应用于药物生产,已取得令世人瞩目的成就。青霉素 G 是半合成青霉素最基本的原料。青霉素广泛应用于治疗,由于用得太多,一些病原菌对青霉素产生了抗药性,本可杀菌的青霉素就变得没有多大效果。为了解决医学上的这个难题,许多科学家便努力寻找改造青霉素分子结构的方法,终于合成了多达 2 万个青霉素分子的衍生物,并从中筛选出 20~30 种有临床疗效的半合成青霉素,这些半合成品具有耐酸、低毒、广谱杀菌的特点,称为半合成青霉素,它们是通过中间体 6- 氨基青霉烷酸经化学合成而制取的。这种中间体是通过大肠埃希菌的酶解青霉素 G 而获得的。现在利用固定化青霉素酰化酶可大量制备 6- 氨基青霉烷酸。

为了减少化学合成的步骤或跨越化学合成根本无法完成的反应,应用各种酶生产药品已成为生产药品的重要手段。例如:利用酶实现手性制药。手性药物具有副作用小和疗效好的优点。目前,世界单一对映体形式手性药物的销售额持续增长,世界手性药物市场以前所未有的速度迅猛发展。手性药物的生物合成和转化是利用酶催化反应对底物、立体、区域的高度选择性,将化学合成的前体、潜手性化合物或外消旋衍生物转化成单一光学活性产物。它主要包括酶促不对称合成、拆分及微生物转化。酶的固定化技术、多相反应器等新技术日趋成熟,大大促进了酶拆分技术的发展,脂肪酶、蛋白酶、转氨酶等诸多酶类已能用于外消旋体的拆分。

酶法实现手性药物的生物合成与转化的发展前景非常诱人,各种新的方法与技术正在不断出现,抗体酶、交联酶晶体、反胶束酶、固定化酶、酶的修饰及非水相酶学等都是当今酶学研究的活跃领域,这些技术的发展与完善必将推动手性药物转化的研究发展。

六、生物催化

(一) 生物催化的定义

将天然或合成的有机化合物加入生长状态的生物体系或酶制剂中,在适宜的条件下进行一段时间的共培养之后,外加的化合物与生物体系的酶发生相互作用,从而产生结构改变,这一过程就是生物催化(biocatalysis),亦称生物转化(biotransformation)。简而言之,生物催化是利用生物体系或酶制剂对外源性化合物(即底物,substrate)进行结构修饰的生物化学过程,其本质为酶催化反应。

(二) 生物催化的特点

生物催化剂有着传统的化学催化剂不可比拟的优势,具体包括:①选择性强;②催化高效性;③安全,环境友好;④某些酶或微生物来源方便,价格低廉;⑤应用范围广。因此,生物催化是一种可以持续发展的技术,能够合成许多常规化学方法不能或不易合成的化合物。生物催化反应主要类型有氧化、还原、酯化、水解、缩合、聚合、水合、环化和苷化等。

(三) 生物催化技术的应用

生物催化(特别是微生物转化)近年来得到了长足发展,已广泛应用于药物筛选、药物代谢、有机合成研究等领域,同时还在新能源开发,环境保护,"三废"及有毒物质的处理等方面发挥重要作用。

世界经济合作与发展组织(OECD)指出:"生物催化技术是工业可持续发展最有希望的技术。"生物催化是生物学、化学、过程科学的交叉领域,其核心目标是以微生物或酶为催化剂,并逐步以生物可再生资源取代化石能源为原料,大规模生产人类所需的化学品、医药、能源、材料等,是解决人类目前面临的资源、能源及环境危机的有效手段。

目前生物催化研究已成为发达国家的重要科技与产业发展战略。欧洲、美国、日本等已不同程度地制定出在今后几十年内用生物过程取代化学过程的战略计划。美国政府报告指出,到 2020 年,通过生物催化技术,实现化学工业的原料、水资源和能量的消耗降低 30%,污染物排放和污染扩散减少30%。生物催化应用于大规模化学品生产初见端倪。

随着生物科学的不断发展,生物催化体系中强大且多样的生物酶体系可克服传统研究方法难以实现的化学结构改造或修饰的难题,以更低廉的成本得到自然界含量稀少的物质或具有活性的新颖化学结构,以此扩大药用资源选择范围以促进中药新药的开发。酶体系对原活性物质的结构改造或修饰,大幅度扩大了高活低毒活性物质的筛选范围,有望从根本上解决某些药物的毒性问题,为中药活性成分的应用拓宽了道路,更为新药开发和应用奠定了良好基础。

第三节 生物药物现状与发展前景

一、生物药物现状

(一) 国外生物药物现状

1. 全球生物技术药物市场稳步增长 随着现代生物技术的迅猛发展,运用功能基因组学、蛋白质组学、生物信息学等现代生化与分子生物学技术,结合基因工程、蛋白质工程、细胞工程等技术,使生物技术药物研发高潮迭起。与传统的化学合成药物相比,生物技术药物最大的优势是根据疾病的致病机制来设计的。因此,当许多传统药物束手无策或是疗效不佳的时候,生物技术药物的优势就更加明显。近年来,生物技术药物发展迅速,年增长保持稳定。

与传统行业类似,生物技术药物产业也由研发、测试、上市销售三个阶段组成。但与传统化学药由大型医药公司所垄断不同,生物制药领域内的创业型企业异军突起,形成了以企业间联盟为主的独特产业格局。

无论在规模上还是在销量上,美国依然是当前生物技术发展最为领先的国家。近年来美国在生物技术新药的突破性、技术的创新性方面都取得了极大的进展。

治疗性抗体类药物是目前美国 FDA 批准上市品种最多的一类生物技术药物,也是在研药物中最多的一类,尤其在治疗肿瘤和自身免疫疾病领域。

2. 生物技术药物发展前景广阔 与基因重组蛋白和抗体类药物相比,疫苗、基因治疗、细胞治疗和核酸药物等生物技术药物目前上市产品较少,但在研品种较多。生物技术疫苗可用于肿瘤、获得性免疫缺陷综合征、类风湿关节炎等疾病的防治。开发中的生物技术疫苗品种年增加率达44%,近年来,禽流感、人流感等传染性疾病的频频暴发带动了全球抗感染疫苗市场。治疗性肿瘤疫苗对于防止肿瘤复发和延长患者的生存时间非常关键。

(二) 中国生物药物现状

1. 中国生物药物起步晚,发展快 我国生物医药产业始于 20 世纪 80 年代,虽然起步较晚,但整体研发水平提高很快,与发达国家的差距正逐步缩小。1989 年,我国第一个具有自主知识产权的基因工程药物(重组人干扰素 α1b)获得上市批准。1991 年,我国制订了第一个基因治疗临床试验方案(基因治疗血友病)。2003 年,世界上第一个全身应用的肿瘤坏死因子类药物(重组改构肿瘤坏死因子)在我国上市。2004 年,世界上第一个基因治疗产品(重组人 p53 抗肿瘤注射液)在我国上市。2006 年,全球首个溶瘤病毒药物(重组人 5 型腺病毒药物)在我国上市。目前我国陆续上市了若干腺病毒和单抗生物制剂,如重组人血管内皮抑制素注射液、利妥昔单抗注射液、曲妥珠单抗注射液等。生物技术药物已成为我国药品市场中重要的品种,用于癌症、获得性免疫缺陷综合征、心血管疾病、糖尿病、贫血、自身免疫性疾病、基因缺陷病症和许多遗传疾病的治疗。目前,我国重点发展的生物制品包括基因工程药物、多肽类药物、开发各种疫苗、单抗及酶诊断和治疗试剂等。

2. 中国生物技术药物市场已形成   2020年6月,我国共计45家疫苗生产企业注册了297条疫苗产品的国药批准文号。在这45家单位中,六大生物制品研究所的国药批准文号数量排在前列。六大生物制品研究所已上市的疫苗产品数量占比约59%,占据了疫苗市场的半壁江山。中国市场医药产品销售在全球占比达到20%。因此,未来中国生物技术药物市场具有巨大发展空间。

3. 中国单克隆抗体药物产业初具规模   单克隆抗体药物(单抗药物)作为生物技术药物中的重要产品之一,其在国内外市场上表现最为活跃。2022年,我国单克隆抗体市场规模在888.83亿元,全球单克隆抗体市场规模达2 655.59亿元。在2022年的国家医保谈判中,众多单抗药物进入国家医保,进一步扩大了我国单体药物市场。

二、生物药物的发展前景

(一) 资源的综合利用与扩大开发

开展综合利用,由同一资源生产多种有效成分,达到一物多用,充分、合理地利用生物资源,不仅可以降低成本,而且可以减少三废,提高药品纯度,减少副作用。具体包括以下方面。①脏器综合利用。②血液综合利用:人血含有性质和功能不同的多种成分,大多数患者只需要一种成分;因此最好的办法是分离出各种成分,分别对症使用,既可提高疗效减少副作用,又可充分利用宝贵血源。③人尿综合利用:人尿是来源丰富的宝贵生物资源,由人尿制取的药物与人体成分同源,不存在异种蛋白抗原性问题;不同生理时期的尿液,所含活性成分有较大不同,如妊娠期妇女与绝经期妇女的尿液,可分别制备人绒毛膜促性腺激素(HCG)和人类绝经期促性腺激素(HMG),健康男性尿液可以制备尿激酶、激肽释放酶、尿抑胃素、蛋白酶抑制剂、睡眠因子、集落细胞刺激因子(CSF)及表皮细胞生长因子(EGF)、血小板生成素(TPO)等。④新资源的开发利用:近几年,新资源的开发利用不断扩大,促使新药研究向纵深发展。其中海洋、湖沼生物、昆虫、毒蛇类和低等生物(如藻类)的研究开发最引人注目。海洋生物含有的活性物质,具有抗病毒、抗细菌、抗真菌、抗肿瘤、抗寄生虫、抗凝等作用,及对心血管系统、消化系统、呼吸系统和神经系统等有生理作用。这些物质可作为药物原型或直接开发为药物,例如褐藻酸钠(PFS)是一种水溶性杂聚多糖,具有抗凝血、降血脂、解毒、防血栓形成和改善微循环等作用,已开发为药物;以甲壳素的几种水解产物,选取4种氨基酸(L-脯氨酸、L-亮氨酸、L-缬氨酸、L-苯丙氨酸)以及苯甲酸和阿司匹林作为底物,合成了6个具有较强药效作用的化合物;从紫菜中分离的紫菜多糖,具有提高机体免疫功能,抗肿瘤、抗突变、抗肝炎等作用;从毛蚶等贝类中分离的有效成分,具有补血、降血糖等功能。此外,海蛇多肽可作为神经系统治疗药;从海带中提取甘露醇合成甘露醇烟酸酯,用于防治冠心病;鲨鱼油含有环氧角鲨烯,2,3-醇角鲨烯可作为抗肿瘤药物;从蛙皮中提取的抗菌多肽等。

(二) 利用现代生物技术大力发展生物药物

应用现代生物技术主要研究开发:①生理活性物质;②干扰素;③抗体;④疫苗;⑤抗生素;⑥维生素;⑦医疗诊断制品;⑧其他药品。从事研究的技术领域有发酵技术、基因重组技术、蛋白质工程技术、细胞融合技术、动植物细胞大量培养技术和生物反应器与生化工程设备技术。

目前,生物技术医药产品可按药物的化学本质和化学特性分为8类。①氨基酸及其衍生物类药物:如N-乙酰半胱氨酸;②多肽和蛋白质类药物:如血清白蛋白、胰岛素、催产素、降钙素、胰高血糖素等;③酶和辅酶类药物:消化酶类、消炎酶类、心脑血管疾病治疗酶类、抗肿瘤酶类、氧化还原酶类;④核酸及其降解物和衍生物类药物:核酸、多聚核苷酸、单核苷酸、核苷、碱基等;⑤糖类药物:以黏多糖为主;⑥脂类药物:主要有脂肪和脂肪酸类;⑦细胞生长因子类:干扰素、白细胞介素、肿瘤坏死因子等;⑧生物制品类:从微生物、原虫、动物直接制备或用现代生物技术、化学方法制成作为预防、治疗、诊断特定传染病或其他疾病的制剂。

（三）从天然存在的生理活性物质中寻找新的生物药物

已发现的作为药用的生理活性物质仅是机体内存在的活性物质的一小部分，许多新的活性物质正待人们去开发，所以进一步研究尚未发现的新物质和过去不认识的生理作用是寻找新药的另一个重要方向。如从大脑、小脑发现了对记忆、睡眠、控制生育和内分泌等有影响的物质；从动物与人体的呼吸系统内发现多种神经肽，表明呼吸功能除受肾上腺素能神经和胆碱能神经的调节外，还受非肾上腺素能和非胆碱能神经的调节，此类神经调节系统的递质主要是神经肽；从心房中分离到的心房钠尿肽，从大脑中分离到的脑钠素，都具有强大的利尿、利钠、降血压和调节心律作用，为寻找心血管系统治疗药物开辟了新领域；各类细胞生长调节因子的发现，使免疫调节剂大量出现；还相继发现了许多新的活性多肽、活性多糖和许多不饱和脂肪酸，及一些已知成分新发现的药理作用，如升压素具有恢复记忆力的作用，催产素有增强性欲的作用，因此国内外新药的研究又趋向从天然产物中寻找。

随着对疾病的病因、发病机制、病理过程和药物作用机制的进一步了解，人们更加重视对天然生理调节因素的研究，如维持正常血压和肌肉紧张度，修复胃部损伤，调节神经等机制获得进一步阐明，势必会促进一代的新药产生。

（四）利用化学合成和蛋白质工程技术创制新的生物药物

众多的天然产物除可直接开发成为有效的生物药物外，尚可以由天然活性物质的深入发现找到结构新颖的先导化合物，设计合成新的化学实体。或通过组合化学技术合成大量的结构相关物质，建立有序变化的化合物库供药物筛选与药效关系研究。如根据脑啡肽结构，将除去半胱氨酸以外的 19 种氨基酸任意组合成六肽库，合成了总数多于 5 000 万种的肽，从中筛选鸦片拮抗剂，可得到 3 种强活性多肽。

许多结构较为简单和分子量不大的天然活性物质可以通过化学合成生产或结构改造形成新化合物。如前列腺素 E_2（PGE_2）或前列腺素 $E_{2\alpha}$（$PGF_{2\alpha}$）在其 15 位甲基化既可提高其稳定性许多倍；一些活性多肽的某一氨基酸残基组成当从 L- 型改为 D- 型后，就可以成为有效的口服药物。

蛋白质工程是"从头设计"以获得人工蛋白质的新技术。它包括蛋白质的结构与功能的研究结果，通过修饰或改造编码目的蛋白的 DNA 序列，与基因克隆技术相结合，从而获得自然界不存在的新型蛋白质分子。目前已研制成功 100 多种基因工程药物和疫苗，其中销售额较大的是促红细胞生成素、人胰岛素、人生长激素、干扰素、粒细胞集落刺激因子、粒细胞 - 巨噬细胞集落刺激因子等，每种药品的年销售额高达数亿美元甚至数十亿美元。

（五）利用中西医结合技术创制新的生物药物

中医中药是一个伟大的宝库，我国在发掘中医中药，创制具有我国特点的生物药物方面已取得可喜成果，如人工牛黄、天花粉蛋白、复方干扰素、药用菌和食用菌及植物多糖等都是应用生物化学等方法，整理和发掘祖国医药遗产及民间验方开发研制成功的产品。祖国医药学是几千年来我国人民与疾病作斗争的成果，具有丰富的实践经验，结合现代生物科学，一定可以创制一批具有中西医结合特色的新型药物，如应用分子工程技术将抗体和毒素（如天花粉蛋白、蓖麻毒蛋白、相思豆蛋白等）相偶联，所构成的导向药物（免疫毒素）是一类很有希望的抗肿瘤药物，已开始在骨髓移植方面进行相关的临床试验。

第四节　生物技术在新药筛选中的应用

一、人类基因组计划在新药筛选中的应用

（一）人类基因组计划提出的背景

人类基因组计划（human genome project, HGP）是由美国科学家罗伯特·辛格于 1985 年率先提出。1985 年，辛格认为测定人体基因组计划不仅技术条件成熟，而且也有必要。一是 DNA 测序方法越来

越先进;二是电子计算机的应用极大地加快了测序过程;三是许多遗传病的发现,使人们迫切希望了解人体基因的序列。1986 年,诺贝尔奖获得者雷·杜尔贝科在美国《科学》杂志上发表文章,正式提出人类基因组计划,引起了整个科技界的震动。

(二) 人类基因组计划的实施

人类基因组计划与曼哈顿计划、阿波罗登月计划并称为三大科学计划。1990 年 10 月被誉为生命科学"阿波罗登月计划"的国际人类基因组计划启动。为了使这一计划的经费尽可能减少一些,科学家们首先要使测试工作自动化。当初计划测定一个碱基对大约要 1 美元,若将 30 亿个碱基对全部测完,则需要 30 亿美元。后来发现电子计算机可以参与这一测定,实现自动测序,而且只需要 17 美分便可测定一个碱基对。这样可极大地缩短研究时间。原先估计需要 5 千名科学家工作 15 年,其实根本用不着了。实际参与该项目的各国科学家共一千多名,他们通力合作,使破译生命密码的进程不断加快,原定的完成时间也一再被提前,终于在 10 年后传出特大喜讯,参与该项目的各国科学家宣布,人类基因组的工作草图已经绘制完成,这是人类科学史上又一里程碑式的创举。人类基因组计划的顺利完成,宣告了后基因时代的到来。

(三) 人类基因组计划的研究内容

如果把人类基因组比喻为一本有 10 亿单词的百科全书,这本书可分为 23 章,每章为一个染色体。而每一个染色体上,又包含着数千个被称为基因的"故事"。这些"故事"由一系列 3 字母单词组成,其中每个单词是 4 个基本化学"字母"的任意排列组合。人类基因组计划,正是要"读出"这 30 亿个化学"字母",也就是测出人体所有染色体上 30 亿个碱基对的排列顺序。2000 年 6 月 26 日公布的工作草图中包含人体 90% 以上碱基对的位置信息,这足以帮助科学家掌握人类生命密码的主要框架结构。人类碱基组计划的成果是多方面的。它已取得的技术成果,主要体现在奠定基因鉴定的 4 张图上。这 4 张图包括:遗传图、物理图、转录图和序列图。肿瘤基因组图谱计划于 2006 年启动,是国际癌症基因组联盟(International Cancer Genome Consortium)最大的项目,耗资 1 亿美元,目的是绘制 1 万个肿瘤基因组图谱。如今来自 16 个国家的科学家合作完成了该项目,揭示了近 1 万个与癌症相关的基因突变,涵盖三十余种肿瘤。肿瘤基因组图谱计划的完成,实现了突变基因的易捕捉,靶点基因的易发现,并通过数据支持,实现从广谱抗肿瘤到靶向治疗,再到多靶点治疗的个体化治疗模式。

2008 年 1 月 22 日,由中、英、美、德等国科学家共同承担的国际千人基因组计划研究任务正式启动,旨在绘制迄今为止最详尽的、最有医学应用价值的人类基因组遗传多态性图谱。2012 年 11 月,大型国际科研合作项目"千人基因组计划"的研究人员在新一期英国期刊《自然》上发布了 1 092 人的基因数据,这一成果将有助于更广泛地分析与疾病有关的基因变异。

(四) 中国的人类基因组研究进展

1999 年 9 月,中国科学院遗传所人类基因中心以及国家人类基因组南方中心、北方中心承接了人类 3 号染色体上 3 000 万对碱基的测序任务。我国测序的这段染色体是基因密集区域,有较高的开发价值。经过科学家们的全力工作,我国于 2000 年 4 月完成了 3 号染色体上 3 000 万对碱基的框架图的绘制工作,这标志着我国在人类基因组的测序能力方面已走在世界前列,为今后我国人类基因组的进一步研究开发奠定了坚实的基础。

我国已经在少数民族基因组的保存、致病基因的分离、生物信息学以及基因组新技术开发等方面取得了良好的开端。已经建立了 12 个少数民族 733 个永生细胞系,而且对一些基因座位进行了比较研究。在致病基因的分离方面,取得了突破性进展,在早幼粒白血病的融合基因,神经性耳聋的致病基因,食管癌、肝癌、鼻咽癌特异缺失 DNA 片段等方面捷报不断。此外,我国在 DNA 芯片、mRNA 差异展示、比较基因组杂交等新技术的发展等方面均取得了较大的成绩。

目前,各国对基因的争夺已进入白热化,截至 2021 年,美国专利商标局已经通过了与人类的

4 000多个基因相关的 40 000 多条专利。

（五）人类基因组计划在医药方面的意义

基因制药是当前基因技术和基因组研究中最具潜力，同时也是最为成熟的应用领域。自 1982 年第一个基因工程药物在美国上市以来，基因药物迅速发展，产生了巨大的社会效益和经济效益。但从技术角度考虑，目前已经上市的重组药物多为细胞因子类短肽，品种相对单一，一般作用于人体的免疫系统，虽然适应证较为广泛，但疗效并不十分确切，大多只作为辅助治疗，这与人们所期望的基因药物仍有一定的距离，同时也限制了基因药物的市场空间。一方面，市场上对特异性高效基因药物的需求不断增长；另一方面，现有生物医药企业之间在为数不多的产品间展开激烈的竞争。HGP 的成功实施为这对矛盾的解决带来了契机。

基因组研究和基因技术的不断发展和完善为基因药物的进一步发展奠定了基础。人类基因组所蕴含的约 3 万个基因至今只有大约 20% 得到了克隆和定位，对于复杂疾病的相关基因，人们只是零敲碎打式进行研究，这远远无法满足基因组研究整体化和网络化的要求。随着人类基因组计划的实施，越来越多的疾病相关基因会被发现，整个生物医药的研发模式也将发生根本的改变，新药的开发速度会明显加快，人们将迎来基因药物蓬勃发展的新局面。在后基因组时代，基因制药将重点在以下方面取得突破，并将具有广阔的市场前景。

1. 肿瘤治疗　全球范围内，肿瘤的死亡率高居榜首，仅 2021 年全球新发癌症病例数达 1 973.7 万例，共计 36 种癌症类型。肿瘤种类多、发病率高、危害大，现有的放化疗治疗方法具有较大的副作用。针对肿瘤的基因制药研发与遗传病研究不同，不强调基因长期表达和持续发展作用，而是要求快速杀伤肿瘤细胞，抑制肿瘤生长和转移。目前，肿瘤的基因治疗在通过抑癌基因抑制肿瘤细胞生长和诱导细胞凋亡，通过诱导免疫系统识别并杀伤肿瘤细胞，通过病毒感染杀伤肿瘤细胞和调节细胞因子等方面，均取得了显著的进展。

2. 神经退化性疾病的治疗　神经退化性疾病如阿尔茨海默病、帕金森病、脑卒中的治疗，将越来越依靠生物制药的发展。

国家心血管中心的 2022 年数据显示，中国心血管病现患病人数约 3.3 亿，其中脑卒中 1 300 万、冠心病 1 139 万。而治疗这类疾病的有效药物非常有限，尤其是治疗不可逆脑损伤的药物更少，胰岛素生长因子、神经生长因子、溶栓活性酶的研制为克服这些疾病起到了一定的作用，致病基因的彻底解析将提供从根本上治愈这些疾病的有效途径。目前，基因表达、DNA 编辑和 RNA 编辑技术的不断完善，逐步为实现高效的神经退化性疾病治疗提供可能性。

3. 自身免疫性疾病的治疗　生物医药在自身免疫性疾病的治疗中将起到关键的作用。许多炎症由自身免疫缺陷引起，如哮喘、类风湿关节炎、多发性硬化症，全世界每年用于类风湿关节炎的医疗费用达上千亿美元，治疗这类顽固疾病的高效基因药物市场前景非常广阔。目前，利用基因工程技术所获得的细胞因子进行基因治疗，在多种自身免疫性疾病中收到了良好疗效，例如已批准上市的 IFN-γ 用于类风湿关节炎治疗，IFN-β 用于多发性硬化症治疗等。

对人类基因组的研究有助于人类认识自身、了解生老病死规律、诊断和治疗疾病、了解生命的起源等。人类基因组计划的成功完成，奠定了 21 世纪生物学、医学的进一步发展与新的飞跃的基础。

二、应用分子生物学技术筛选新化合物实体

新药物的研究可分为发现（discovery）和开发（development）两个阶段。其中发现阶段对新药物的研究具有决定性的意义，是整个新药研究中最富有创造性的，对一个国家新药研究水平影响最深远的阶段。这一阶段的研究包括阐明疾病防治的分子和细胞机制及药物作用的靶标、发展寻找新药的新理论、新方法，其核心就是要发现新药物的先导化合物的分子结构并加以优化。

20 世纪下半叶以来，生物技术的研究成果成为最激动人心的科学成就。这不仅是因为许多生物

技术产品本身就是药物,可以直接上市和应用,也是因为生物技术对传统药物开发带来的深远影响,生物技术已经成为新药开发中不可或缺的技术环节。美国FDA在2005年初公布了新药申请要提交药物基因组学数据的准则,表明在药物审批环节也与生物技术紧密相关。传统的药物研究思路,是在人类已有的药物知识和治病经验的指导下,采用化学方法人工合成或从天然资源中分离、提取大量的不同化合物,在整体动物、组织、器官或者细胞水平上进行随机筛选,从中寻找到新药。这种方法不仅寻找新药的效率低、周期长、成本高昂,而且即使发现了某种有效的新药,也往往不清楚其作用机制,需待以后的药理学研究逐步加以揭示。现代生物技术的发展,使这种传统的研究模式已逐渐被一种崭新的药物研究模式所取代,这就是充分应用现代生命科学和生物技术,以药物作用机制为指导,以药物作用靶标为龙头,组织多学科的综合研究。在这种模式下,就是先认识疾病发生与防治的机制(药物作用机制)、之后有的放矢地寻找药物。现就新的药物研究模式和生物技术的作用,进行简单的介绍。

(一) 药物作用新靶标的发现

药物大多通过与人体内“靶标”分子的相互作用而产生疗效。药物作用新靶点的寻找,已成为当今创新药物研究激烈竞争的焦点。估计人类基因组中3万~5万个基因中,约5 000个基因产物可成为潜在的药物靶标,但迄今已用的人类药物靶标仅约500种。新的药物作用靶点一旦被发现,往往成为一系列新药发展的突破口。例如,胃组胺H_2受体的发现,导致了西咪替丁、雷尼替丁、法莫替丁等一系列治疗胃溃疡特效药“组胺H_2受体拮抗剂”的诞生,其中雷尼替丁多年名列世界药物畅销榜首;血管紧张素转换酶(ACE)的发现及其作用的研究,成为依那普利、卡托普利、赖诺普利等ACE抑制剂诞生的契机,导致一系列新型抗高血压药物的问世。

继人类基因组计划完成全部基因测序的目标实现后,结构和功能基因组学的研究正在紧张展开。在总数估计为3万~5万种的人类基因中,运用“定位克隆”和“定位候选基因”策略可以发现有相当数量的基因与疾病的发生和防治相关。这些疾病相关基因的发现及其结构、功能的研究,可能高效推动药物作用新靶标的发现。

近年来,研究这些新基因所编码的蛋白的功能已成为新的研究热点,即蛋白质组学(proteomics)研究迅速兴起,成为继人类基因组计划之后又一个引人注目的新领域。人体细胞含有3 000~10 000种的蛋白质,通过采用双向电泳和质谱技术,分离、分析和鉴定细胞内所含有的蛋白。对正常和非正常状态(如病理状态)下细胞内的蛋白质谱进行比较和分析鉴定,就可以找出两种蛋白质谱的定性和定量差异,从而阐明疾病发生的机制,为发现新药提供新的靶标。蛋白质组学对创新药物研究的价值已引起全球几乎所有大医药公司的高度关注和参与,并已在寻找药物作用新靶点等方面取得了一批初步成果。

在不同组织和疾病发生发展的不同时空,存在着明显的基因表达差异,表达明显发生变化的基因常与发病过程及药物作用途径密切相关,这些表达异常的基因很有可能是药物作用的靶点,可作为潜在的筛选药物的靶标。基因芯片技术、mRNA差异显示技术、抑制性消减杂交技术和基因表达系列性分析技术等在现代生命科学研究中使用也日益广泛,这些技术在新的药物靶标的发现中同样扮演了重要的角色。Heller等利用基因芯片技术分析了正常及诱发病变的巨噬细胞、软骨细胞系、原代软骨细胞和滑膜细胞的mRNA,发现了数种变化明显的基因,其中包括基质金属弹性蛋白酶基因,为治疗类风湿关节炎提供了新的药物靶标。

人类许多疾病如癌症、自身免疫性疾病和病毒性传染病都是蛋白质 - 蛋白质相互作用的错误或短缺所造成的,因而通过揭示疾病蛋白与其他蛋白的相互作用可以发现新的药物靶标。研究蛋白质相互作用常用的方法有酵母双杂交技术、噬菌体展示技术、表面等离子共振技术、串联亲和纯化技术和双分子荧光互补技术。

（二）新的筛选模型和筛选技术

在新药研究过程中，通过化合物活性筛选而获得具有生物活性的先导化合物，是新药物研究的基础。近二十多年来，随着细胞生物学、分子生物学和分子药理学研究的进展，一些生理及病理过程的细节及其调节机制已被发现，许多药物作用的受体已被分离、纯化，一些基因的功能及相关调控物质被相继阐明，这就使得许多在生命活动中发挥重要作用的药物作用靶点，如基因位点、受体、酶、离子通道和核酸等生物大分子可以直接成为大规模药物筛选的新模型，使得药物筛选模型从传统的整体动物、器官和组织水平发展到细胞和分子水平。例如，在神经系统药物研究方面，主要以生物活性分子（激素、神经递质、细胞介素及其他多种因子）的受体、转化酶和代谢相关酶等作用靶点建立药物筛选模型；在抗恶性肿瘤药物筛选方面，其靶点突破了核酸（RNA 和 DNA）及其合成酶系统的局限，而着重研究与细胞增殖和分化有关的信号转导系统和癌基因表达调控系统，如癌基因及其产物、端粒酶、TGF-91 和蛋白激酶、法尼基转移酶、组蛋白去乙酰化酶等。

基因工程的基本构思就是按照人们的愿望，设计和构建自然界中并非天然存在的基因表达体系。具体说来，就是把核酸分子插入质粒、病毒或其他载体系统，形成遗传物质的新组合，组成重组体，再转入宿主细胞。使宿主细胞出现可表达、可传代的新遗传性状。现代生物技术提供的异体表达系统，使得人体的蛋白质可以较大数量地从大肠埃希菌或昆虫细胞中获得，用于测试各种化合物的活性，从而使得快速、准确、微量的体外酶活性和受体检测方法得以建立。

随着分子水平的药物筛选模型的出现，筛选方法和技术都发生了根本性的变化，出现了虚拟筛选（virtual screening）和高通量筛选（high-throughput screening, HTS）的新技术。虚拟筛选是在药物靶点三维结构明确条件下，借助计算机技术和专业应用软件，从大量化合物中挑选出一些有苗头的化合物，由于虚拟筛选是将药物筛选的过程在计算机上模拟而对化合物可能的活性作出预测，可浓缩目标，大大降低实验筛选化合物的数量，从而缩短研发周期，节约经费开支。高通量筛选是综合应用自动控制的机器人，基于新的科学原理的检测手段和计算机信息系统等技术，以酶活性、受体结合及受体功能的变化作为检测指标，在极短的时间内即可完成庞大数量的化合物活性筛选，极大地加速了新药的寻找和发现。

此外，利用"基因敲除"或转基因技术，可以建立基因缺失或基因转入的动物或细胞系，作为药物研究的药理模型。对药物的作用进行试验，也将对新药研究发生重大作用。

（三）组合化学和组合生物催化

大约在 20 世纪 80 年代，科学家提出一种新的思路，即对含有数十万乃至数十亿个化合物的化学库进行同步合成和筛选，这一方法称为组合化学。短短十年左右的时间，组合化学就已经显示了它旺盛的活力，成为化学、药物和材料科学研究中的一个热点。组合化学的核心思想是构建具有分子多样性的化合物库，然后对其进行高通量筛选，试图在其中找到具有生物活性的化合物。组合化学的研究领域包括：组合化学库的合成、高通量筛选、化学库编码及解析。

组合化学虽然是作为一种快速、高效地产生大量化合物的新技术发展起来的，但是，如果盲目合成大量的化合物，势必极大增加合成和药理筛选的费用和时间，因此，目前组合化学发展的一种趋势是和合理药物设计结合起来，通过分子模拟和理论计算方法合理地设计化合物库，目的之一是增加库中化合物的多样性（diversity），提高库的质量；目前研究的热点是根据受体生物大分子结合部位的三维结构设计"集中库"（focus library），这将极大提高组合化学库的质量和筛选效率。

组合生物催化（combinatorial biocatalyst）是药物研究领域中继组合化学之后的又一种新技术。它是将生物催化和组合化学结合起来，即从某一先导化合物出发，用酶催化或微生物转化方法产生化合物库。近几年，在组合生物催化方面的进展包括：①利用生物催化的选择特异性，建立小分子化合物库，同组合化学一样，这种小分子化合物库是从相对简单的小分子出发而产生出来的大量化合物库，但每步反应均有特定的酶参加，所以反应的效率和特异性很高；②利用生物催化的底物的广谱性,采用"一锅煮"方法可以得到多种衍生物;③建立天然复杂化合物库,组合生物催化可对含有多功能基的复杂结构的天然产物进行衍生化,其最大的优点是由于用酶进行催化,可以进行选择性衍生化而不破坏易断裂的键,组合生物催化增加了天然产物及其衍生物的数量,与微生物和基因工程技术结合,可以产生大量的人工天然产物;④实现生物催化的高通量、自动化,通过使用多孔反应板,可以在最短时间内来筛选生物催化剂和纯化产品,也可以同时进行多步反应和分离纯化;⑤设计新的酶促转化方法,提高非水溶液中生物催化剂的活性,产生新的生物催化剂。组合生物催化的发展,一方面提高了合成组合化学库的效率;另一方面,将生物转化技术应用于组合化学库合成,可以对合成的天然产物进行结构改造,合成类天然产物和人工天然产物,极大地提高了天然产物的分子多样性。

组合生物催化是酶催化、化学催化和微生物转化在组合化学中的应用,即通过对先导化合物的转化而产生化学库。组合化学主要通过某种反应进行合成,常常有多种化合物参与反应,而组合生物催化主要通过多种生物催化方法对某种化合物进行衍生,通常情况下先导化合物只有一个。组合化学和组合生物催化新技术极大地加快了产生新化合物的速度,经过良好设计的组合化学库还可极大提高化合物结构的多样性,从而极大地提高了寻找新药的速度和效率。

综上所述,现代生命科学和生物技术已日益渗透和融入药物研究中,对药物研究产生了巨大而深刻的影响,形成了当代创新药物研究的新模式。

第八章
目标测试

(杨建宏)

第九章

药事管理学

药事管理学（pharmacy administration）是研究药事管理活动的基本规律和一般方法的应用学科。药事管理学是药学本科教育课程体系中一门主要课程。药学毕业生在毕业前除了应掌握药学学科的基本理论、基本知识、基本技能外，还应掌握药事管理的法律、药品政策等方面的基本知识。

第九章
教学课件

第一节 概 述

一、药事管理学概念与管理方法

（一）药事管理与药事管理学

药事管理（pharmacy administration）是指药事行政，即药事的治理、管理和执行事务。它是人类管理活动的一部分，是运用管理科学的基本原理和研究方法对药学事业各部分的活动进行研究，总结其管理活动规律，并用以指导药学事业健康发展的社会活动。药事管理的目的是加强药品监督管理，保证药品质量，保障人体用药安全，维护人民身体健康和用药的合法权益。药事管理是对药学事务的综合管理，它包括宏观管理与微观管理两个层次。宏观管理是指国家对药学事业、药品质量的监督和管理。国家行政机构通过制定颁布法律、制定药品政策，对药品的研制、生产、经营、使用等各个环节进行管理。微观管理是指药学企事业单位内部的管理，包括生产经营、人力资源、财务、物资设备、药品质量等方面的管理。

药事管理学是应用社会学、法学、经济学、管理与行为科学等多学科理论与方法，研究"药事"的管理活动及其规律的学科体系，它是多个学科整合的交叉学科，是以解决公众用药问题为导向的应用学科。在我国，药事管理学是伴随 1984 年《中华人民共和国药品管理法》颁布施行和药品监督管理快速发展而兴起的一门药学专业主干课程。目前药事管理学重点学习研究宏观药事管理的内容。

（二）药事管理的方法

管理方法是指各种能够实现管理职能、完成管理目标、保证管理活动顺利进行的手段与途径。现代管理方法也是药事管理常用的管理方法。

1. **行政方法** 药事管理行政方法是指行政机构采用命令、通知、指令性计划、规章制度等手段，对管理对象（药品、人、组织）进行控制管理的一种方法。行政管理方法具有权威性、强制性和针对性等特点。如审批核发许可证、认证证书；审批新药，颁发新药证书；审批核发药品批准文号、药品包装材料注册证、新药临床批件、进口药品注册证等；发布药品质量公告等。

2. **法律方法** 法律具有高度的强制性、普遍适应性和原则概括性。随着中国现代化建设和法制的不断完善，药品的法律管理手段得到越来越广泛的应用，制定和颁布法律、法规、规章，规范行为，明确责任，依法治药。通过严厉打击制假、售假行为，依法严惩违法者，增强对制假、售假行为的管理威慑力，增强对药品生产经营企业的约束力。

3. **经济方法** 主要是指运用宏观经济手段，如价格、税收、信贷、投资、利润等对药品生产、经营企业,医疗机构进行调控性管理的一种方法。目前经济手段在药事管理中逐渐开始运用。比如近年来对药品采取政府定价、政府指导价与市场调节价两种价格体系,采用 GMP 认证等优质优价定价方法;规定医院药房独立核算、照章纳税;对中药现代化研究加大投资力度。随着市场经济的发展,经济手段将越来越多地应用于药品管理。

4. **咨询方法**　药品管理的技术性非常强,药品行政管理机构在管理过程中,咨询专家意见,进行科学决策;利用医药学专家的技术力量,对药品进行技术性的审查与管理。比如在药品研究资料的审批,药品标准的制订,药品不良反应的确定,药品 GMP、GSP 的认证等管理中,均采用了专家咨询方法。

二、药品质量监督管理概述

(一) 药品质量特征

药品质量分为药物产品的质量和药品研制、生产、经营、使用等过程中的工作质量与服务质量。药品的质量特征是指药品与满足预防、治疗、诊断人的疾病,有目的地调节人的生理机能要求有关的固有特性。药品(原料药及其制剂)的质量特性包括有效性、安全性、稳定性、均一性和经济性等方面。

1. **有效性**　是指药品在规定的适应证或者功能主治、用法和用量的条件下,能满足预防、治疗、诊断人的疾病,有目的地调节人的生理功能的性能。有效性是药品质量核心特性,若对防治疾病没有效,则不能成为药品。我国将有效性的评价标准分为显著有效、有效和无效。国际上一些国家将评价标准分为完全缓解、部分缓解、稳定和无缓解。药品有效与否是一个相对标准,故对许多新药评价时,必须用已知有效药物作对照进行比较。要保证药品的有效性,重点要放在新药研制时临床试验阶段的质量监督,其次要注意在药品的使用过程中是否能对症下药,合理应用。

2. **安全性**　是指按规定的适应证和用法、用量使用药品后,人体产生毒副作用的程度。安全性是药品质量的首要特性。安全性的保证与监督管理重点应放在药品的研制、新药的审批、药品的合理使用、药品上市后监测等环节上。大多数药品均有不同程度的毒副作用,因此,只有在衡量有效性大于毒副作用,或可解除、缓解毒副作用的情况下,才使用某种药品。假如某物质对防治、诊断疾病有效,但是对人体有致癌、致畸和致突变的严重损害,甚至致死,则不能作为药品。

3. **稳定性**　是指药品在规定的条件下保持其有效性与安全性的能力。所谓规定的条件是指在规定的有效期内,规定的运输、保管和贮存条件下,药品仍保持着原性能,即药品的各项质量检查指标仍在合格范围之内。稳定性是药品的重要特性。药品的稳定性主要受药品生产过程控制,但如果在运输、贮存、销售药品过程中管理不当,也会造成药品稳定性下降。

4. **均一性**　是指药品的每一单位产品都符合有效性、安全性规定的要求。由于人们在服用药品时是按每单位剂量服用的,若每单位药物含量不均一,尤其是有效成分在单位产品中含量较低的药品含量不均一,就会造成因含量过小而无效,或因含量过大而中毒。药品的均一性主要依赖药品生产过程,药品的贮存保管亦会影响药品的均一性。

5. **经济性**　是指药品在生产、流通过程中形成的价格水平。一个药品若价格过高,超过了人们的承受能力,则不能作为商品在市场上流通,因而限制了其使用。因此,药品的经济性对药品价值的实现、患者用药以及企业的生存发展均有较大影响。

(二) 药品质量监督管理

药品质量监督与药品质量管理的概念不同。国际标准化组织(ISO)对质量监督的定义是:为了保证满足质量要求,对程序、方法、条件、产品过程和服务以及按规定的标准所作的记录分析状况进行的连续评价。我国国家标准(GB/T 20000.1—2002)所作的定义是:根据政府法令或规定,对产品、服务质量和企业保证质量所具备条件进行的监督活动。药品质量管理的主体是研制、生产、经营、使用药品的单位与个人,而药品质量监督的主体通常是使用者或能充分代表使用者利益的第三方,在我国这个第三方就是国家或国家委托的机构。国家对药品质量的监督管理与药品从业人员对药品质量的管理比较,有不同的性质、原则和特点,也有不同的方法与内容。

1. 药品质量监督管理的性质　药品质量监督管理是指国家药品监督主管部门根据法律授予的权力以及法定的药品标准、法规以及一系列管理制度与政策,对研制、生产、销售、使用的药品质量以及影响药品质量的工作进行监督管理。药品质量监督管理实际上具有国家(政府)监管的性质。药品的特殊性决定了世界各国对药品质量的监管均由国家来执行。药品具有专属性强、双重作用、消费方式特殊、质量要求高等特点,真伪优劣很难从外观鉴别,需由国家制订标准加以质量控制;药品利润高,不法分子会制造假劣药品牟取暴利,需由国家法律加以规范;药品的质量涉及人的健康与生命安危,需由国家监督并加以保证。

2. 药品质量监督管理的原则与特点

(1) 社会效益最高原则:药品是我国卫生医药事业的重要组成部分。1997 年《中共中央国务院关于卫生改革与发展的决定》中指出:我国的卫生事业是政府实行一定福利政策的社会公益事业。新时期卫生工作的方针是:以农村为重点,预防为主,中西医并重,依靠科技与教育,动员全社会参与,为人民健康服务,为社会主义现代化建设服务。医药卫生事业的发展应坚持为人民服务的宗旨,正确处理社会效益与经济效益的关系,把社会效益放在首位。防止片面追求经济收益而忽视社会效益的倾向。以提高人民健康水平为中心,优先发展和保证基本卫生服务,体现社会公平,逐步满足人民群众多样化的需求。在全国建立起适应社会主义市场经济体制和人民健康需求的、比较完善的卫生体系,满足人民对改善卫生服务和提高生活质量的要求。

(2) 质量第一原则:药品管理的核心是质量,因此药品监督管理要把药品质量放在第一位,这既是药品监督管理工作的出发点,又是其工作的目的。

(3) 法治化与科学化高度统一的原则:国家有关部门对药品质量的监督管理一定要采用依法管理、依法管药、依法执政的方法,运用法律法规与其他规范性文件去规范约束各种行为。药品是一种特殊商品,行政监管机构必须依靠科学的管理与现代科技相结合的方法,才能实施行之有效的监督管理。

(4) 专业监督管理与群众监督管理相结合的原则:专业监督管理是指政府各级药品监督行政管理部门和技术管理部门进行的专业管理。群众监督管理是指药品研制、生产、销售、使用单位和从业人员有对药品质量进行监督的义务,尤其是执业药师。我国《执业药师职业资格制度规定》第十九条规定:执业药师在执业范围内负责对药品质量的监督和管理,参与制定和实施药品全面质量管理制度,参与单位对内部违反规定行为的处理工作。

3. 药品质量监督管理的内容

(1) 制订和执行药品标准:制订药品标准是实行药品质量管理的第一步,药品监督部门负责药品标准的制订与修订并保证实施。

(2) 实施药品质量监督检查与检验:药品监督管理部门设置或确定的药品检验机构要对药品实施抽查抽验,监督检查药品质量。药品的检验工作分为两类,一类属生产、经营、使用单位对药品进行的检查与检验。如药品生产企业必须按国家药品标准对其生产的药品进行质量检验;检验合格的药品方可出厂销售。另一类药品检验属于行政监督检验,由法定检验机构对审批的新药和仿制药品进行检验,对生物制品和首次进入市场销售的进口药进行检验,对正在市场上销售与使用的药品进行抽查抽验,这类药品检验结果可作为行政执法的法律依据。近年来,我国药品监管部门积极改进药品抽验机制,药品检验机构相继开发出一系列药品快速检测技术及检验设备,使药品监管手段不断创新,监管效率和水平大大提高。

(3) 实行药品质量的审批与许可:国家各级药品行政监督部门通过各类药品许可的方式来对药品质量进行准入式监控。药品质量许可包括药品生产与销售许可与产品许可。生产销售许可包括:药品生产许可,药品经营许可,医疗机构制剂许可,药品生产批准许可,药品生产、经营质量管理规范认证许可,中药材种植质量管理规范认证许可和药品广告许可等。产品的许可包括新药许可、仿制药许可和 OTC 药品许可等。对药品实施审批许可等准入式监控是世界各国广泛采用的药品质量监督管理的方法。

(4) 对违法行为实施行政处罚:药品质量监督很重要的一项内容是调查处理药品质量事故、处理不合格药品、取缔假药劣药、对违法行为实施行政处罚;构成犯罪的,移交司法机关,依法追究其刑事责任。

(三) 药品质量标准

药品质量标准是指为了保障药品的质量,国家对药品有强制执行的质量标准,简称"药品标准"。药品标准是国家对药品质量规格和检验方法所作的技术规定。药品标准是药品质量特征的量化表达形式,它用数据和指标等反映药品的安全性、有效性、稳定性、均一性等质量特征,用以检验、比较药品质量。由于药品的特殊性,药品标准除了指药物制剂等产品的质量规格和检验方法外,还包括药品生产工艺,如生物制品规程、中药材、中药饮片炮制规范和中药制剂生产方法。《中华人民共和国药品管理法》明确规定药品必须按国家制订的药品标准或批准的生产工艺进行生产。

1. 药品标准的性质与作用 药品标准是由国家药品主管部门颁布发行的,具有法规性质。药品标准是判断药品质量合格或不合格的法定依据,是药品生产、销售、使用、检验等部门必须遵循的法律规范。凡是与质量管理有关的项目都要制订标准,比如技术标准、工作标准、管理标准,药品标准是药品质量管理的基础。

2. 药品标准的分类

(1) 强制性标准与推荐性标准:按照《中华人民共和国标准化法实施条例》第十八条,药品标准为强制性标准。除药品研制、生产、经营、使用过程中涉及的药品产品质量标准外,药品卫生标准、生产安全标准、环境保护标准、通用检验方法等均为强制性标准。

(2) 国家药品标准:目前我国药品实行统一的国家标准。2001 年修订的《中华人民共和国药品管理法》取消了地方药品标准,明确规定"药品必须符合国家药品标准",《中国药典》和药品标准为国家药品标准。我国药品标准工作已逐步进入法治化、规范化、专业化轨道。当前,我国已建立起以《中国药典》为核心的国家药品标准体系,现有国家药品标准 1.8 万余个。《中国药典》(2020 年版)是中华人民共和国成立以来的第十一版药典。2020 年版新增品种 319 种,修订 3 177 种,不再收载 10 种,因品种合并减少 6 种,共收载品种 5 911 种。涵盖了国家基本药物、医疗保险目录品种和临床常用药品,更加满足了临床用药的需求。而且标准数量有了全面提升,特别是围绕安全性和有效性的检测方法和限量开展研究,增加制剂生产常用药用辅料标准收载。

(3) 国际药品标准:世界卫生组织曾制订《国际药典》。国外技术发达国家的药典已得到我国药品监督管理部门的认可,如《美国药典》(USP)、《英国药典》(BP)、《欧洲药典》(EP)、《日本药局方》(JP)等,它们可作为进口药品标准的质量依据,其先进的检测技术和方法、质量要求常作为我国药品标准的参考依据。

(4) 企业药品标准:按我国标准化法规定,药品生产企业的产品若没有国家标准的,应当制订企业标准,作为组织生产的依据。已有国家药品标准的,国家鼓励制药企业制订严于国家药品标准的企业标准,在企业内使用。

3. 药品标准的管理 药品标准工作由国家各级药品监督管理部门主管。国内医药专家组成的药典委员会是制订和修订国家药品标准的专业技术委员会,国家药品检验机构负责标定国家药品标准品与对照品。中华人民共和国成立后,我国政府非常重视药品标准工作。于 1950 年召开第一届全国卫生会议,成立了药典编纂委员会,第一版《中国药典》于 1953 年出版。其后于 1963 年、1977 年、1985 年相继修订出版了药典。1985 年后,药典的修订更新工作采取 5 年修订一次的方法,制订国家药品标准,以适应药品迅速发展的需要。1985 年后,《中国药典》1990 年版、1995 年版、2000 年版、2005 年版、2010 年版、2015 年版和 2020 年版相继发行使用。药品标准具有以下特点:①药品标准具有法规性质,故具有一般法律特点,即"后法废前法",当新一版药典颁布实施后,老一版药典随之作废;②药品标准被上一级收载后,下一级作废,比如地方药品标准上升为国家药品标准后,该药品的地方标准随之作废;③药品标准具有时限性,如新药一旦批准后,其药品标准即被部颁标准收载,标准试行 2 年,期满前,生产单位应申请标准转正,该药品试行标准在试行期满将自动作废。

药品标准品(对照品)系指国家药品标准中用于鉴别、检查、测定含量、杂质和有关物质检查的标准物质。它实质上是用于检查药品质量的专用量具,相当于一把"标尺",用以标正测量仪器与检测方法是否准确适用,并作为药品真伪优劣和含量纯度的对照品。药品标准品不是一般的药品,要起到以上计量标准的作用,必须具备材料均匀、性能稳定、量值准确等品质,故世界各国均由药品管理部门指定专门的机构标定发放。《中华人民共和国药品管理法》第二十八条规定:国务院药品监督管理部门设置或者指定的药品检验机构负责标定国家药品标准品、对照品。

三、药事管理的机构与体制

学习药事管理学知识首先要了解我国药事管理的体制、机构、组织及其职能。

(一)药品行政监督管理机构

药品行政管理机构代表国家行使监督管理的职权。中华人民共和国成立以来,由卫生行政等部门监督管理药品。经过多次机构改革,2003 年我国在国家药品监督管理局(State Drug Administration,SDA)基础上组建了国家食品药品监督管理局(State Food and Drug Administration,SFDA)。2013 年 3 月 22 日,SFDA 改名为"国家食品药品监督管理总局"(CFDA)。2018 年,设立国家药品监督管理局(National Medical Products Administration,NMPA),直属于国家市场监督管理总局。NMPA 的主要职责有:①负责药品(含中药、民族药,下同)、医疗器械和化妆品安全监督管理。拟订监督管理政策规划,组织起草法律法规草案,拟订部门规章,并监督实施。研究拟订鼓励药品、医疗器械和化妆品新技术新产品的管理与服务政策。②负责药品、医疗器械和化妆品标准管理。组织制订、公布国家药典等药品、医疗器械标准,组织拟订化妆品标准,组织制定分类管理制度,并监督实施。参与制定国家基本药物目录,配合实施国家基本药物制度。③负责药品、医疗器械和化妆品注册管理。制定注册管理制度,严格上市审评审批,完善审评审批服务便利化措施,并组织实施。④负责药品、医疗器械和化妆品质量管理。制定研制质量管理规范并监督实施。制定生产质量管理规范并依职责监督实施。制定经营、使用质量管理规范并指导实施。⑤负责药品、医疗器械和化妆品上市后风险管理。组织开展药品不良反应、医疗器械不良事件和化妆品不良反应的监测、评价和处置工作。依法承担药品、医疗器械和化妆品安全应急管理工作。⑥负责执业药师资格准入管理。制定执业药师资格准入制度,指导监督执业药师注册工作。⑦负责组织指导药品、医疗器械和化妆品监督检查。制定检查制度,依法查处药品、医疗器械和化妆品注册环节的违法行为,依职责组织指导查处生产环节的违法行为。⑧负责药品、医疗器械和化妆品监督管理领域对外交流与合作,参与相关国际监管规则和标准的制定。⑨负责指导省、自治区、直辖市药品监督管理部门工作。⑩完成党中央、国务院交办的其他任务。

(二)药品技术监督管理机构

药品技术监督管理机构即中国食品药品检定研究院及各省市县药检所,是代表国家对药品质量实施技术监督检验的法定机构。负责药品申报审批的药品检验工作和药品质量监督检查所需要的检验工作。具体职责有:药品的质量的抽查抽验;药品复核检验、技术仲裁检验;各类药品标准的起草修订工作;药品标准品的研制和供应。省级食品药品监督管理局设置药品检验机构,市级和县级药品检验机构根据工作需要设置。

（三）药品行业管理机构

以前在计划经济体制下，药品行业主管部门对药品的生产、经营实施具体的行业管理。在市场经济体制下，政企分开，药品行业管理机构的主要职能为：贯彻国家法律、法规，对所辖行业进行宏观经济管理。如根据国家产业政策，制定医药发展战略和长远规划；指导企业按国家需求调整产品结构；推进医药企业技术进步；统计医药行业信息；负责药品、药械储备及其调度工作。

（四）其他药品管理机构

各国政府对药品的管理都是比较严格的，除上述机构外，我国法律还规定：卫生行政部门会同药监部门共同监管药品的临床试验、不良反应，麻醉药品等特殊管理药品的使用等；工商行政部门协同监管药品的生产经营营业执照、药品商标、药品广告及药品行业的不正当竞争行为；中医药管理部门协同监管中药材、中药饮片的加工生产，还包括习用药材和民族药材的监管；规定物价部门监管药品价格；规定公安部门协同监管麻醉药品与精神药品的使用。

（五）药品研制、生产、经营机构和医疗机构

这些机构的功能是研制、生产、经营、使用药品。各类企业的所有制性质、规模、组织形态各不相同，但保证所研制、生产、经营或使用的药品安全有效与质量可控是共同的要求。执业药师是药品监督管理体系的一支重要队伍，分别在这些机构中执业。执业药师的职责是：严格执行法律和国家有关药品的法规和政策，劝告、制止、报告、拒绝执行违法行为；在执业范围内对药品质量进行监管；审核并监督处方的调配，提供用药咨询，指导合理用药等。

四、药品管理的制度与政策

《中华人民共和国药品管理法》（2019 年修订版）指出药品是用于预防、治疗、诊断人的疾病，有目的地调节人的生理机能并规定有适应证或者功能主治、用法和用量的物质，包括中药、化学药和生物制品等。药品管理应当以人民健康为中心，坚持风险管理、全程管控、社会共治的原则，建立科学、严格的监督管理制度，全面提升药品质量，保障药品的安全、有效、可及。

国家建立并完善的药品管理制度包括国家基本药物制度，国家基本医疗保险药品制度，处方药与非处方药分类管理制度，药品储备制度，药品召回管理制度和药品不良反应监测报告制度。药品管理政策包括药品集中采购（4+7）等。

（一）国家基本药物制度

1. 建立国家基本药物制度的目的与意义　基本药物是适应我国基本医疗卫生需求，剂型适宜，价格合理，能够保障供应，公众可公平获得的药品。中国国家基本药物制度是对基本药物目录制定、生产供应、采购配送、合理使用、价格管理、支付报销、质量监管、监测评价等多个环节实施有效管理的制度。国家基本医药制度可以改善目前的药品供应保障体系，保障人民群众的安全用药。卫生部、国家发展和改革委员会等 9 部委 2009 年 8 月 18 日发布了《关于建立国家基本药物制度的实施意见》，这标志着我国建立国家基本药物制度工作正式实施。国家基本药物目录原则上每 3 年调整一次。2015 年 2 月 13 日，为巩固完善基本药物制度，建立健全国家基本药物目录遴选调整管理机制，国家卫生和计划生育委员会、国家发展和改革委员会、工业和信息化部、财政部、人力资源和社会保障部、商务部、国家食品药品监督管理总局、国家中医药管理局、总后勤部卫生部对《国家基本药物目录管理办法（暂行）》（卫药政发〔2009〕79 号）进行了修订，形成了《国家基本药物目录管理办法》。2015 年 4 月 14 日，国家卫生计生委在其官网发布了《国家基本药物目录管理办法》，《国家基本药物目录管理办法（暂行）》告别"暂定"，正式"转正"。

建立国家基本药物制度可以指导药品的合理生产与供应，使那些因现行生产、供药系统不能满足基本健康需要的人们尽可能得到他们最需要的药品；可以指导药品的合理使用，既要满足人民群众用

药需求,又要有利于控制医药费用,减少药品浪费和不合理用药。对药品生产、经营企业与医疗机构通过推荐使用国家基本药物可以提高采购效率,得到大量购买的优惠;可以更集中对药品进行质量控制;可以减少库存,减少人员管理费用;可以使医生与药师更集中了解认识药品特性,防止药品滥用,合理指导用药。我国国家基本药物目录实行动态管理,即根据经济社会的发展、医疗保障水平、疾病谱变化、基本医疗卫生需求、科学技术进步等情况,建立药物成本效益经济评价制度,不断优化基本药物品种、类别与结构比例。对于实现人人享有基本医疗卫生服务,维护人民健康,体现社会公平,减轻群众用药负担,推动卫生事业发展,具有十分重要的意义。

2. 国家基本药物的遴选原则　《国家基本药物目录》是国家药品监督管理部门根据世界卫生组织的建议,按照防治必需、安全有效等原则制定的,用于指导临床医生合理用药,引导药品生产企业生产方向的药品目录。国家基本药物必须符合我国现阶段的医疗保障能力水平,同时结合国际经验,经过充分地、科学地评价,从大量的临床用药品种筛选出来,遴选时主要依据以下原则:①坚持防治必需,以满足疾病防治基本用药需求为导向,基本药物品种数量能够满足常见病、慢性病、应急抢救等主要临床需求,以及儿童等特殊人群和公共卫生防治用药需求。②强化循证决策,调入和调出并重,突出药品临床价值,以诊疗规范、临床诊疗指南和专家共识为依据,优先调入有效性和安全性证据明确、成本效益比显著的药品品种。重点调出已退市的,发生严重不良反应较多、经评估不宜再作为基本药物的,以及有风险效益比或成本效益比更优的品种替代的药品。③动态调整目录,对基本药物目录定期评估,动态调整,调整周期原则上不超过 3 年。对新审批上市、疗效有显著改善且价格合理的药品,可适时启动调入程序。除少数民族地区可增补少量民族药外,原则上各地不增补药品。④加强上下级医疗机构的用药衔接,适应分级诊疗制度建设需求,推进市(县)域内公立医疗机构集中带量采购,规范基本药物采购的品种、剂型、规格,满足群众需求。调整后的《国家基本药物目录》(2018 年版)中的药品包括化学药品和生物制品、中成药、中药饮片 3 部分;其中,化学药品和生物制品 417 种,中成药 268 种,中药饮片不列具体品种,用文字表述。

(二)国家基本医疗保险药品制度

1. 国家基本医疗保险药品的概况　国家医保局、人力资源和社会保障部组织专家调整制定了《国家基本医疗保险、工伤保险和生育保险药品目录(2022 年)》(以下简称《2022 年药品目录》)。此次《2022 年药品目录》调整,共有 111 个药品新增进入目录,3 个药品被调出目录。从谈判和竞价情况看,147 个目录外药品参与谈判和竞价(含原目录内药品续约谈判),121 个药品谈判成功。新准入的药品,价格平均降幅达 60.1%。本轮调整后,国家医保药品目录内药品总数达到 2 967 种,其中西药1 586 种,中成药 1 381 种;中药饮片未作调整,仍为 892 种。本次调整中,国家医保局在加强研究论证、广泛征求意见的基础上,引入竞价机制、完善续约规则、优化评审程序,目录调整的科学性、规范性、精细化水平再上新台阶。同时,本次调整在确保基金安全的基础上,药品可及性和用药公平性得到进一步提升。

2.《国家基本药物目录》与《国家基本医疗保险、工伤保险和生育保险药品目录》的主要区别有以下四点。①二者的作用不同:基本药物是适应基本医疗卫生需求,剂型适宜,价格合理,能够保障供应,公众可公平获得的药品。《国家基本药物目录》是各级医疗卫生机构配备使用药品的依据。而《国家基本医疗保险、工伤保险和生育保险药品目录》的主要作用是基本医疗保险和生育保险基金支付药品费用的标准。②制定的依据不同:《国家基本药物目录》主要考虑药品临床使用的合理性和安全性,以及全社会的基本用药水平。而《国家基本医疗保险、工伤保险和生育保险药品目录》在考虑参保人员用药安全和疗效的同时,重点要依据基本医疗保险基金的承受能力,考虑药品的价格因素。③应用范围不同:《国家基本药物目录》适应全社会所有人群;而《国家基本医疗保险、工伤保险和生育保险药品目录》只适用于基本医疗保险的参保人员。④执行效力不同:《国家基本药物目录》对临床医生用药起指导作用,主要通过对社会宣传和医生培训,引导自觉使用目录。而《国家基本医疗保险、工伤保险和生育保险药品目录》在社会保险经办机构支付费用时执行。

(三) 处方药与非处方药分类管理制度

处方药(prescription drug/ethical drug)系指必须凭执业医师或执业助理医师处方才可调配、购买、使用的药品。非处方药(nonprescription drug),在国外又称之为"可在柜台上买到的药物"(over the counter drug,OTC),指不需要凭执业医师或执业助理医师处方,由消费者自行判断、购买和使用的药品。处方药和非处方药不是药品本质的属性,而是管理上的界定。无论是处方药,还是非处方药都是经过 NMPA 批准的,其安全性和有效性是有保障的。20 世纪初开始实行的处方药与非处方药分类管理是由国家颁布法律或法规,根据药品的安全性、有效性原则,依其品种、规格、适应证、剂量及给药途径等的不同,将药品分为处方药和非处方药进行分门别类管理的一种制度。处方药与非处方药分类管理的核心是加强处方药的管理,规范非处方药的管理,减少不合理用药的发生,切实保证人民用药的安全有效。1999 年 6 月 18 日,国家药品监督管理局颁布《处方药与非处方药分类管理办法(试行)》,正式宣布我国从 2000 年 1 月 1 日起实行药品的分类管理。2001 年修订的《中华人民共和国药品管理法》中对处方药与非处方药分类管理制度作出了法律上的规定。《中华人民共和国药品管理法》(2019 年修订版)第五十四条规定,国家对药品实行处方药与非处方药分类管理制度。具体办法由国务院药品监督管理部门会同国务院卫生健康主管部门制定。药品分类管理制度的实施将对我国药品监督管理、医药卫生保健事业和医药产业产生重要的影响。

(四) 药品储备制度

为加强医药(包括药品、医疗器械)储备管理,确保发生灾情、疫情及突发事故时药品、医疗器械及时有效供应,维护社会稳定,1999 年 6 月 15 日,国家经济贸易委员会办公厅根据《国务院关于改革和加强医药储备管理工作的通知》(国发〔1997〕23 号)精神,制定了《国家医药储备管理办法》。《中华人民共和国药品管理法》(2019 年修订版)第九十二条规定,国家实行药品储备制度,建立中央和地方两级药品储备。医药储备实行品种控制、总量平衡、动态管理、有偿调用,以保证储备资金的安全、保值和有效使用。工业和信息化部是国家医药储备主要管理部门,负责协调全国的医药储备工作。承担医药储备是国家赋予相关企业的一项光荣的社会责任。负责审批和组织实施医药储备工作的管理部门及承担医药储备任务的企业,均应建立严格的领导责任制。中央医药储备主要负责储备重大灾情、疫情及重大突发事故和战略储备所需的特种药品、专项药品及医疗器械,地方医药储备主要负责储备地区性或一般灾情、疫情及突发事故和地方常见病防治所需的药品和医疗器械。医药储备实行品种控制、总量平衡的动态储备。在保证储备药品、医疗器械品种、质量、数量的前提下,承担储备任务的企业要根据具体药品、医疗器械的有效期及质量要求对储备药品、医疗器械进行适时轮换,储备药品、医疗器械的库存总量不得低于计划总量的 70%。加强储备药品、医疗器械的入库与出库管理,储备药品、医疗器械入库与出库实行复核签字制。承储企业要切实加强其储备药品、医疗器械的质量管理,落实专人负责,建立月检、季检制度,检查记录参照 GSP 实施指南。有关部门和企业要不断提高医药储备管理水平,逐步实行计算机联网管理。

(五) 药品召回管理制度

药品召回管理制度是指药品上市许可持有人按照规定的程序收回已上市存在缺陷的药品,并采取相应措施,消除缺陷、控制风险的活动。同时对缺陷药品中关于质量问题和安全隐患给予明确,在实际中便于判断是否需要召回。《药品召回管理办法》(以下简称《办法》)于 2007 年 12 月 10 日由国家食品药品监督管理局发布(国家食品药品监督管理局令第 29 号)。其主要变化:①重新定义药品召回的概念;②调整了召回范围;③明确召回实施的基本要求;④明确境外药品上市许可持有人在药品召回中应履行的义务;⑤加强药品召回与年度报告的衔接;⑥明确药品监管部门对召回信息公布的相关要求;⑦对召回记录和药品的处置作出具体规定;⑧主动召回与责令召回;⑨对相关法律责任调整。2022 年版最新《办法》的修订突出持有人主体责任,依法将召回的实施主体由药品生产企业调整为持有人;进一步细化药品召回范围;对召回药品作出操作性更强的处理要求;强化了药品召回与药品追溯、信息公开等相关工作的衔接;对境外实施药品召回作出相应规定。

(六) 药品不良反应监测报告制度

药品不良反应(adverse drug reaction,ADR)系指合格药品在正常用法用量下出现的与治疗目的无关的或意外的有害反应。我国从 20 世纪 80 年代开始,逐步开展药品不良反应监测工作。1999 年,国家药品不良反应监测中心成立。1999 年我国《药品不良反应监测管理办法(试行)》颁布,并于 2004 年修订,重新颁布为《药品不良反应报告和监测管理办法》,又于 2011 年发布并实施新修订的《药品不良反应报告和监测管理办法》(卫生部令第 81 号)。该法规定了药品不良反应的主管部门、监测机构,并规定凡生产、经营、使用药品的单位均应收集本单位药品不良反应的情况、报告不良反应。药品不良反应监测报告制度是《中华人民共和国药品管理法》规定的一项法定责任,是药品监督管理工作的重要组成部分,直接关系到人们用药的安全有效。

(七) 药品集中采购(4+7)

2018 年 11 月 15 日,经中央全面深化改革委员会同意,国家组织药品集中采购试点,选取北京、天津、上海、重庆和沈阳、大连、厦门、广州、深圳、成都、西安 11 个城市(以下简称 4+7 城市)作为试点地区,并发布《4+7 城市药品集中采购文件》,2018 年 12 月,国家公布了 4+7 城市药品带量采购预中标结果,25 个试点通用名药品集中采购中选,与试点城市 2017 年同种药品最低采购价相比,中选药品价格平均降幅 52%,最高降幅达 96%,降价效果明显。2019 年 9 月,我国药品"4+7"带量采购政策正式扩围到 25 个省份。药品带量采购的主要特点:①直击药价虚高;②由医保部门主导,实现事权统一;③量价挂钩,招采合一;④以一致性评价为基础,加速仿制替代原研;⑤单一货源,保证份额;⑥医保预付,降低成本。药品带量采购扩围对城市公立医院影响具有两面性,具体包括:①药品降价效果显著,医疗成本大幅降低;②药品采购量估算不准确,医院药品短缺或囤积;③药品来源相对单一,患者多样化用药需求难以得到满足;④药品回款需要及时到位,药品回款影响医院的现金流;⑤医院和医务人员收入下降,公立医院改革已势在必行;⑥减少过度医疗行为,医院用药更加合理。

第二节　药事管理学研究内容

药事管理学主要围绕药品研制、生产、流通、价格、广告和使用这六大环节进行,药品上市后监测、特殊管理药品、药品包装、药品知识产权的保护也是药事管理学研究的重要内容。

一、药品研究管理

《中华人民共和国药品管理法实施条例》中规定:"新药,是指未曾在中国境内上市销售的药品。"在《药品注册管理办法》中明确规定:"新药申请,是指未曾在中国境内上市销售的药品的注册申请。对已上市药品改变剂型、改变给药途径、增加新适应症的药品注册按照新药申请的程序申报。"近年来,我国实施药品审评审批制度改革,核心就是鼓励药品创新发展,推进药品高质量发展,更好地满足临床急需。国家药监局在药品审评审批制度改革工作中实施了一系列鼓励药物研发创新的举措:①改革临床试验管理方式,促进药品创新研究;②深化审评审批改革,加快新药好药上市;③构建沟通平台,做好新药研发服务与指导。改革开放以来,我国十分重视对药品注册管理,制定了一系列法规,2002 年 10 月国家药品监督管理局颁布了新的法规《药品注册管理办法(试行)》,该办法符合 WTO 的原则,在药品注册上与国际接轨,同时改革行政审批制度,贯彻了公开、公正、公平、效率的原则。2005 年 2 月 28 日,国家食品药品监督管理局颁布了《药品注册管理办法》(局令第 17 号)。2007 年 7 月 10 日,公布了《药品注册管理办法》(国家食品药品监督管理局令第 28 号)。该《办法》中化学药品共分为 6 类,于同年 10 月 1 日起施行。2016 年 3 月 4 日,国家食品药品监督管理总局制定了化学药品注册分类工作改革方案,将化学药品共分为 5 类:①境内外均未上市的创新药;②境内外均未上市的改良型新药;③境内申请人仿制境外上市但境内未上市原研药品的药品;④境内申请人仿制已在境内上市原研药品的药品;⑤境外上市的药品申请在境内上市。2020 年 3 月 30 日,国家药品监督管理局发布了新修订的《药品注册管理办法》(国家市场监督管理总局令第 27 号),并规定于 7 月 1 日起正式施行。

(一) 药物的临床前研究

在药品研发环节,为提高药物非临床研究质量,《药物非临床研究质量管理规范》已于 2017 年 6 月 20 日经国家食品药品监督管理总局局务会议审议通过,自 2017 年 9 月 1 日起施行。药物临床前研究是指实验室阶段的研究。研究新药,必须向国家药品监督管理局如实申报研制方法、质量指标、实验动物等药理试验结果或毒理试验结果,涉及药物安全性评价的临床前实验机构必须符合国家规定的《药物非临床研究质量管理规范》。

临床前研究资料一般有:①新药名称、选题目的依据等;②研究工作综述;③产品包装、标签的设计样稿;④药品使用说明书样稿;⑤原料药生产工艺研究资料或制剂处方及工艺的研究资料;⑥化学结构或组分确认的试验资料;⑦质量研究工作的试验资料;⑧质量标准草案;⑨样品及检验报告;⑩稳定性研究资料;⑪产品包装及选择依据;⑫药效学资料;⑬一般药理试验资料;⑭急性毒性试验资料;⑮长期毒性试验资料;⑯某些特殊安全性毒性试验资料;⑰复方制剂中多组分药效、毒性、药代动力学相互影响试验资料;⑱致突变试验资料;⑲生殖毒性试验资料;⑳致癌试验资料;㉑依赖性试验资料;㉒动物药代动力学试验资料等项。

药物临床前研究需要进行毒理试验与致突变、致畸和致癌试验,涉及许多微生物、细胞和动物实验,这些实验极易受到环境与操作者的影响,为了保证实验资料的真实性、完整性和可靠性,各国政府均制定了 GLP,以规范非临床研究机构的试验。GLP 通过对药品研究的设备、设施、研究条件、人员资格与职责、操作规程的严格控制,来保证药品安全性评价数据的真实性与可靠性。

(二) 药物的临床研究

药物临床研究是指药物用于人体的试验研究。临床试验分为 Ⅰ、Ⅱ、Ⅲ、Ⅳ期。Ⅰ期临床试验是研究药物在人体的初步药效及人体安全性,用药对象是健康人,试验组人数为 20~30 例;Ⅱ期临床试验是治疗作用初步评价阶段,其目的是初步评价药物对目标适应证患者的治疗作用和安全性,此阶段的研究设计可以根据具体的研究目的,采用多种形式,包括随机盲法对照临床试验,要求病例数≥100 例;Ⅲ期临床试验是治疗作用确证阶段,进一步扩大试验,患者人数增加,病例数≥300 例,同时要求在多个医院进行试验;Ⅳ期临床试验为新药上市后由申请人自主进行的应用研究阶段,继续进行上市后监测,考察在广泛的使用条件下的药物的疗效和不良反应,病例数≥2 000 例。

我国现行的《药物临床试验质量管理规范》(Good Clinical Practice,GCP)是国家药品监督管理局和国家卫生健康委员会 2020 年 4 月 27 日颁布的,我国早在 2004 年 3 月 1 日就开始对药物临床试验机构实施 GCP 资格认定。药物临床研究的管理,除了要保证研究资料的科学可靠以外,还要保护受试者的权益并保障其人身安全。GCP 是对临床试验全过程,包括试验方案设计、组织、实施、监查、稽查、记录、分析总结报告进行监督管理的法规性文件。GCP 的主要原则是要求所有以人为对象的研究必须符合《赫尔辛基宣言》和国际医学科学组织颁布的《人体生物医学研究国际道德指南》的道德原则,即公正、尊重人格、力求使受试者最大受益、尽可能避免伤害。要求选择临床试验方法必须符合科学和伦理的标准。GCP 规定:临床研究机构必须成立伦理委员会,其成员包括非医药相关专业的工作者、法律专家及其他单位的人员;临床试验开始前,必须充分告知试验信息并与受试者签署知情同意书。为落实党中央、国务院"用最严谨的标准、最严格的监管、最严厉的处罚、最严肃的问责,确保广大人民群众饮食用药安全"的要求,2015 年 7 月 22 日,发布《国家食品药品监督管理总局关于开展药物临床试验数据自查核查工作的公告》(2015 年第 117 号)。

(三)仿制药一致性评价

开展仿制药质量和疗效一致性评价工作,对提升我国制药行业整体水平,保障药品安全性和有效性,促进医药产业升级和结构调整,增强国际竞争能力,都具有十分重要的意义。根据《国务院关于改革药品医疗器械审评审批制度的意见》(国发〔2015〕44 号),国务院发布了《国务院办公厅关于开展仿制药质量和疗效一致性评价的意见》(国办发〔2016〕8 号);国家食品药品监督管理总局发布了《关于落实〈国务院办公厅关于开展仿制药质量和疗效一致性评价的意见〉有关事项的公告》(2016 年第 106 号)和《关于仿制药质量和疗效一致性评价有关事项的公告》(2018 年第 102 号)等有关规定;在 2020 年,国家药品监督管理局发布了《国家药监局关于开展化学药品注射剂仿制药质量和疗效一致性评价工作的公告》(2020 年第 62 号)。

二、药品生产管理

药品质量是在生产过程中形成的,因此药品生产管理是保证和提高药品质量的关键环节。药品生产管理是指对药品生产活动进行计划、组织、协调、控制,使药品生产企业适时地生产出符合国家规定的药品。

(一)药品生产管理的目的

将市场所需要的具有规定质量的药品,在需要时间、按需求的数量,准确、及时、经济地生产出来。

(二)药品生产管理的特点

药品生产属工业生产,其生产管理应遵循工业生产管理的一般规律。但是由于药品质量直接影响人的生命与健康,因此,更强调生产过程中对药品质量的保证程度。包括:①质量第一,预防为主。药品生产管理的核心是确保所生产的药品质量稳定、均一,符合相关标准的要求,而实现这一目标的关键在于预防,在于使生产过程所有可能影响药品质量的因素都处于严格的受控状态,而不能仅用对成品进行检验的事后把关进行质量控制;②执行强制性的质量标准,药品标准是对药品质量、规格及其检验方法所作的技术规定,其实质是药品质量特性的定量表现,药品只有达到一定的标准,才能保证其有效性和安全性,才称其为合格的药品;③企业内部的自觉管理与企业外部的有效推动、监督、检查相结合;④实行规范化的生产,药品生产企业开办许可与一般生产企业不同,药品生产企业开办前必须经省一级药监部门批准发给"药品生产许可证",方可到工商行政部门办理登记注册,无许可证不可生产药品。申请开办药品生产企业必须具备以下条件:必要的药学技术人员;相应的厂房、设备和卫生环境;质量检验机构、人员和质量管理制度。2019 年 12 月之前,生产企业必须按《药品生产质量管理规范》(Good Manufacturing Practice,GMP)组织生产,GMP 必须经药监部门认证。许可证不可转让出租,有效期为 5 年,每 5 年检查换发一次。自 2019 年 12 月 1 日起,取消药品 GMP 认证,不再受理 GMP 认证申请,不再发放药品 GMP 证书。2019 年 12 月 1 日以前受理的认证申请,按照原药品 GMP 认证有关规定办理。2019 年 12 月 1 日前完成现场检查并符合要求的,发放药品 GMP 证书。凡现行法规要求进行现场检查的,2019 年 12 月 1 日后应当继续开展现场检查,并将现场检查结果通知企业;检查不符合要求的,按照规定依法予以处理。

为加强药品 GMP 认证监督检查,根据《中华人民共和国药品管理法》,2006 年,国家食品药品监管局发布了《药品 GMP 飞行检查暂行规定》。药品飞行检查是指食品药品监督管理部门针对药品研制、生产、经营、使用等环节开展的不预先告知的监督检查。2012 年发布了《医疗器械生产企业飞行检查工作程序(试行)》,随着监管形势的变化,仍需要对其进行修订完善,对此,启动了《药品飞行检查办法》的起草工作。考虑到以上飞行检查办法主要规定的是程序性要求,且药品与医疗器械在很多方面较相似,将规章更名为《药品医疗器械飞行检查办法》,于 2015 年 5 月 18 日经国家食品药品监督管理总局局务会议通过,自 2015 年 9 月 1 日起施行。

(三)《药品生产质量管理规范》(GMP)

GMP 是在药品生产管理过程中逐渐形成的一种规范化管理方法。最早形成于 20 世纪 60 年代,我国于 1988 年颁布 GMP,1992 年和 1998 年颁布修订版。从 1995 年起,我国开始对药品生产企业进行 GMP 认证。2004 年 7 月 1 日,我国药品制剂和原料药全部实现了在 GMP 条件下生产的要求,此后又继续在医用氧、药包材和中药饮片生产企业强制推行 GMP 认证并取得重要进展。通过大力推行药品 GMP 认证,使广大药品生产企业的质量管理水平和生产条件发生了根本性变化,并有力地促进了医药行业产品结构调整和兼并重组。同时,我国还是世界上第一个由政府颁布和推行《中药材生产质量管理规范》(Good Agricultural Practice,GAP)的国家。

GMP 对药品生产过程进行管理,最大限度地将产品质量置于可控状态,确保持续地生产出合格药品的一种管理方法。GMP 的所有条款的制定都是为了确保产品生产的均一性,使其符合质量标准;为了消灭任何药品生产的隐患,包括交叉污染与混淆药物,而这种隐患是无法靠成品检验来完全预防的。过去对药品生产的质量管理仅仅局限于产品的质量检验,这种方法属于事后把关,无法在生产过程中对产品缺陷进行有效的控制与预防。GMP 则提出新的理念:药品质量是生产出来的,不是检验出来的,强调全面的、规范化的质量管理。GMP 质量管理不但管结果,更注重管过程;不但管产品质量,更注重管工作质量。由于生物制品具有特殊性,2020 年国家药监局修订了生物制品及血液制品的 GMP,作为《药品生产质量管理规范(2010 年修订)》的配套文件予以施行。

三、药品经营管理

药品经营管理涉及药品经营企业开办许可、药品经营质量管理规范和药品流通秩序等管理内容。

(一)药品经营企业开办与许可

药品经营企业,指经营药品的专营企业和兼营企业。药品经营企业分为药品经营批发企业和药品经营零售企业,前者习惯称为医药公司或中药材公司,后者习惯称为零售药房(药店)。与药品生产企业一样,经营企业必须具有法律规定的开办条件,如具有依法经过资格认定的药学技术人员;具有与所经营药品相适应的营业场所、设备、仓储设施以及卫生环境;具有与所经营药品相适应的质量管理机构或者人员;具有保证所经营药品质量的规章制度。药监部门审查批准后,发给“药品经营许可证”方可开办。这一类监管方法称为职业准入控制。由于药品的特殊性,世界各国对药品管理的准入控制门槛都是比较高的。药品上市许可持有人制度采用药品上市许可与生产许可分离的管理模式,允许药品上市许可持有人(药品上市许可证明文件的持有者,即药品生产企业、研发机构或者科研人员)自行生产药品,或者委托其他生产企业生产药品。之前,我国对国产药品实行上市许可与生产许可合一的管理模式,仅允许药品生产企业在取得药品批准文号,经药品生产质量管理规范认证后,方可生产该药品。实践中,药品研发机构和科研人员无法取得药品批准文号,新药研发机构获得新药证书后只能将相关药品技术转让给药品生产企业。2015 年 8 月,国务院印发《关于改革药品医疗器械审评审批制度的意见》(国发〔2015〕44 号,简称国务院 44 号文件),提出开展上市许可持有人制度试点。开展试点工作,有利于药品研发机构和科研人员积极创制新药;有利于产业结构调整和资源优化配置,促进专业分工,提高产业集中度,避免重复投资和建设。

(二)《药品经营质量管理规范》

国家药品监督管理局于 2000 年 4 月 30 日颁布了《药品经营质量管理规范》(Good Supply Practice,GSP)。然而,自 2019 年 12 月 1 日起,取消药品 GSP 认证,不再受理 GSP 认证申请,不再发放药品 GSP 证书。2019 年 12 月 1 日以前受理的认证申请,按照原药品 GSP 认证有关规定办理。2019 年 12 月 1 日前完成现场检查并符合要求的,发放药品 GSP 证书。凡现行法规要求进行现场检查的,2019 年 12 月 1 日后应当继续开展现场检查,并将现场检查结果通知企业;检查不符合要求的,按照规定依法予以处理。GSP 的基本指导思想与 GMP 相同,都是强调对工作过程的管理,保证工作质量,因为好的产品或服务是好的工作质量的必然结果。GSP 在药品的购进、验收、检验、储存、养护、出库、运输、销售和售后服务等各个环节都提出了严格的质量管理要求,同时还要求药品经营企业要建立一整套完善的质量保证体系,包括组织结构、职责制度、过程管理和设施设备等。比如 GSP 要求经营企业必须配备数量足够、质量优良的执业药师;要求企业在首次经营药品品种时,必须确认其合法性和质量,必要时进行实地考察;要求销售记录必须十分详尽完整,保存 2~3 年,以便发现问题及时追回药品。GSP 条款制定的根本目的,是在药品经营过程进行规范管理,建立质量保证体系,以保证人民用药安全有效。

(三) 药品流通秩序

药品从生产企业销售开始,一直到经营企业营销,医疗机构采购、配制给患者或零售药店出售给消费者个人,这一过程称之为药品流通过程。近年来国家正在不断优化药品流通秩序,使得医药市场更加规范。

(四) 医药服务业的开放

中国加入 WTO 后,允诺在 2003 年 1 月 1 日对外开放医药服务贸易市场,这就意味着大批国际医药贸易集团将会进入中国。我国医药经营企业正在调整整合,加大企业改革与改制力度,建立现代企业制度,加强连锁药店的建设,以抓住机遇,应对国际竞争。

四、药品使用管理

药品使用管理涉及医疗机构和社会药房,管理的目标是保证药品供应,保证药品使用安全、合理、有效。同时我国医疗机构还自行配制药物制剂,在这方面也有许多管理规定。

(一) 医疗机构药事管理

我国医疗机构目前为药品采购、配方的主要部门。医疗机构在长期的药学实践中,已形成了一整套比较规范和完善的药品管理制度。2002 年,卫生部会同国家中医药管理局共同制定了《医疗机构药事管理暂行规定》(以下简称《暂行规定》),《暂行规定》实施以来,在各级卫生、中医药行政部门和医疗机构的共同努力下,我国医疗机构药事管理和合理用药水平有了很大提高。在总结《暂行规定》实施情况的基础上,结合当前国家药物政策及医疗机构药事管理工作的新形势和新任务,2011 年,卫生部、国家中医药管理局和总后勤部卫生部共同对《暂行规定》进行了修订,印发了《医疗机构药事管理规定》。该规定包括总则、组织机构、药物临床应用管理、药剂管理、药学专业技术人员配置与管理、监督管理、附则,共七章,46 条。

医疗机构药事管理具有专业技术性、经济管理性和法律管理性三项特点。医疗机构药事管理有宏观管理和微观管理两个层次。宏观管理是指医疗机构依据国家法律、法规或药品政策的要求,对本机构的药品质量进行监督管理。如药事管理委员会、药品采购管理、药品价格管理、药品不良反应监测报告、医院制剂管理、药品处方管理等。微观管理是指在医疗机构内部,为保证药品正常供应、调配而制定的一系列管理制度和方法,如调配窗口管理、药品经济管理、药剂人员管理等。为了加强药品管理,县以上医疗机构均设有医院药事管理委员会,负责审定医院药品目录,制定药品采购计划,管理药剂质量,制定安全、有效用药的管理制度和方法。

(二) 处方调配管理

处方是医师开具的书面文件,是药物调配的依据;处方中写明了药品的名称、剂型、规格、数量、用法用量等信息,药师根据处方进行调配、发药,保证药品使用的安全有效;发生医药事故时,处方还是判定责任、进行法律诉讼的证明文件。因此处方具有法律、技术和经济多方面的意义。法律对处方有多项管理要求。法律规定只有执业医师或执业助理医师才有处方权,药师没有处方权。药师在调配处方时,必须经过仔细核对,对处方所列药品不得擅自更改或者代用,必要时,经处方医师更正或重新签字方可调配;药师对有配伍禁忌或者超剂量的处方,有权拒绝调配;药师在销售或调配药品时必须仔细说明正确的用法用量和注意事项。处方调配后应保存一定年限:普通药品处方保存1年;精神药品处方保存2年;麻醉药品处方保存3年。

(三) 医疗机构制剂管理

医疗机构制剂(简称医院制剂)是指医疗机构根据本单位临床需要经批准而配制、自用的固定处方制剂。医院制剂必须是本单位需要,市场上无供应,作为药品生产企业有益补充的品种,为临床医疗和科研提供服务,是常规配制的固定处方制剂,必须经省级药品监督管理部门审批并取得登记注册文号。所配制剂应坚持本单位自用原则,只能适用于本医疗机构的门诊患者和住院患者。2001年3月颁布实施《医疗机构制剂配制质量管理规范(试行)》,该规范是国家食品药品监督管理局针对医疗机构制剂配制和质量管理而制定的一部重要的质量管理法规,适用于制剂配制的全过程。主要内容包括机构与人员、房屋与设施、设备、物料、卫生、文件、配制管理、质量管理与自检、使用管理等。该规范对各项内容做了明确的要求,其目的是要求医疗机构建立制剂配制的质量管理体系,以规范制剂配制管理,确保制剂质量。为加强医疗机构制剂配制的监督管理,于2005年3月经国家食品药品监督管理局局务会审议通过并公布《医疗机构制剂配制监督管理办法(试行)》。该办法是国家药品监督管理部门依法对医疗机构制剂配制条件和配制过程等进行审查、许可、检查的监督管理规范。

五、药品上市后监测管理

鉴于药品研究的局限性,药品批准上市使用后,仍然需要加强监督管理,随时淘汰安全性差、有效性低或者质量不稳定的药品。药品上市后监测可以通过建立药品不良反应报告制度来进行。

20世纪是人类利用药物征服各类疾病最卓有成效的一个世纪,也是药物不良反应危害人类的一个世纪。20世纪上半叶,医药比较发达的一些国家接连发生了许多大范围的药品不良反应危害事件,震惊了世界。如1934年发现氨基比林引起严重的白细胞减少症,导致1900多人继发感染死亡。1935年发现二硝基苯、三苯乙醇引起白内障,发生率约为1%,一些国家服药人数达100万。1937年发现磺胺酏剂引起肾衰竭,2个月内引起358人肾衰竭,其中107人死亡,死者大多数为儿童。1961年,用于治疗妇女妊娠呕吐的药物沙利度胺(反应停)引起海豹样畸胎,在17个国家中发现海豹样肢畸形儿童有万余例。1970年发现氯碘羟喹引起亚急性脊髓视神经病(简称SMON),有一万余人患SMON,其中5%患者瘫痪,40%患者视力下降或失明,数百人死亡。以上药物灾害事件虽然大多数发生在国外,但我国药品不良反应也并不鲜见。如20世纪90年代初统计,我国听力障碍儿童180余万人,其中链霉素等氨基糖苷类药物所致耳聋者占60%,并同时以每年2万~4万的绝对人数递增。1960—1970年,我国广泛使用四环素类药品,导致该时代大批儿童恒齿牙釉质及其钙化区黄染,俗称"四环素牙"。我国卫生部已于1982年淘汰了链霉素以及四环素类药品的各种儿童制剂。以上国内外药品不良反应产生灾害如此严重,危害的人群如此之广引起世界各国的广泛重视。为保证人类用药安全,必须建立药品不良反应的监测制度,加强信息交流,减少药品不良反应的危害频率与危害程度。

(一) 药品不良反应及分类

药品不良反应(adverse drug reaction,ADR)系指合格药品在正常用法用量下出现的与治疗目的无关的或意外的有害反应。药品不良反应与医疗事故、用药不当、药品质量事故、制售假药劣药有本质的区别。药品不良反应的报告内容与统计资料是为了加强药品质量的监督管理、指导合理用药,而绝不能作为医疗纠纷、医疗诉讼和处理药品质量事故的依据。

药品不良反应包括已知的和未知的不良反应,已知的作用包括药物副作用与毒性反应,未知的不良反应包括不可预知的特异高敏性反应、致畸、致突变、致癌等。常见的药品毒性反应有以下几大类:①胃肠道毒性反应,服药后恶心、呕吐、胃痛等;②中枢神经系统毒性反应:头痛、眩晕、失眠、耳鸣、耳聋等;③造血系统毒性反应:再生障碍性贫血、颗粒血细胞减少等;④肝肾系统毒性反应:肝大、肝痛、黄疸、肝肾衰竭、血尿、蛋白尿等;⑤心血管系统毒性反应:心动过速、心律失常、心肌、心内膜、心包和瓣膜损害,心外血管损害;⑥过敏反应:药疹、剥脱性皮炎、皮肤红斑、光敏感性皮炎、过敏性休克、心血管系统等多系统多器官的过敏反应;⑦药物依赖性毒性;⑧致突变、致畸、致癌毒性;⑨其他不良反应,包括药物导致的人体菌群失调和二重感染等。

(二) 药品不良反应的评价与处理

在收到药品不良反应的可疑报告之后,药品监督部门及国家监测中心进行以下几项工作:调查评价确定因果关系;暂停销售使用并提请医生或公众注意;根据因果分析结论作出处理决定。或者要求制药公司修改药品说明书,增加该项不良反应;或者责令停止该药的生产、销售、使用,并监督该药从市场撤出。

如 2006 年,齐齐哈尔第二制药有限公司的"亮菌甲素假药事件"用工业溶剂的"二甘醇"替代"丙二醇"充当药品辅料,是导致患者肾功能急性衰竭的罪魁祸首。2010 年 10 月 30 日,国家食品药品监督管理局发布通知停止西布曲明制剂和原料药在我国的生产、销售和使用,已上市销售的药品由生产企业负责召回销毁。2015 年 12 月 25 日,国家食品药品监督管理总局通过国家药品抽验,在 4 家企业生产的浸膏片(胶囊)中检出高含量铬,为避免由高含量铬带来的不良反应,总局通报其产品风险,并要求做好相关药品召回工作。

六、特殊管理药品的管理

特殊管理药品是指麻醉药品、精神药品、医疗用毒性药品与放射性药品。中华人民共和国第一个涉及药品的规范性文件就是 1950 年中央人民政府颁布的《关于严禁鸦片烟毒的通令》。2005 年 7 月 26 日发布了中华人民共和国国务院令第 442 号《麻醉药品和精神药品管理条例》,该条例自 2005 年 11 月 1 日起施行。2007 年 10 月 11 日,公布了《麻醉药品品种目录(2007 年版)》和《精神药品品种目录(2007 年版)》,自 2008 年 1 月 1 日起施行。2013 年 11 月 11 日公布《麻醉药品品种目录(2013 年版)》和《精神药品品种目录(2013 年版)》,自 2014 年 1 月 1 日起施行。2016 年国务院修订并发布了《麻醉药品和精神药品管理条例》,使麻醉药品和精神药品的监管进一步完善。该条例规定对药用原植物以及麻醉药品和精神药品实行管制。除该条例另有规定的外,任何单位、个人不得进行麻醉药品药用原植物的种植以及麻醉药品和精神药品的实验研究、生产、经营、使用、储存、运输等活动。2007 年 8 月国家药品监督管理局决定在全国范围内建设特药网络。在全国范围内实现对麻醉药品和第一类精神药品制剂及小包装原料药的生产、进货、销售、库存数量及流向实时监控,并在逐步实现对上述药品和第二类精神药品等其他特殊药品的数量和流向实时监控。国家药品监督管理局负责全国麻醉药品和精神药品的监督管理工作,并会同农业主管部门对麻醉药品药用原植物实施监督管理。公安部门负责对造成麻醉药品药用原植物、麻醉药品和精神药品流入非法渠道的行为进行查处。国务院其他有关主管部门在各自的职责范围内负责与麻醉药品和精神药品有关的监督工作。1988 年,国务院以《中华人民共和国药品管理法》为依据,发布实施了《医疗用毒性药品管理办法》。1989 年,国务院发布实施了《放射性药品管理办法》,放射性药品的监督管理进入标准化、规范化的阶段。2017 年国务院发布的《国务院关于修改和废止部分行政法规的决定》中,对《放射性药品管理办法》中涉及的相关监管机构、组织职能、监管标准等内容作出了重大修改。

(一) 麻醉药品管理

麻醉药品(narcotic drug)是指连续使用后易产生生理依赖性,能成瘾癖的药品。这类药品具有镇痛、解痉、镇咳和局部麻醉作用,临床上常用于手术后镇痛、晚期癌症患者止痛、解除疼挛等。常用的品种有阿片制剂、吗啡制剂、可卡因、大麻、罂粟壳、人工合成麻醉药品,如哌替啶、美沙酮、二氢埃托啡等。

麻醉药品滥用,使人产生一种暂时的精神松弛与欣快感,同时药物作用于使用者的神经系统,使内源性活性物质受到破坏,只有不断补充该类药品,才能维持正常生理功能。这类药品成瘾后产生戒断症状,轻则失眠、流涕、打哈欠、毛发竖立,重则全身疼痛、呕吐、腹泻、脱水、昏厥,直至死亡。由于药品依赖性太强,使用该类医药品者会产生强迫用药行为,一旦毒瘾发作会丧失道德、人格,不择手段补充吸食麻醉药品,甚至铤而走险,走上犯罪道路。

麻醉药品滥用不仅危害个人生命健康,还会危害社会。麻醉药品的滥用、走私贩运不仅是一个国家的社会问题,还是一个世界性的问题。因此早在1909年国际社会就在上海召开了第一次世界禁毒大会,开始对麻醉药品进行严格管理。1946年联合国麻醉药品管理机构建立;1961年公布《1961年麻醉药品单一公约》,至今已有一百余个国家签约加入;1987年确定每年的6月26日为"国际禁毒日";1988年公布《联合国禁止非法贩运麻醉药品和精神药物公约》。毒品问题已成为当今世界的头等公害。据统计,毒品的蔓延已涉及全球两百多个国家和地区,每年全球毒品交易额达近10 000亿美元,而且出现吸毒人群日益年轻化的趋势。《2021年世界毒品报告》显示,仅2020年,全球约有2.75亿人使用毒品,大约5.5%的15~64岁人口在过去一年中至少使用过一次毒品,其中13%的人(约3 630万人)患有吸毒障碍。

麻醉药品生产或种植的单位、生产或种植计划必须经国家药品监督管理局批准,批发、零售经营企业也需经省级以上药监部门批准许可后方可经营。目前全国只批准某地一家农场按计划种植罂粟,一个省只批准一家企业批发经营罂粟壳。麻醉药品运输时必须先取得公安部门发放的运输凭证。设有病床并具备进行手术或有一定医疗技术的医疗机构,经申请批准后,取得"麻醉药品购用印鉴卡",凭卡购用药品。对晚期癌症患者,为了提高这部分特殊患者的生活质量,有关部门准其办理"麻醉药品专用卡",可以按时、按阶梯提供足够的麻醉药品,以满足其药物镇痛的需要。麻醉药品在医疗机构使用时,规定要使用专用处方,处方剂量也有一定的规定。麻醉药品处方要保存3年备查。以上规定如有违反,轻则行政处罚,构成犯罪的,将依法追究刑事责任。

(二)精神药品管理

精神药品(psychotropic substance)是指直接作用于中枢神经系统,使之兴奋或抑制,连续使用能产生依赖性的药品。精神药品品种多、药理作用比较广泛,分别有催眠、镇静、兴奋、镇咳、止痛、解痉、减肥等作用。根据精神药品依赖性强弱和危害人体健康的程度,我国将其分为两大类。第一类精神药品有苯丙胺、三唑仑等,第二类精神药品有巴比妥、地西泮(安定)、咖啡因等。

精神药品的滥用也是由来已久的,联合国于1971年颁布了《1971年精神药物公约》,公布了100余种严厉管制的品种。近年来出现了精神药品滥用的现象。一段时间以来,一些精神药品如"冰毒""摇头丸""摇头水""减肥药"等在我国社会尤其在舞厅泛滥。究其滥用的原因,主要有以下几点:①人们对精神药品滥用的危害性认识不足,对其生产、经营和使用的管理有所放松;②青少年的好奇心理;③违法犯罪分子诱使吸食、非法制售的犯罪行为。近年来,我国政府加大了对精神药品的管理力度。药监部门颁布了对生产"冰毒""摇头丸"等精神药品的主要原料麻黄碱的管理规定;加强了对药品经营企业销售精神药品的管理;并且停止生产苯丙胺与含安非拉酮的减肥药,基本上遏制了精神药品滥用的势头。

按法律规定,精神药品生产单位及其生产计划、经营单位及其销售计划均需药监部门批准许可后方可生产或经营;第一类精神药品不得零售,只能在县以上医疗机构使用;第二类精神药品可以零售,但必须凭盖有公章的处方购买;不得将精神药品销售给未成年人,情节严重者将追究刑事责任。

(三)医疗用毒性药品管理

医疗用毒性药品(medical toxic drug)是指毒性剧烈、治疗剂量与中毒剂量相近,使用不当会致人中毒或死亡的药品。该类药品分为毒性中药品种和西药品种。毒性中药品种有:砒霜、生马钱子、生川乌、生附子、生半夏、斑蝥、洋金花、蟾酥等27种;毒性西药品种有去乙酰毛花苷丙、阿托品、洋地黄毒苷、毛果芸香碱等 13 种。毒性中药品种的管理重点是药材的收购、炮制和配制使用。规定由指定单位收购、专用仓库保管;民间配制需由街道或乡镇人民政府开具证明;加工时需按"炮制规范"等药品标准炮制;使用配制毒性中药材时,处方若未写"生"字,当配炮制品等。毒性西药品种的管理重点放在药品生产上,比如规定毒性药品生产时需双人核对,严防混淆;剂量要准确无误;生产记录要保存 5 年备查;生产废弃物需妥善处理,不得污染环境等。毒性西药制剂的使用相对安全一些,故未作特殊要求,按一般药品管理使用。

(四) 放射性药品管理

放射性药品(radiopharmaceutical)是指用于临床诊断或者治疗的放射性核素制剂或者其标记药物。包括裂变产物、堆照制品、加速器制品、放射性核素发生器及其配套药盒、放射免疫分析药盒等。《中国药典》2020 年版收载的品种有碘[^{131}I]化钠胶囊与口服液、磷[^{32}P]酸钠注射液、锝[^{99m}Tc]盐制剂、氙[^{133}Xe]注射液等 30 种。为保证放射性药品生产、经营、使用的安全性,国务院规定放射性药品的生产、经营、使用均采取许可证制度。放射性药品生产企业必须建立质量检验机构;放射性药品生产企业只能向持有"放射性药品生产许可证""放射性药品经营许可证"或"放射性药品使用许可证"的单位销售放射性药品;放射性药品的包装必须安全实用,符合放射性药品质量要求,具有与放射性质量相适应的防护装置;放射性药品由医疗机构的放射科室采购使用;"放射性药品使用许可证"须经药监、公安、环保部门共同批准。

七、药品信息管理

药品信息管理的涉及范围广泛,包括对药品信息活动的管理和国家对药品信息的监督管理。

(一) 药品信息性质

药品信息(drug information,DI)是指有关药品和药品活动的特征和变化,既包括有关药品特征、特性、变化方面的信息,也包括有关药品活动方面的信息。药品信息的性质包括:①药品信息具有真伪性,即药品信息有真实和虚假之分,在收集、处理信息时,首先要确保信息的真实准确,区分信息的真假。②药品信息具有无限性,而人们对信息认识又是有限的,因此在实践中需要关注那些最重要的信息。③药品信息具有系统性,是指有关具体事物系统全面的信息。只有全面、系统、完整的信息才有价值,因此对信息的掌握要尽可能做到全面、完整。④药品信息具有依附性,是指药品信息不能单独存在,它只有被各种符号系统组织成为某种形式的符号序列,并需要依附于一定的载体才可能被表达、识别、传递、存储、显示与利用。书刊、磁盘、网络数据库等是药品信息主要的、常见的载体。⑤药品信息具有动态性,药学事业的不断运动和变化,以及人们对药品新的探索和认识,决定了药品信息也在不断更新。⑥药品信息具有目的性,收集、利用信息总是要达成一定目的,它可能是为了实现某个药品的质量要求,也可能是要提高药品的合格率。⑦药品信息具有价值性,很多药品信息的收集、整理、储存、传递是需要付出成本的,这形成了价值,使用它的人就需要付出相应的代价。

药品信息收集权威的参考书通常是经客观、公正和科学的方法编写而成,较为全面、深入地反映了药品各方面的理论、现象、观点和评价。其中定期再版的参考书,有大量的新信息,对药品活动有重要的指导价值。专业期刊按月出版,拥有大量的一次文献,能即时反映药学学科的最新发现和理论,是药品信息取之不尽的源泉。一些医药文献检索刊物和数据库提供了主题索引、药名索引、著者索引等,通过检索,可以查询到包含全面相关信息的文献,是收集药品信息的重要手段。参加学术会议、专题报告会和继续教育讲座是更新知识的好机会,也是获取新信息的重要渠道。药品研发、生产、经营企业拥有其研发、生产经营品种的有关信息,有些信息是它们所特有的,很难从其他地方获得,特别是一些新药资料,可以通过与企业交流学习而获得。随着药品活动的开展,药学工作者可通过自己的观察,认识到的很多药品信息,把这些有价值的信息记录下来,这是其他信息源难以找到的药品信息。

同时,直接与其他药学工作者交流,也可学习到很多他们所掌握的药物信息,以充实自己的知识。根据法律赋予药品监督管理部门的职权,规定有关药事单位在申报药品注册、生产、经营、使用时,必须呈报有关的药品信息;并通过现场核查,抽样检查,日常监督检查和跟踪检查,以确定有关药品信息的真实性、可靠性。这是药事行政部门获取药品信息的主要方法。

(二) 药品信息管理

药品信息管理包括对药品信息活动的管理和国家对药品信息的监督管理。药品信息活动是指对药品信息的收集、保管、整理、评价、传递、提供和使用的过程。药品信息活动管理的基本目标是以最少的人、财、物和时间投入,充分的开发和利用药品信息,保证药品信息的客观、及时和准确,以促使该药事单位目标的实现。国家对药品信息监督管理的基本目标,是保证药品信息的真实性、准确性、全面性,以完成保障人们用药安全有效,维护人们健康的基本任务。国家管理药品信息的措施方法包括国家组织制订颁布药品标准,通过立法程序制定发布有关药品信息管理的法规并强制推行,对违反者给予相应的惩罚,通过药学行业组织制定药师职业道德规范,要求药师应提供真实、准确、全面的药品信息,绝不从事任何可能败坏职业荣誉的活动,通过药学教育改革,培养临床药师、情报药师,从专业上提高药品信息的水平,构建药品监督计算机信息系统。

(三) 药品包装、标签、说明书管理

药品包装包括直接接触药品的包装材料和容器、药品的中包装、外包装、药品标签、说明书。国家法律法规对药品包装作了详细的规定。

1. 药品包装材料和容器管理　直接接触药品的包装材料必须符合药用的规格,经批准后方可使用,药品的中包装与外包装应保证药品在运输、贮存、使用过程中的质量。中药材必须有包装才能上市销售。药品包装上必须印有或贴有标签,标签至少应注明品名、规格、生产批号等内容。

2. 药品标签与说明书管理　药品标签是指药品包装上印有或贴有的内容。药品说明书是指药品生产企业印制并提供的,包含药理学、毒理学、药效学、药动学及医学等药品安全性、有效性重要科学数据和结论,用来指导临床正确使用药品的技术性资料。

药品说明书是药品最根本、最重要的信息来源,它与药品的研制生产、销售、储运、使用等众多环节密切相关。

(四) 药品价格与广告管理

1997 年《中共中央国务院关于卫生改革与发展的决定》根据中国国情强调指出:要加强对药品价格与广告的管理。在 2001 年《中华人民共和国药品管理法》修订中将药品价格与广告纳入法制的管理范围内。

1. 药品价格的管理　药品的价格全部由国家制定,必要时,国家可以采取财政补贴方法生产急需的和基本的药品,因此药品价格一般与其商品价值不符。由于药品是非常特殊的商品,即使在发达国家,政府认为必要时也可以采取定价、比较定价、参考定价、利润控制、强制削价等手段对药品价格进行管制。

2. 药品广告的管理　凡是利用各种媒介形式发布的广告中含有药品名称、药品适应证(功能主治)或与药品有关的内容,都统称药品广告。国家药品监督管理局对药品广告审查机关的药品广告审查工作进行指导和监督。

按《中华人民共和国广告法》和《中华人民共和国药品管理法》规定,药品广告内容必须真实,以药品说明书为准,不得夸大其词,不得含有虚假内容;不得含有不科学的表示功效的断言或保证;不得利用国家机关、医药科研单位、学术机构或者专家、学者、医师、患者的名义和形象作证明;非药品不得宣传为具有药品功效。《中华人民共和国药品管理法》规定,处方药不得在大众媒介发布广告或以其他方式进行以公众为对象的广告宣传,只能在批准的医药专业刊物上向医药专业人员宣传介绍药品。

(五) 互联网药品信息服务管理

《互联网药品信息服务管理办法》于 2004 年 5 月 28 日经国家食品药品监督管理局局务会议审议通过,并于公布之日起施行,于 2017 年进行了相关修正。互联网药品信息服务,是指通过互联网向上网用户提供药品(含医疗器械)信息的服务活动。

互联网药品信息服务分为经营性和非经营性 2 类。经营性互联网药品信息服务是指通过互联网向上网用户有偿提供药品信息等服务的活动。非经营性互联网药品信息服务是指通过互联网向上网用户无偿提供公开的、共享性药品信息等服务的活动。

国家药品监督管理部门对全国提供互联网药品信息服务活动的网站实施监督管理。省、自治区、直辖市的药品监督管理部门对本行政区域内提供互联网药品信息服务活动的网站实施监督管理,并对本辖区内申请提供互联网药品信息服务的互联网站进行审核,符合条件的核发"互联网药品信息服务资格证书"。"互联网药品信息服务资格证书"有效期为 5 年。有效期届满,需要继续提供互联网药品信息服务的,持证单位应当在有效期届满前 6 个月内,向原发证机关申请换发"互联网药品信息服务资格证书"。原发证机关进行审核后,认为符合条件的,予以换发新证;认为不符合条件的,发给不予换发新证的通知并说明理由,原"互联网药品信息服务资格证书"由原发证机关收回并公告注销。省、自治区、直辖市的药品监督管理部门根据申请人的申请,应当在"互联网药品信息服务资格证书"有效期届满前作出是否准予其换证的决定。逾期未作出决定的,视为准予换证。

提供互联网药品信息服务的网站,应当在其网站主页显著位置标注"互联网药品信息服务资格证书"的证书编号;所登载的药品信息必须科学、准确,必须符合国家的法律、法规和国家有关药品、医疗器械管理的相关规定;不得发布麻醉药品、精神药品、医疗用毒性药品、放射性药品、戒毒药品和医疗机构制剂的产品信息;发布的药品(含医疗器械)广告,必须经过药品监督管理部门审查批准,并且要注明广告审查批准文号。

八、药品知识产权保护

从药品开发的历史与发展中可见,药品的研发是一项高投入、高风险和高回报的事业,它的高回报是建立在对药品知识产权法律保护的基础上。各国政府和医药行业都十分重视药品的知识产权保护。我国加入 WTO 前后,与一些国家的政府达成了共识,签署了与贸易相关的知识产权协议。医药贸易、医药经济技术合作、药品进出口、技术引进都不可避免地涉及知识产权问题,药品的知识产权保护已成为药事管理的重要内容。

(一) 知识产权保护

知识产权(intellectual property right)是指包括著作权、专利权、商标权、发明权、发现权、商业秘密、商号、地理标记等科学技术成果权在内的一类民事权利的统称。知识产权作为一种财产权,属于民事权利的范畴,具有无形性、法定性和专有性、时间性和地域的有限性、可复制性的特征。

20 世纪科学技术发展日新月异,当技术发明创造作为商品进入市场后,如果智力成果没有一定的利润回报,研发者的积极性、可持续发展性必将受到影响,保护知识产权的重要性日显重要。我国自改革开放以来逐渐建立起一整套知识产权保护的法律制度。1980 年,我国正式加入世界知识产权组织;1982 年颁布《中华人民共和国商标法》,并于 1993 年、2001 年、2013 年、2019 年共进行了四次修正;1984 年颁布《中华人民共和国专利法》并于 1992 年、2000 年、2008 年、2020 年共进行了四次重大修正,现行《中华人民共和国专利法》由第十三届全国人民代表大会常务委员会第二十二次会议于 2020 年 10 月 17 日通过并公布,自 2021 年 6 月 1 日正式施行;《中华人民共和国著作权法》于 1990 年 9 月 7 日第七届全国人民代表大会常务委员会第十五次会议通过,并于 2001 年、2010 年、2020 年进行了三次修正;1993 年颁布《中华人民共和国反不正当竞争法》;1997 年修订的《中华人民共和国刑法》,在第三章专门增加了"侵犯知识产权罪"一节。2001 年中国加入 WTO,中国政府与多国政府签署了与贸易相关的知识产权协议,药品的知识产权管理已经摆到一个重要的位置。医药知识产权的保护除了适用上述各类国家法律外,国务院还颁布了一些行政法规,以加强药品知识产权的保护,如 1992 年制定的《中药品种保护条例》。该条例于 2018 年 9 月 18 日重新修订,第六条规定,符合下列条件之一的中药品种,可以申请一级保护:①对特定疾病有特殊疗效的;②相当于国家一级保护野生药材物种的人工制成品;③用于预防和治疗特殊疾病的。第七条规定,符合下列条件之一的中药品种,可以申请二级保护:①符合本条例第六条规定的品种或者已经解除一级保护的品种;②对特定疾病有显著疗效的;③从天然药物中提取的有效物质及特殊制剂。

(二) 药品的知识产权保护

药品知识产权,是人们对在医药领域中所创造的一切智力劳动成果依法享有的权利的统称。药品知识产权智力成果形式呈多样化特点,具体有五大类别。第一类为新药,包括新的物质、新生产技术、新的生产工艺、新的处方、动植物、微生物和矿物新的药用品种及其新的生产方法等;第二类为注册商标,包括药品商标、药品商品名、道地药材的产地名称;第三类为管理信息,包括医药企业的计算机软件、GLP、GMP 管理系统软件等;第四类为著作权,如药学书籍、药学年鉴等;第五类为产品信息,医药企业的商业秘密包括药品说明书、未公开披露的有关产品研发、市场营销、技术转让、投资等信息。

为推动医药产业可持续发展、调动医药工作者的主观能动性、保护传统医药资源,对药品知识产权进行法律保护是必要的。2017 年 10 月 8 日,中共中央办公厅、国务院办公厅印发《关于深化审评审批制度改革鼓励药品医疗器械创新的意见》,建立并完善药品知识产权制度,促进药品医疗器械产业结构调整和技术创新,提高产业竞争力,满足公众临床需要;2018 年 4 月 3 日,国务院办公厅印发《关于改革完善仿制药供应保障及使用政策的意见》,研究完善与我国经济社会发展水平和产业发展阶段相适应的药品知识产权保护制度,充分平衡药品专利权人与社会公众的利益,进一步完善知识产权政策,提高药品保障能力。

(三) 药品的专利保护

《中华人民共和国专利法》规定,《中华人民共和国专利法》规定,申请专利的发明创造包括发明、实用新型和外观设计三类。发明,是指对产品、方法或者其改进所提出的新的技术方案;实用新型,是指对产品的形状、构造或者其结合所提出的适于实用的新的技术方案;外观设计,是指对产品的整体或者局部的形状、图案或者其结合以及色彩与形状、图案的结合所作出的富有美感并适于工业应用的新设计。发明和实用新型专利必须具有新颖性、创造性和实用性;外观设计应与公开发表使用的外观设计不相同或不相近。对发明专利,保护期为 20 年,采用延迟审查制度,发明专利申请后,授予专利前要进行实质性审查,无异议后方可授权,我国目前专利从申请到授权一般需要 5 年左右。对实用新型专利权的期限为十年,外观设计专利权的期限为十五年,均自申请日起计算,采用形式审查制度(又称为登记制度),即只要专利行政部门经过初步审查,认为该申请手续完备且符合法律规定的形式,就授予专利权。

医药产品的发明专利亦分为产品发明和方法发明两类。产品发明是指新化合物,如活性成分、非活性成分、药用辅料、中间体、代谢物、药物前体、已知化合物新的医药用途等。方法发明是指药物生产工艺、工作方法和用途发明。但专利法规定对下列各项不授予专利:科学发现;智力活动的规则和方法;疾病的诊断和治疗方法;动物和植物品种;用原子核交换方法获得的物质。实用新型专利在医药产品中多见于医疗器械产品、新的给药容器及容器新形状、新结构等。外观设计专利适用于药品包装容器、包装盒等。

(四) 药品的商标保护

商标是识别商品与服务的标记,是指商品的生产者(包括制造、加工、拣选)和经营者在商品或商品的包装、容器上使用显著特征,用以区别自己的商品与他人生产经营的同类商品的标记。商标注册的行政主管部门为国家商标局,商标采用注册登记、在先申请原则。商标注册后,权利人享有独占权、禁止权、转让权、许可使用权。商品权保护期为 10 年,期满前可申请续展注册,每次续展注册的有效期仍为 10 年,可持续申请续展注册。《中华人民共和国商标法》规定,国家和国际组织的名称、旗帜、国徽、军旗等禁止作为商标注册;商品的通用名称,表示质量、功效、特点的图形文字,县级以上行政区划的地名或公众知晓的外国地名不得作为商标注册。

对于药品来说,商标是区别不同药品生产企业产品质量的标记,是药品是否合法经营的依据,是药品质量的法律保证。药品作为特殊商品,消费者无法依靠自己的能力辨别质量的优劣,只能通过对产品的信任度决定使用哪一种产品。同一产品最有效的区别方式就在于不同生产企业的商标,名牌产品因其质量好、疗效确切,受到消费者的喜爱。因此,药品的商标注册对于企业创名牌、争效益、保证药品质量、提高竞争力,都有着重要的意义。

药品知识产权保护的意义非常重大,它保护和鼓励了药品的创新和开发,推动了我国制药产业的战略性转变,促进了药学科学的技术进步,扩大了药品国际贸易和技术交流。

第三节　药事管理的发展

一、宏观环境对药事管理的影响

近年来,中国经济走上飞速发展的快车道,现代科技、医药经济、文化卫生等各项事业的发展对药事管理产生了深远的影响,并影响其发展趋势。国家政治体制、经济体制的改革对药事管理提出了新的要求,药事管理的组织机构、法律法规、管理内容、管理方法和手段也必然会发生较大的转变。

(一) 改革开放的深化对药事管理的影响

在 20 世纪末,中国改革开放的步伐加快,改革的范围从经济领域扩展到政治领域、文化领域和卫生领域;加入 WTO 使中国完全融入了世界经济的大舞台。市场经济规律和 WTO 原则给药事管理提出了新的要求。回顾近年来药品流通领域出现的一些问题,究其根源,市场行为不规范是重要原因之一。市场经济要求医药行业要建立良好的市场竞争环境,要进一步规范药品购销渠道,建立良好的药品流通秩序;要进一步规范药品价格,建立合理的价格体系及调控机制;要进一步净化药品市场,为企业创造公平竞争的舞台。我国加入 WTO 后,在药品管理上要求遵循国民待遇和最惠国待遇;要求遵循统一性原则、透明原则、公平竞争的原则;要求政府办事更加公平、公开;要求修订法律法规;要求加大对药品知识产权保护的力度;要求开放药品服务贸易的市场,开放卫生服务领域。总之,今后药事管理的政策、法律、方法、形式都要求符合 WTO 原则。

(二) 医药经济的发展对药事管理的影响

医药经济的发展使全国医药市场分化、细化。各种所有制企业、药学经济组织的出现,新的药品研制、生产、经营模式都会给药事管理带来新的问题。比如药品生产、经营的准入、药品研究机构的认证、跨省区药品连锁企业的管理、互联网渠道采购药品等都成为药事管理学的新课题。又比如,世界巨大的天然药物市场与中国的中药现代化发展战略使中药材种植、中药新药、中药饮片加工炮制、中药生产、中药标准化等成为当前药事管理迫切需要解决的问题,而我国目前在中药现代化管理上刚刚起步。近年来颁布的 GAP 需要贯彻执行;建立的国家中成药医学分类体系需要完善;2020 年,国家药品监督管理局发布《关于省级中药材标准和饮片炮制规范中标准物质有关事宜的通知》,进一步加强和规范省级中药材标准及中药饮片炮制规范中收载使用的标准物质标定和分发工作。尽管我国的医药经济在持续发展,但 2013 年以来,由于医疗机构购药金额增长放缓和医药出口增速继续下降等原因,医药经济增长开始放缓,甚至出现增幅回落。未来医药经济增长将从高速换挡到中高速,医药行业呈现出互联网产业化、产业互联网化,医药互联网经济是未来产业经济的新拉动力。同时,自主创新、大健康的兴起和资本跨界的渗透都要求加快产业升级的进度。总之，随着医药经济的发展，医药经济形势的复杂化，药事管理的内容将更加丰富。

（三）医药卫生事业的发展对药事管理的影响

随着生物技术药物市场的不断扩大，规范生物制品的管理已摆到药事管理的议事日程上。随着世界保健药品、OTC 药品市场的逐年扩大，中国在整顿了保健药品市场、对药品实行了分类管理以后，仍然面临着规范管理、逐步完善管理制度的重任。人民生活水平的提高，对药品的安全性提出了更高的要求，而我国药品不良反应监测制度还刚刚起步，亟待加强。卫生事业的发展，对国家基本药物制度改革、基本医疗保险用药的管理、私人医疗机构的药品管理亦将提出新的要求。

二、药事管理制度的发展

随着我国改革开放的深入，医药经济和卫生事业的发展，药事管理将在以下几个方面呈现明显的变化。

（一）药事管理体制将进一步完善

我国已相继组建了新的中央、省、市、县四级药品行政监督管理机构与专业技术监督机构，对药品的监督管理更加集中统一。药事管理体制在改革的基础上进一步扩大完善，逐步形成了专兼结合的药品管理队伍。专家咨询管理系统得到了强化，各级药学会、医药协会在药品技术管理、中介服务、科学决策上发挥出更重要的作用。市场经济的发展进一步要求政府转变职能。政府实行了政企分开、政事分开，从具体管药品事务转向重点管药品的宏观调控、市场监督和公共服务等方面。政府在加强药品准入控制的同时又要改革行政审批制度，一些可以用市场机制代替的行政审批项目极大减少，而涉及药品质量监控、市场监督的职能得到了进一步加强。

（二）药事管理法制将进一步健全

为了适应改革开放的需要，适应市场经济规律、适应 WTO 原则，《中华人民共和国药品管理法》已于 2001 年 2 月 28 日进行了修订，修订的《中华人民共和国药品管理法实施条例》已于 2002 年 9 月 15 日起开始执行。这两个药品管理的基本法律法规的修订标志着我国药品法治建设的进一步健全。已颁布或即将颁布的新制定（修订）的法律法规有：《药品注册管理办法》、《生物制品批签发管理办法》、《麻醉药品和精神药品管理条例》、《药品委托生产监督管理规定》、《药品广告审查办法》、《互联网药品交易服务管理办法》、《执业药师注册管理办法》等。2019 年 8 月 26 日，十三届全国人民代表大会常务委员会第十二次会议表决通过新修订的《中华人民共和国药品管理法》，该法已于 2019 年 12 月 1 日起实施。新修订的《中华人民共和国药品管理法》创新审评机制，强化审评机构能力建立，对临床急需的短缺药、防治重大传染病和罕见病等疾病的新药、儿童用药开设绿色通道，优先审评审批；专章规定了药品储备和供应，提出了标本兼治、多部门协同的要求；进一步明确药品安全工作应当遵循"风险管理、全程管控、社会共治"的基本原则，并以实施药品上市许可持有人制度为主线，进一步明确药品全生命周期质量安全责任，坚决守住公共安全底线；全面加大对违法行为的处罚力度，提高了财产处罚幅度，加大了资格处罚力度，完善了民事责任制度，对生产假劣药或者明知假劣药仍销售使用的，受害人可以要求惩罚性赔偿等。

（三）药事管理内容进一步拓展

任何时期的药事管理内容都是随着时代的发展而发展的。随着各项事业的发展，药事管理的内容将不断扩大。比如 2001 年修订的《中华人民共和国药品管理法》就顺应当时形势发展的需要，新增了药品价格、药品广告、药品包装等内容，这表明药品价格、药品广告和药品包装是当时一段时期内药事管理的重要内容。而 2014 年新修订的《中华人民共和国药品管理法》正式将药品价格"市场化"，又是顺应彼时我国医药事业市场经济发展的需要。2019 年新修订的《中华人民共和国药品管理法》对药品上市许可持有人、药品生产企业、经营企业和使用单位及药品从业者，以法律形式明确规定合法和违法行为,促进行业自律,避免失足越底线,违法受制裁被索赔。加入 WTO 后,国家进一步修改各项政策、法规,有关世界经济贸易规则的内容都充实到目前药事管理的领域之中,并在实践中得到贯彻落实。

(四) 药事管理的方法、手段将进一步科学化、现代化

药事管理方法的科学化是指建立科学、民主的管理体制,管理方法更加民主、公开、公正,并且运用现代科学理论指导管理工作。如药物经济学将更多地在药品宏观经济管理、医院和药房的管理中加以运用;药品流行病学将更多地在药品不良反应监测、药效评价、新药研究中加以运用。药事管理的手段将更加现代化。近年来,电子政务发展很快,在药品管理中已逐渐建立起电子注册、电子申报、电子查询系统;各种数据库的建立,为共享信息资源提供了便利的条件。管理手段的现代化使药事管理工作更加便利快捷,管理效率极大提高。

第九章
目标测试

(杨建宏)

第十章

中 药 学

中药学(science of Chinese materia medica,traditional Chinese pharmacology)是研究中药基本理论和各种中药的来源、采集、性能、功效、临床应用等知识的专门学科,是祖国医学的重要组成部分。中药学是中医药学的一级学科之一,是全国普通高等教育药学类专业规定设置的一门主要专业课程。本课程主要介绍中药基本理论和中药性能与应用的基本知识,通过本课程的学习为正确使用中药及从事中药新药的研究开发工作奠定基础。

第十章
教学课件

第一节　中药学的性质与任务

一、中药学的性质

中药(Chinese materia medica)指收载于我国历代诸家本草中,依据中医药理论和临床经验,用于防治疾病和医疗保健的天然药物。由于中药中植物类占大多数,所以记载中药的书籍便称为"本草"(herbals)。从秦、汉到清代,本草著作约有四百种之多。这些著作是祖国医药学的宝贵财富,记录着中国人民发明和发展医药学的聪明智慧和卓越贡献,成为中华民族优秀文化宝库中的一个重要内容,并在国际上产生了重大影响。及至近代,随着西方医药学在我国的传播,本草学便逐渐改称为中药学。

中药学是研究中药基本理论和各种中药的来源、采集、性能、功效、临床应用等知识的专门学科,是祖国医学的重要组成部分。

二、中药学的任务

中药学是人们对中药认识水平的集中体现,是研究中药基本理论和各种中药来源、采集、性能、功效、临床应用等知识的一门学科。反映了中国历史、文化、哲学和自然资源等方面的特点,是中华民族优秀文化宝库的重要内容,是历史留给我们的宝贵财富。随着现代科学技术的飞速发展和人类文明的不断进步,如何给中药这一古老的学科注入新的内涵,赋予新的生命力,系统地解决中药的现代化问题,是中药学研究亟待解决的内容之一。因此,中药学的任务就是将传统中药的优势、特色与现代科学技术相结合,适应社会发展的需求,使用符合《中药材生产质量管理规范》(Good Agricultrual Practice for Chinese Crude Drugs,GAP)的中药材,建立现代中药的研究、开发和生产体系,促进中药标准化、现代化,创制高效、速效、长效、低毒、质量可控、制剂精良的现代中药。

第二节　中药的产地、采收和贮存

中药所含的有效成分是药物具有防病治病作用的物质基础,适时、合理、科学地对中药进行采收、贮藏,对保证药材质量、达到预防和治疗疾病的目的、保护和扩大药用资源,都具有重要的意义。因此,历代医家都十分重视中药的产地、采收与贮存,积累了许多宝贵的知识和经验,值得借鉴。如早在

《神农本草经》序录中就已指出:"药……阴干暴干,采造时月,生熟土地,所出真伪陈新,并各有法。"认为药物的产地、采收、贮存与其品种真伪、加工炮制一样重要。唐《新修本草》明确指出:"窃以动植形生,因方舛性;春秋节变,感气殊功。离其本土,则质同而效异;乖于采摘,乃物是而时非。"《用药法象》也指出:"凡诸草木昆虫,产之有地;根叶花实,采之有时。失其地则性味少异,失其味则性味不全。"由此可见,药材的产地、采集时间及贮藏方法对保证药材质量的重要性。

一、中药的产地

除极少数的人工制品外,绝大多数中药均来自天然的植物、动物、矿物、海洋生物及微生物。这些天然药物的生长或形成,大多具有一定的地域性,都离不开一定的自然条件。在中国纵横万里的大地、江河湖泽、山陵丘壑、平原沃野及辽阔海域,自然地理状况十分复杂,各地土质、水质、气候、光照、温差、微量元素、生物分布等生态环境各有不同,甚至差别很大。地理状况的不同必然对天然动植物药特别是植物性药材的生长、产量、质量有着重大影响。在某地区适宜于某些动植物的生长,而不适宜于另一些品种的生长。如黄花蒿中青蒿素的含量,因日照等差异,南方生长者明显高于北方;又如丹参所含丹参酮ⅡA等有效成分,因产地不同,其含量相差数倍。对于这种现象,古人早有认识。如《备急千金要方》指出"用药必依土地";《本草蒙筌》认为"地产南北相殊,药力大小悬隔"。历代医药家经过长期使用、观察和比较,知道即使是分布很广的药材,也由于自然条件不同,不同产地,其药用质量优劣也不一样。为了保证天然药材的质量及其临床疗效,自唐宋以来,人们逐渐形成了"道地药材"的概念。

道地药材是指具有明显地域性,历史悠久、质量优良、久负盛名的优质中药材,该产地称道地产区。道地本指各地特产,后演变为"货真价实、质优可靠"的代名词。道地药材由于品质优良,在国内外具有很高的信誉,在经营中具有很强竞争力,因而形成了较大的商品规模。如四川的川黄连、川芎、川乌、附子、川贝母,浙江的杭白芍、杭菊花、杭白芷、浙贝母,江苏的薄荷,河南的怀地黄、怀牛膝、怀山药、怀菊花,广东的砂仁、藿香、广陈皮、草豆蔻,广西的肉桂,东北的人参、细辛、五味子,山东的阿胶,宁夏的枸杞,甘肃的当归,山西的党参,云南的三七等都是著名的道地药材。道地药材的确定,与药材产地、品种、质量等多种因素有关,而临床疗效则是其关键因素。一些药材常在药名前冠以道地产区,如川黄连、建泽泻,就是为了说明是优质品。

道地药材的产区在实践中形成以后,并不是一成不变的。如三七原以广西为上,称为"广三七"或"田七",而云南产者却后来居上,称为"滇三七",成为三七的新道地产区;又如上党人参则由于环境条件的变化而灭绝。因此,必须充分认识道地药材的两重性,一是药材质量好,临床疗效高。长期的医疗实践证明,重视中药产地与质量的关系,强调道地药材的开发和应用,对于确保品种来源正确,临床疗效稳定可靠,起着十分重要的作用。二是受地区所限,产量供不应求。随着医疗事业的不断发展,药材需求量的日益增加,加上很多药材的生产周期较长,有的道地药材已经无法满足临床的需要。因此,在注意保护道地药材资源的基础上,开拓新的药用资源,大力进行药材的科学引种和驯化工作,已成为解决道地药材不足的重要途径。在现代的技术条件下,已能从不少名贵或短缺药材的原产地进行人工栽培或异地引种,以及药用动物的驯养。如人参在东北的广泛种植,原依赖进口的西洋参在中国成功引种,原产于贵州的天麻在陕西大面积引种,人工培育牛黄、人工养麝、人工养熊等都取得了较大成效。当然,在药材的引种或驯养工作中,必须以确保该品种原有的性能和疗效为前提。

二、中药的采收

中药采收有很强的季节性,俗话说"当季是药,过季是草""三月茵陈四月蒿,五月采来当柴烧",又如《千金翼方》所指出:"夫药采取,不知时节,不依阴干暴干,虽有药名,终无药实,故不依时节采取,与朽木无殊,虚费人工,卒无裨益。"说明中药材的采收季节是有严格限制的。因此,做到适时和合理采收中药材是关系到中药品种优劣、有效成分含量的高低以及保护和扩大新药用资源的关键。合理采收中药材,不但与采收时期有关,而且与药用植物的种类、供药用的部位以及有效成分含量的多少等亦有密切的关系。

(一) 全草类药材

以全草入药的草本植物,通常在植株充分成长,枝叶茂盛的花前期或开花初期采收。不用根者割取地上部分,如益母草、豨莶草、紫苏、薄荷、藿香、青蒿、穿心莲等。以带根全草入药者,则连根拔起全株,如车前草、蒲公英、紫花地丁、白花蛇舌草等。少数须在嫩苗时采收,如茵陈、鹤草芽等。以茎叶入药的藤本植物也应在生长旺盛时采收,如首乌藤、忍冬藤。

(二) 叶类药材

叶类药材一般采集以花蕾将开或盛开时最好,此时是植物生长茂盛的阶段,性味充足,药力雄厚,最适于采收。如大青叶、艾叶、荷叶等。有些特定的品种,如罗布麻叶在夏季开花前采摘,其疗效优于秋季采摘者,而霜桑叶须在霜后采收,番泻叶则须采嫩叶,枇杷叶落叶后采收较佳。

(三) 花类药材

花类药材一般采收在花正开放时进行,由于花朵次第开放,宜分次采集。采摘时间很重要,不同品种要求不同。有的须花正开时采摘,如菊花、洋金花、旋覆花等。有的要求在含苞待放时采摘花蕾,如金银花、槐米、丁香、辛夷、款冬花等。有的要求花半开时采摘,如月季花、木槿花。槐花如已开放,其有效成分芦丁的含量将明显降低,不能符合入药要求。红花则应在花冠由黄转为橙红时采收,色泽鲜艳,微有香气,质量最好。蒲黄等花粉类药材,应在花朵完全开放后收集。

(四) 果实和种子类药材

多数以果实入药的药材,通常在果实成熟时采收,如枸杞、山楂、马兜铃、瓜蒌、川楝子等。少数品种在果实未成熟时入药,如枳实、青皮、乌梅、覆盆子等。容易变质的浆果,如桑椹、枸杞、覆盆子、女贞子等,应在略成熟时于晴天的清晨或傍晚采收为好,并及时加工。

以种子入药者,大多在果实成熟后采摘,如沙苑子、菟丝子,有些则应在果实尚未完全成熟时采集,以免成熟后果实开裂,种子散失,如茴香、豆蔻、牵牛子、青葙子等。采摘果实或割取整个果序,置干燥通风处干燥,适时脱粒。若同一果序的果实次第成熟,则应分次摘取成熟部分,再分离种子。

(五) 根和根茎类药材

根和根茎类药材一般宜在秋、冬季节,植物生长停止,地上部分枯萎的休眠期,或在春季发芽前采集。素有"以二、八月为佳"的说法。此时,根和根茎中储藏的营养物质比较丰富,通常有效成分的含量较高。古人经验指出"春初津润始萌,未充枝叶,势力淳浓""至秋枝叶干枯,津润归流于下",可见"春宁宜早,秋宁宜晚"是有科学根据的。例如天麻在冬季至次年清明前茎苗未出时采收者名为"冬麻",体坚色亮,质量较佳;在春季苗出土时采挖者名"春麻",其体轻疏,色暗多皱缩,质量较差。丹参在秋后采收者,其丹参酮的含量比其他季节采收者高2~3倍。但也有例外,如柴胡在春天采较好;延胡索、半夏的地上部分枯萎时间较早,以夏季采收为宜。

(六) 树皮和根皮类药材

树皮多在春夏之交采收,此时植物生长旺盛,树皮液汁的养分增多,形成层细胞分裂快,树皮易于剥离,质量较好。如黄柏、厚朴、杜仲、秦皮等。少数树皮类药材如肉桂则宜在10月份采集,此时桂皮中芳香油含量高,药材质量好。由于树皮类药材多源于木本植物,其生长周期长,成材缓慢,应避免伐树取皮或环剥树皮等简单采集方法,以保护药用资源。根皮类药材于春秋采剥为宜,如牡丹皮、地骨皮、白鲜皮等。

(七) 动物类药材

动物类中药因种类的不同、入药部位的不同和其生活习性、活动规律不同而采收时间各异,以确保药效、容易获得和有利于保护资源为原则。如桑螵蛸以卵鞘入药,应在二月中旬采收,过时虫卵孵化变为成虫影响药效。鹿茸应在夏、秋二季锯取鹿茸过时则角化;金钱白花蛇应在夏、秋季节,捕捉孵出 1~3 周的幼蛇;小昆虫等则应在数量较多的活动期捕获等。

(八) 其他药材

树脂及汁液类药材,不同植物采收时间和部位不同,如安息香在 4 月至秋末生长旺盛时,在树干上割成"V"形口,待汁液凝固成香后采收。矿物类药材全年皆可采集,不拘时节。

三、中药的贮存与养护

中药采收加工后炮制成中药饮片,如同其他商品一样,在使用之前一般均要贮藏保管。如贮藏保管不当,则会出现中药饮片质量问题,如:出现虫蛀、发霉、变色、走油、挥发、变味等现象,这将会影响其临床疗效和用药安全。为了做好中药饮片的贮藏保管工作,应熟悉药物的性质和影响其质量的因素。在运用传统贮藏保管方法的基础上,积极采用现代贮藏保管新技术、新方法进行科学贮存与管理,才能保证中药饮片质量。中药饮片一般不宜久贮,应根据生产日期,先进先出,尽量减少贮存时间,保证饮片质量。

(一) 传统贮藏保管方法

中药贮藏保管的传统方法,具有经济、有效、简单、实用等优点,仍是应用广泛、最基本的贮藏方法。

1. **清洁养护法**　清洁卫生是防止仓虫侵入的最基本和最有效的方法。其内容主要包括对中药贮藏品、仓库及其周围环境进行消毒并保持清洁。

2. **防湿养护法**　通过适当方法或吸湿物,吸收潮湿空气或中药饮片中的水分,保证贮藏环境和药物干燥。常用的方法有通风、吸湿、晾晒和烘烤等。

3. **密封或密闭贮藏法**　利用密闭的库房或缸、瓶、箱、桶、塑料袋等容器,将中药饮片密封或密闭,使其与外界隔离,减少空气、温度、湿度、光线、微生物及害虫等因素对药物的影响。

4. **对抗储存法**　采用两种或两种以上的药物同贮或采用一些有特殊气味的药物同贮,相互克制,起到防虫、防霉的作用。如牡丹皮与泽泻、花椒与蛤蚧、人参与细辛等;大蒜防芡实、薏苡仁生虫等;白酒防人参、枸杞生虫;当归防麝香走气色等。应用此法应注意防止药材之间的"掺混"和"串味"。如人参不宜用冰片、樟脑、薄荷脑等防虫,以免沾染异臭。

(二) 现代贮藏保管方法

目前,除使用一些传统的贮藏保管方法外,许多现代中药贮藏保管的新技术、新方法也不断得到应用。

1. **机械干燥灭菌法**　主要是利用远红外烘烤或微波(真空)干燥等设备,使受潮的中药饮片干燥,同时还能有效地杀灭药物上的微生物、虫卵,达到防霉、防虫的目的。本法设备投资较少,操作简单,适用于大多数中药饮片。

2. **低温冷藏法**　低温冷藏是利用空调、冷藏柜和电冰箱等机械制冷设备降温,以抑制微生物、仓虫和虫卵的滋生和繁殖,降低氧化反应的速度,减缓大多数化学变化,从而达到防止中药霉变、虫蛀、变色及气味散失的目的。特别适用于贵重中药,受热易变质的药物。低温贮藏的温度多在 0~10℃。温度过低则会冻伤而破坏药物细胞壁结构及蛋白质等成分。

3. **机械吸湿法**　机械吸湿是利用空气去湿机吸收空气中的水分,降低库房内的湿度,从而达到防虫、防霉效果。本法费用较低,降湿快,可以自动控制湿度,不污染药物,是一种较好的除湿方法。

4. **气调养护法**　通过人工降低饮片贮藏环境中的氧气浓度,达到杀虫、防虫、防霉的目的。目前采用的气调方法主要有充氮降氧法、充二氧化碳降氧法、真空降氧法、除氧剂降氧法和自然降氧法等。本法的特点是费用低,不污染环境和药物,劳动强度小,易管理。

5. 气幕防潮法　气幕又称气帘或气闸,是装在库房门上,配合自动门以防止库内外空气对流的装置,从而达到防潮的目的。

第三节　中药的炮制

炮制是按照中医药理论,根据医疗、调配、临床需要及药材自身性质,对中药进行的一项特殊加工处理过程。炮制古称"炮炙""修事""修治"等,有着悠久的历史。中药炮制既有科学的内涵,又有其特殊的技术标准,与中医的辨证施治是相辅相成的关系。在加工处理过程中,既要充分发挥疗效又要避免或减轻不良反应,最大程度地满足临床用药的安全有效。

一、炮制的目的

中药的炮制有多个方面的目的,由于药材品种的不同,炮制目的也有所不同。提高疗效、降低毒性、便于使用等,都是中药炮制的主要目的。

(一) 增强药物疗效

中药经炮制后,动植物类细胞、组织、所含成分,矿物类的组成成分、杂质含量、晶格结构等会发生一系列物理、化学变化,这些变化可从不同方面增强药物的药效。如中药材在切制成饮片的过程中细胞破损、表面积增大等,可使其药效成分易于溶出;炮制用辅料的助溶、脱吸附等作用也可使难溶于水的成分水溶性增加;炒、蒸、煮等热处理可增加某些药效成分的溶出率。又如种子类中药,传统炮制理论认为"逢子必炒",因种子类药物外有硬壳,其药效成分不易被煎出,经加热炒制后种皮爆裂,质地疏松,便于成分煎出。款冬花等化痰止咳药经蜜炙后,增强了润肺止咳的作用,皆因炼蜜有甘缓益脾、润肺止咳之功,作为辅料可起协同作用,从而增强疗效。现代实验证明,胆汁制南星能增强南星的镇痉作用,甘草制黄连可使黄连的抑菌效力提高数倍。

(二) 降低或消除药物的毒副作用,保证安全用药

许多中药虽有较好的疗效,但毒性较大,临床应用安全性低。有毒中药通过炮制,可以降低其毒性或副作用。如川乌、草乌、附子、天南星、半夏、甘遂、巴豆、马钱子等。炮制解毒的方法很多,如浸渍、漂洗、水飞、砂炒、蒸、煮、复制、制霜等。有些药物具有过偏之性,临床应用易产生副作用,通过炮制,可以调整药性,去除或降低药物的副作用,更好地发挥疗效,保证临床用药安全。如种子类中药富含脂肪油,往往具有滑肠致泻的副作用,可通过炒制和制霜去除部分脂肪油,减缓患者的腹泻。何首乌生品可解毒、消肿、润肠通便,如用于体虚患者,则易损伤正气,经黑豆蒸制后,致泻的结合型蒽醌成分减少,补益肝肾作用得以更好地发挥。

(三) 改变药物性能,扩大应用范围

炮制可以改变中药的"寒、热、温、凉"四气、"辛、甘、酸、苦、咸"五味,以缓和或改变药物偏盛的性能。如生甘草,性味甘凉,具有清热解毒、清肺化痰的功效,常用于咽喉肿痛,痰热咳嗽,疮痈肿毒。《金匮要略》中的"桔梗汤"所用为生甘草,即取其泻火解毒之功。炙甘草性味甘温,善于补脾益气,缓急止痛,常入温补剂中使用。

炮制可改变药物性味、质地,因而可改变药物作用趋向。一般酒制则升,姜炒则散,醋炒收敛,盐炒下行。例如大黄苦寒沉降,峻下热结,泻热通便,经酒炒后,可清上焦火热,治目赤头痛。另外,许多单味中药作用于多个经络,故通过炮制调整,可使其作用专一。如小茴香生品归肝、肾、脾、胃经,理气和胃,盐炙后专入肾经,温肾祛寒,疗疝止痛。

(四) 保证饮片质量,便于贮存和使用

中药材来源于自然界,在采收、仓储、运输过程中混有泥沙杂质及残留的非药用部位和霉败品。经过净制如挑选、筛选、清洗、分离等炮制工艺,使其达到所规定的洁净度。有些药材,由于其自身因

素,质量不稳定。如桑螵蛸中往往含有未孵化的虫卵。一旦虫卵孵化,会影响药效。故桑螵蛸通过蒸制,可杀死虫卵,更有利于贮藏保管。

另外,中药材经炮制成中药饮片后,亦便于临床使用。如:通过净制,中药切制成一定规格的片、丝、段、块等,更加便于临床分剂量、配药方,保证了调剂和制剂的计量准确,也利于调配煎煮。矿物类、甲壳类及动物化石类药材,质地坚硬,很难粉碎,不易煎出。加热处理,可使药材质地酥脆、易于粉碎。

(五)产生新疗效,制备新饮片

采用不同的炮制方法,可使一味药材制备成多种饮片规格,扩大了药物的应用范围,更适应中医临床辨证施治的需要。如地黄、熟地黄,何首乌、制首乌在《中国药典》上均已单列。通过发酵、制霜、蒸煮等方法,使原有的性味功效改变,产生新的疗效,例如西瓜通过炮制制成西瓜霜具有新疗效,成为新饮片。

二、炮制的方法

炮制方法是历代逐渐充实、发展起来的,内容丰富、方法多样。明代缪希雍在《炮炙大法》中,曾把古代的炮炙方法归纳为十七法,为炮制的发展奠定了基础。现代的炮制方法在古代炮炙经验的基础上,有了很大的改进和发展,可分成以下五大类型。

(一)修制

1. 净制　主要目的在于除去药材中的杂质及非药用部分,使药物纯净。多采用挑、拣、簸、筛、削、刷、刮等方法。如拣去合欢花中的枝叶,刷除枇杷叶、石韦叶背面的绒毛,刮去厚朴、肉桂的栓皮,除去麻黄的根及木质茎等。

2. 切制　采用切、锉等方法,把药材切制成一定的规格,以利于其他炮制、干燥、贮存或调剂时称量。根据药材的性质和医疗需要,切制有很多规格,如天麻、槟榔宜切薄片,泽泻、白术宜切厚片,黄芪、鸡血藤宜切斜片,桑白皮、枇杷叶宜切丝,麻黄、白茅根宜锉成段,茯苓、葛根宜切成块等。

(二)水制

水制是用水或其他液体辅料处理药材的方法。常见的方法有洗、淋、泡、漂、浸、润、水飞等。其主要目的是清洁药材,软化药材,调整药性。如将药材放入清水中快速洗涤,除去上浮杂物及下沉脏物,晒干备用,但少数易溶,或不易干燥的花、叶、果、肉类药材不宜洗涤。对于质地坚硬的药材,则应在保证其疗效的原则下,于水中浸泡一段时间,使其变软易于切制。也可根据药材的质地、加工时的气温、工具,用淋润、洗润、浸润、泡润等多种方法,使清水或其他辅料润透药材,在不损失或少损失药效的前提下,使药材软化,便于切制。对于某些具有腥味、盐分或毒性的药材,可将其置于宽水或长流水中浸渍一段时间,并反复换水,以漂除其不良气味和成分,如紫河车漂去腥味,昆布、海藻去盐分等。

"水飞"是水制法中较特殊的,是利用药物在水中的沉降性质分取药材极细粉末的方法。将药材与水一起研磨,再加水搅拌,倾取混悬液,下面粗的再加水继续研,直至全部研细。混悬液静置后分取沉淀物,干燥,研散。此法所得到的粉末既细,又能减少研磨中粉末飞扬造成的损失。多用于矿物类、贝甲类药材的制粉,如水飞朱砂、炉甘石、雄黄等。

(三)火制

火制是将药材直接用火加热或加入辅料用火加热处理的方法,是使用最广泛的炮制方法。常用的火制法有炒、炙、煅、煨等。

1. 炒　又有清炒和辅料炒之分。将药材放入锅内加热并不断翻动,炒至一定程度取出为清炒。根据加热程度清炒又可分为炒黄、炒焦、炒炭。用文火将药材炒至表面微黄为炒黄;用武火将药物炒至表面焦黄,内部颜色加深并有焦香气称炒焦;至表面焦黑,内部焦黄,但保留药材固有气味(即存性)

叫炒炭。其中炒黄、炒焦能缓和药性或增强健脾作用;炒炭可以缓和药材的烈性、副作用或增强其收敛止血的作用。与固体辅料共炒为辅料炒。如土炒白术、麸炒枳壳、米炒斑蝥等,可减少药材的刺激性,增强疗效;蛤粉炒阿胶等,可使药材酥脆,易于有效成分煎出等。

2. 炙　以液体辅料拌炒药材,使辅料渗入药材组织内部,改变药性,增强疗效,减少副作用或除去异味的炮制方法称"炙"。通常使用的液体辅料有蜜、酒、醋、姜汁、盐水、童便等。如当归酒炙活血功能增强;黄芪、甘草蜜炙增强补中益气作用;盐炙杜仲可增强补肾功能;延胡索醋制增强止痛作用等。

3. 煅　是将药材用猛火直接或间接煅烧,使质地松脆,易于粉碎,煅后药材改变了原有的理化性质,减少或消除了副作用,能够充分发挥疗效。其中,将药材直接置于炉火上或容器内而不密闭加热煅烧者,又称明煅,多用于矿物或动物甲壳类药材,如煅牡蛎、龙骨、石膏等。将药材置于耐火器中密闭间接煅烧者,又称焖煅,多用于质地轻松,可炭化的药材,如煅血余炭、棕榈炭等。

4. 煨　将药材用湿纸或湿面粉包裹,放于大火中或置炉中烘烤至包裹物焦黑为度的炮制方法,称之为煨。煨制的主要目的是去除药材中的油质,缓和药性、降低毒副作用等。如煨生姜、甘遂、肉豆蔻等。

(四) 水火共制

水火共制是将药材既用水或液体辅料,又用火处理的一种综合性的炮制方法。常用的水火共制法包括蒸、煮、淬、燀等。

1. 蒸　是利用水蒸气或隔水加热药材的炮制方法,多用于滋补类中药。有清蒸和加辅料蒸两类。加热时间应视炮制目的而定。如欲改变药物性味功能,则宜久蒸,如蒸制熟地、何首乌、大黄等;为使药材软化,以使切制者变软透心为度,如茯苓、厚朴等;为杀死虫卵、苷类水解酶灭活,以利保存者,加热蒸至"圆气"即可,如蒸桑螵蛸、黄芩等。

2. 煮　是将药材与清水或液体辅料共同加热的方法。如醋煮芫花可减少毒性,酒煮黄芩可增强其清肺热功效,甘草水煮吴茱萸可降低其烈性等。

3. 淬　是将某些药材加热煅烧后快速投入冷水或液体辅料中,使之酥脆的方法。其主要目的是使药材易于粉碎,且辅料被其吸收而充分发挥预期疗效。如醋淬磁石、鳖甲、黄连汁淬炉甘石等。

4. 燀　是将药材投入沸水中短暂浸煮,并迅速取出的方法。常用于种子类药材的去皮、肉质多汁药材的干燥处理等。如杏仁、桃仁燀后便于除去非药用的种皮,并使相应的酶灭活而使有效成分稳定;马齿苋、天门冬燀后有利于干燥贮存等。

(五) 其他炮制方法

1. 复制　将药材加入一种或数种辅料,按规定程序反复炮制的方法称为复制,如复制半夏等。

2. 发酵　在适当的温度、湿度条件下,使药物发酵成曲,是一种改变原药的药性,产生新疗效的方法,如神曲、建曲、半夏曲等。

3. 制霜　种子类药材压榨去油制成松散粉末或经加工析出细小结晶的炮制方法。制霜可以缓和药性,降低毒性,如巴豆霜等;也可产生新的疗效,如西瓜霜等。

4. 发芽　在一定的温度和湿度条件下,使成熟的果实种子萌发幼芽的方法称为发芽。通过发芽,起到扩大用药范围的作用。

三、炮制对中药化学成分的影响

由于中药炮制方法的复杂性、多样性及多种辅料炮制等特点,各种不同炮制方法都可能不同程度地使化学成分发生质和量的改变,从而影响了药物原有的作用,达到了所需要的某种临床效果。因此,研究炮制前后化学成分的变化对阐明炮制机制,鉴别炮制方法的合理性,推动炮制工艺的改革,提高炮制水平均有重要的意义。

(一) 炮制对生物碱成分的影响

对含生物碱成分的药材,常采用醋制、酒制的炮制方法。如醋制延胡索,其水煎液中总生物碱的含量比生延胡索增加一倍,增强了延胡索镇静、止痛的作用。酒是一种良好的溶剂,酒制也能提高生物碱的溶出率,起到提高临床疗效的作用。

马钱子是临床常用的镇痛药和活血化瘀药,毒性很大。实验表明,马钱子生品的毒性最大,不同的炮制品毒性均有所下降。其主要原因是马钱子加热炮制后,内在成分分解。马钱子采用砂炒法炮制,其总生物碱的含量较生品仅略微下降,但在一定程度上降低了马钱子毒性。镇痛实验表明,马钱子砂炒炮制品的镇痛作用最强。所以,马钱子采用砂炒法炮制是有科学根据的。

(二) 炮制对苷类成分的影响

苷在酸性条件下易水解,含苷类成分的药材一般不用醋炮制。有时选用酒炮制,可以增加苷类成分的溶解。炮制可以避免苷类成分被酶解,保存药效。黄芩是常用的清热解毒药。研究表明黄芩有效成分黄芩苷溶解于水,用水煮、水泡的方法软化黄芩会导致有效成分大量丢失;蒸法软化黄芩,可以避免有效成分随水流失。因此,最好的方法是蒸法软化,趁热切制。苦杏仁是止咳平喘药,实验表明苦杏仁用微波炮制就能将苦杏仁酶完全灭活,苦杏仁苷不受损失。

(三) 炮制对挥发油成分的影响

含挥发油的药材要避免高温炮制,加热炮制易导致挥发油含量的下降。但有些药材需经炮制减少或去除挥发油,减少副作用。如苍术经炮制后除去部分挥发油,降低了药材的燥性。

(四) 炮制对鞣质类成分的影响

鞣质易溶于热水,遇铁会产生沉淀,炮制时不宜用热水泡洗,避免与铁器接触。有些药材制炭后,鞣质的含量会增加,如生地榆炮制后鞣质含量下降、槐米制炭后鞣质含量显著提高。

(五) 炮制对有机酸类成分的影响

低分子有机酸具有良好的水溶性,含低分子有机酸的中药在水制过程中会发生有机酸大量流失,因此炮制时要少泡多润,避免有效成分的损失。同时,有机酸在高温高压的条件下可能发生质变,而导致有机酸流失。是减少有机酸含量,减少药物的刺激,还是防止有机酸流失,都可基于实际情况对炮制方法进行选择。比如,山楂制炭后有机酸含量可降低,酸性下降,刺激性也随之降低。而为了避免大量有机酸流失,在对升麻进行炮制时,可以采用喷淋浸润的方法进行处理。

(六) 炮制对油脂类成分的影响

油脂有润肠致泻等作用,有的油脂有毒,为避免泻下作用过猛等副作用,可采用去油制霜等炮制方法。如巴豆,主含巴豆油,有峻泻作用。巴豆油在肠中遇到碱性肠液,析出巴豆酸,巴豆酸能刺激肠黏膜,使肠蠕动加快,产生峻泻。巴豆中还含有巴豆毒素,也是剧毒物质,此成分遇热易被破坏,失去活性。传统炮制方法有通过加热破坏巴豆毒素,也有压榨去油降低巴豆的峻泻作用,都是科学的。

(七) 炮制对含树脂类药物的影响

炮制含树脂类药物时,可用辅料酒、醋处理,以提高树脂类成分的溶解度,增强疗效。如五味子的补益成分五味子素为树脂类物质,经酒制后可提高溶出率;乳香、没药为树脂类药物,经醋制,能增强活血、止痛、消肿的作用。

(八) 炮制对含蛋白质、氨基酸类药物的影响

蛋白质是一类大分子物质,多数可溶于水,生成胶体溶液,一般煮沸后由于蛋白质凝固,不再溶于水。一些含有毒性蛋白质的药物可通过加热处理,使毒性蛋白变性而降低或消除毒性,如苍耳子、巴豆、白扁豆、蓖麻子等含有毒蛋白,通过加热炮制后可达到降低毒性的目的。

氨基酸在加热炮制的过程中能在少量水分存在的条件下与单糖产生化学反应,生成具有特异香味的环状化合物。如缬氨酸和糖能生成味香可口的褐色类黑素、亮氨酸和糖类,能产生强烈的面包香

味。所以麦芽、稻芽等发芽炒制后变香而具健脾消食作用。

(九) 炮制对含糖类药物的影响

糖类是自然界中广泛分布的一类重要的有机化合物,又称碳水化合物,是植物细胞和组织的重要营养和支持物质。一些含糖苷类药物在加热炮制后,可分解形成糖和苷元。如何首乌蒸制后水溶性总糖含量升高,其中单糖、低聚糖、多糖均有所增加,以多糖含量增加为主,糖类成分的增加可增强制何首乌的补益作用。

(十) 炮制对无机成分的影响

炮制对无机成分也有一定的影响,如夏枯草含有大量的钾盐,长时间的水处理,会降低其利尿作用。矿物药炮制后,除了易于粉碎,有的能够产生新的临床疗效。如含结晶水的石膏能清热泻火,除烦止渴;煅烧后失去结晶水,具有收敛、生肌、敛疮、止血的作用。黄芪、肉苁蓉、杜仲、女贞子等炮制后Zn、Mn、Fe、Cu 等微量元素明显增加,从而说明炮制后可增强其补肾作用。

第四节　中药的性能

中药的性能又称药性,是指药物与治疗有关的性质和效能,是中药作用的基本性质和特征的高度概括,是中药理论的核心,也是中药理论指导下认识和使用中药的重要依据,主要包括四气、五味、归经、升降浮沉、毒性等。

一、四气

(一) 四气概述

四气是指药物具有的寒、热、温、凉四种药性,故又称为四性。它反映药物在影响人体阴阳盛衰、寒热变化方面的作用倾向,是说明药物作用性质的重要概念之一。四气中寒凉与温热是本质不同、互相对立的两大药性,而寒与凉、热与温,则是本质相同、程度有别的同一药性,寒甚于凉,温次于热。

(二) 四气的确定

药物的四气是与疾病的寒热属性相对而言的,是由药物的治疗作用所决定的。《黄帝内经》指出"所谓寒热温凉,反从其病也"。《神农本草经百种录》又指出"入腹则知其性"。说明四气的确定,是在患者服药以后,以中医寒热辨证为基础,从药物对所治疾病的病因、病证寒热性质的影响中得到认识的。即药性的确定是以用药反应为依据,病证寒热为基准。能够减轻或消除热证的药物,一般属于寒性或凉性,如黄芩、板蓝根有清热解毒作用,能缓解临床发热口渴,咽喉肿痛之热证,表明二者为寒性药物。反之,能减轻或消除寒证的药物,一般为温性或热性,如附子、干姜具有温中散寒作用,用于治疗腹中冷痛、四肢厥冷、脉沉无力等寒证,表明这两种药物属热性。

(三) 四气的作用

中医临床辨证的纲领之一是分清疾病的寒热。《黄帝内经》指出"寒者热之,热者寒之"。《神农本草经》提出"疗寒以热药,疗热以寒药"。是中药临床应用的基本原则。因此,运用中药,必须掌握寒、热、温、凉四气,才能针对病情正确选用。

一般而言,具有清热泻火、凉血解毒作用的药物,属寒性或凉性;具有温里散寒、补火助阳、温经通络、回阳救逆等作用的药物,属温性或热性。但药性寒热只反映药物影响人体阴阳盛衰、寒热变化的基本倾向,并不说明药物的具体作用。药性寒热与药物功效的关系要明确两点:①药性寒热与药物功效是共性与个性、抽象与具体的关系。徐灵胎认为"同一热药,而附子之热与干姜之热迥乎不同,同一寒药,而石膏之寒与黄连之寒迥乎不同"。因此,必须结合每一药物的具体作用,方能掌握其性寒、性热的特点。②药性寒热是从特定角度概括药物作用的性质,而非所有方面。因此,掌握药性寒热不能脱离其具体功效,必须同时与其他方面的内容相结合。

二、五味

(一)五味概述

《黄帝内经》指出:"辛散、酸收、甘缓、苦坚、咸软",《神农本草经》谓"药有酸、咸、甘、苦、辛五味"。由此可见,五味是指药物有辛、甘、酸、苦、咸五种不同的味,实际上药物不止此五种味道,如淡味前人视为甘味的"余味",而附于甘味,收涩味视为酸味的"变味"而附于酸味。五味不一定用来表示药物的真实滋味,更主要是用以反映药物的作用特性,是最早总结的中药性能。

(二)五味的确定

最初,药物的各种味是由健康人味觉器官的辨别而得,如黄连、黄柏之苦;甘草、枸杞之甘;桂枝、川芎之辛;乌梅、木瓜之酸;芒硝、食盐之咸等。因此,味的确定最初是依据药物的真实滋味。随着用以防治疾病实践的积累,人们发现不同味的药物具有不同的治疗作用。如辛味与发散、甘味与补虚、酸味与收敛等,存在着很大的相关性,便以药物滋味来表示这些相关的作用特点。由于药物种类增多,药物功用的拓展,有的药物具有某种滋味,却无其相应的作用特点,而某些药物具有相同的作用特点,却又没有相应的滋味。如山楂虽有浓烈的酸味,却不具有收涩作用;麻黄有较强的发散作用,却无明显的辛味。由此可知,药物五味的确定则主要存在滋味和作用两大依据,滋味与实际口尝的感觉有关,作用则是药物临床应用的归纳和总结。所以,五味上升为药性理论来认识,已远远超出了味觉的概念,而是与药物功效应用密切有关。

(三)五味的作用

关于五味的作用,在《黄帝内经》论述的基础上,得到了历代医家的不断补充发挥,综合前人的论述和用药经验,目前一般认为:辛能散能行。具辛味的药物有发散、行气、活血等作用。所以,发散表邪的解表药如麻黄、紫苏、薄荷,消散气滞血瘀行气药如木香、香附、青皮,活血药如川芎、当归、红花等,一般都属辛味药。此外,一些气味芳香辛辣的药物,除有能散、能行的特点外,还具有芳香辟秽、芳香化湿、芳香开窍的作用,通常也属辛味药。

甘能补、能和、能缓。具有补虚、和中、缓急止痛、调和药性的作用。如人参大补元气、熟地滋补精血,饴糖缓急止痛,甘草调和诸药等。某些甘味药具有解药食中毒的作用如甘草等,因此又有甘能解毒之说。

酸能收能敛。具酸味与涩味的药物,有收敛固涩作用。多用于体虚多汗,久泻久痢,肺虚久咳,遗精滑精,尿频遗尿等证。如五味子涩精、敛汗,乌梅涩肠止泻、敛肺止咳,金樱子固肾涩精等均属酸味药。而龙骨涩精,赤石能涩肠止泻,乌贼骨收敛止血等属涩味药。

苦能燥能泄。泄的含义较广,有指降泄的,如杏仁、葶苈子能降壅遏上逆的肺气而止咳平喘,枇杷叶、代赭石能降上逆的胃气而止呕吐呃逆。有指通泄的,如大黄泻下通便,用于热结便秘。有指清泄的,如栀子、黄芩清热泻火,用于火热止炎,神燥心烦,目赤口苦等证。燥是指燥湿,若干苦味药均能祛湿邪,治疗湿证。结合药性看,燥湿作用又有苦寒燥湿和苦温燥湿之分。如黄连、黄柏治疗湿热证,为苦寒燥湿,而苍术、厚朴用于寒湿证,为苦温燥湿,均属苦味药。

咸能软能下。具咸味的药物有软坚散结和泻下作用。多用于治疗癥瘕、痰核、瘿瘤等证。如海藻、昆布、鳖甲、蛰虫等均属于咸味药。

气和味都是从不同的方面反映了药物的性能特点和临床应用规律,都有一定的局限性,气味的结合才能构成完整的药性。如黄芩与生地黄,均属寒性药,都有清热作用,但黄芩苦寒,清热燥湿,主治湿热证;而生地黄甘寒,清热养阴,主治阴虚内热证等。

性和味均属于性能范畴,只反映药物作用的共性和基本特点,在实际工作中,不仅要性味共同,还必须与药物的具体功效结合起来,才能比较全面、准确地认识药物。如乌药辛温,有行气止痛、温经散寒的作用;川芎辛温,有活血行气、祛风止痛的作用。因此,在临床上性味与功效共同参考更为重要。

三、归经

(一)归经概述

所谓归经,是把药物的作用与人体的脏腑经络联系起来,归经指药物作用部位的归属,用以说明药物功效的适应范围,从而为临床辨证施治提供选择用药的依据。因此,归经是用以表示药物作用部位的一种性能,是中药性能的重要内容。

(二)归经的确定

前人在用药实践中观察到,由于性味等其他性能相同,且功效亦相同的药物,存在着作用部位的差异。将这些认识加以总结,便形成了归经理论。中药的归经是以脏腑经络学说为理论基础,以药物的治疗作用为实践依据而确定的。因为经络起着沟通人体内外表里的作用,生理上相互协调,发病时也相互影响。所以,表证可以通过经络影响到脏腑,脏腑病变的里证又可反映到体表。通过疾病过程中出现的证候表现,四诊合参,归纳分析确定病变所在的脏腑经络,这是中医辨证的重要内容。归经是药物作用的定位概念,因而与病证定位关系十分密切。如脏象学认为心主神志,当患者出现精神、思维、意识异常的昏迷、癫狂、痴呆、健忘等证候表现时,可推断为心的病变。能主治这类证候的药物如麝香、朱砂、酸枣仁、琥珀、人参等皆入心经。同理,桑叶明目,全蝎止痉,当归养血归肝经等。

所谓药物归某经,是表明该药物的有关功效对这些脏腑或经络具有明显的作用,而对其余部位作用不明显或没有作用。值得注意的是,归经理论中所指的脏腑,是中医学特有的定位概念,与现代医学的解剖部位有较大的区别,不能与之混淆,因为两者的含义和认识方法均不相同。对于药物归经的理解,也不一定是指药物有效成分实际到达的部位,而主要是药物产生效应的所在部位。

(三)归经的作用

掌握归经理论,可以增强用药的准确性,提高临床疗效。谓“不知经络而用药,其失也泛”。如同为甘寒的补阴药,沙参归肺胃经,百合归肺心经,龟甲归肝肾经。又如里实热证有肺热、心火、肝火、胃火等不同,应当分别选用药物来治疗。同时,在应用归经理论时,又必须从整体出发,考虑到脏腑经络之内的密切关系。如咳喘因脾虚或肾虚所致者,单独拘泥于治肺,则疗效不佳,若以健脾益气药或补肾药与归肺经的补肺、止咳平喘药同用,疗效能明显提高。正所谓“执经络而用药,其失也泥,反能致害”。

四、升降浮沉

(一)升降浮沉概述

升降浮沉是用以表示药物作用趋向性,是说明药物作用性质的概念之一。升是上升,降是下降,浮是发散,沉是收敛固藏和泄利二便。在升降浮沉之中,升浮属阳,沉降属阴。升与降,浮与沉,分别是相对而言的。而升与浮,沉与降,又是相互联系,相互交叉,难以截然区分的。

(二)升降浮沉的依据

古代哲学思想用升降出入理论来认识整个物质世界的运动和变化,认为“升降出入,无器不有”。在中医学中,用此论述人体的生命过程,以及脏腑气机的生理特点和病理现象,把气机升降出入作为人体生命活动的基础。认为气机升降出入发生障碍,机体便处于疾病状态,产生不同的病势趋向。并提出:“故非出入,则无以生长壮志已,非升降,则无以生长化收藏。”升降浮沉,则是升降出入理论在中药学中的具体应用。

药物作用的升降浮沉趋向,是与疾病的病势趋向相对而言的。病势趋向向上(如肺气向上而喘咳,胃气上逆而呕吐)、向下(如脾气不升而泄利、脱肛)、向外(如表虚不固而自汗、盗汗,气不摄血而肌出血)、向内(如外感邪气入里,麻疹初起疹出不畅)等。能够改善和消除这些病势趋向,治疗这些病证的药物,便分别具有相对应的升降浮沉作用趋向。如具有升阳发表、祛风散寒、涌吐、开窍等功效的药物,都能上行向外,其性当升浮;具有泻下、清热、利水渗湿、镇静安神、潜阳息风、消导积滞、降逆止呕、收敛固涩、止咳平喘等功效的药物,则能下行向内,其性当沉降。

药物的升降浮沉,虽是与病势趋向相对而言的,但应当从药物的病证的治疗效应中去认识,而这些治疗效应则是由药物的功效所决定的。因此,药物的功效是确定药物升降浮沉趋向的主要依据。

(三)影响药物升降浮沉的因素

升降浮沉是药物作用趋向的一种性能,因此,药物的升降浮沉取决于药物本身的性味、质地及其加工炮制乃至配伍等诸多因素。

药物的性味及其阴阳属性决定着药物的作用趋向。一般来说,大多具有辛甘之味和温热之性的药物,属性当阳,其作用趋向多升浮;大多药性寒凉、药味酸苦咸涩的药物,属性当阴,其作用趋向多沉降。李时珍在《本草纲目》中说:"酸咸无升,辛甘无降,寒无浮,热无沉。"由此可见,前人往往取性味作用与影响来确定药物升降浮沉性质。炮制和配伍也能影响药物的升降浮沉,例如酒炒则升,姜汁炒则散,醋炒则收敛,盐水炒则下行。在复方配伍中,性属升浮的药物在同较多沉降药配伍时,其升浮之性会受到一定的制约。反之性属沉降的药物同较多的升浮药同用,其沉降之性亦受到一定的制约。因此李时珍说:"升降在物,亦在人也。"

五、毒性

(一)毒性概述

毒性是指部分药物对机体的伤害作用,即毒副作用,是用以反映药物安全程度的性能。毒性反应会造成脏腑组织损伤,引起功能障碍等疾病,甚至危及生命。

对药物毒性的认识,历来存在两种观点。一种观点认为药物的毒性即是药物偏性,凡药皆有偏性,故毒性具有普遍性。两汉以前曾将一切药物统称为"毒药",如《儒门事亲》云:"凡药有毒也,非止大毒小毒,谓之毒。甘草、苦参不可不谓之毒,久服必有偏胜。"《类经》亦认为:"药以治病,因毒为能,所谓毒者,以气味之有偏也。"都是这种观点的代表。另一种观点则认为毒性只是有毒药物对人体的伤害性。凡有毒的药物,大都性质强烈,对人体有毒性或副作用。因此,毒性具有特殊性,是少数毒药具有的性能。如《类经》云:"毒药,谓药之峻利者。"如《神农本草经》以来的诸书中都将药物分为有毒与无毒两类。从古至今,持这种观点者为数众多。

一般说来,有毒药物的中毒剂量与治疗量比较接近,临床用药时安全系数小,易引起中毒反应。故历代本草中常标明"小毒""大毒",以区别有毒药物的毒副作用的程度,这对保证用药安全极为重要。

(二)影响药物毒性的因素

药物毒性的大小是相对的,是否出现毒副作用,常常与药物的品种、炮制、配伍、用量等多种因素有关。

1. 药物的品种　中药毒性,有时受品种影响很大。由于中药品种繁杂,混乱品种不少,其中有的有毒,有的无毒。如五加皮有南北之分,南五加皮属五加科植物而无毒,北五加皮又称香加皮,属萝藦科植物而有毒。又如大戟有京大戟和红大戟两种,京大戟源于大戟科而有大毒,红大戟源于茜草科而毒性较小。因此,古人的用药经验应当借鉴,亦应借鉴现代药理学研究成果,重视临床报道,更应运用化学手段分离分析有毒成分,科学地提示"毒"的本质,以便更好地认识中药的毒性。

2. 炮制　炮制可消除或减弱许多中药的毒性,传统使用的主要有热法、水漂法、制霜法、加辅料法等。有的药物若炮制不当,毒性反能增加,如雄黄有毒,火煅则生成剧毒的砒霜。如朱砂火煅则析出水银,有大毒,应忌火煅。因此,必须针对不同中药品种的特征,应用科学合理的炮制方法,真正做到增效减毒的炮制目的。

3. **配伍**　《神农本草经》指出:"若有毒宜制,当用相畏、相杀者。"说明发挥药物各自的特性,通过合理的配伍,可以使某些有毒中药,在整体上毒性降低或不显示有毒。如甘草与附子同用,可减缓附子的毒性;大黄与巴豆同用,可降低巴豆辛热之毒等。通过配伍降低毒性是利用彼此相互制约和相互拮抗作用来实现的。因此,对中药毒性应当是"有毒观念,无毒用药"。如果配伍不当,不仅毒性不减,反而可能产生毒性甚至增加毒性。如"十八反"的内容值得配伍时借鉴。

4. **用量**　药物毒性的大小是相对的,是否出现毒性反应,用量是关键。《诸病源候论》云:"凡合和汤药,自有限制,至于圭铢分两,不可乖违,若增加失宜,便生他疾,……亦能致死。"即所谓量变可以导致质变。如关木通,历代本草学并无有毒记载,但据现代临床报道,若一次用量过多,即可中毒,引起急性肾衰竭。又如历代认为无毒的人参等,因服用过量,亦有使人中毒的报道。因此,使用有毒药物,必须视患者的年龄、体质、病情轻重,严格控制用量,中病即止,不可多服久服,以防物极必反,蓄积中毒。

5. **剂型**　《神农本草经》记载"药性有宜丸者、宜散者、宜水煮者、宜酒渍者、宜膏煎者,亦有一物兼宜者、亦有不可入汤酒者,并随药性,不得违越"。随着剂型的改变,其理化性质,甚至药效、毒性也可能随之改变。如:有些药物的毒性成分存在于挥发油中,汤剂比入丸散剂的毒性要小得多。细辛散剂少量吞服即易中毒,而煎剂依然安全,因加热破坏了毒性成分黄樟醚。

6. **煎服方法**　正确的煎服方法是预防毒性发生的一个重要环节。中药煎煮、服用方法或盛贮器具不当,也会引致中毒。煎煮可使毒性成分发生变化,从而影响药物的毒性。如含有乌头碱类中药附子、乌头等,其所含的毒性成分乌头碱随着煎煮时间延长含量减少,从而减少毒性,因而其在使用中一般先煎久煎。铁器可以和汤药中的鞣质、油脂、生物碱、蒽醌类、香豆素及其苷等成分发生化学反应,服后对人体产生不良影响,因此煎药时最好用陶器、砂锅、不锈钢器皿等。

第五节　中药的临床应用

使用中药不仅要掌握中药的功能,还要了解中药应用的一般原则。如中药的配伍、禁忌、剂量和用法等,都是临床应用必须注意的问题。

一、中药的功效

中药功效是对中药治疗作用高度概括的表述形式,又称中药的功能。是通过药物作用于机体后,对其生理功能和病理变化所产生的不同调节效应而被人们所认识,并通过简洁的术语加以表达,中药功效是联系中药主治和性味归经的枢纽,是中药学的重点内容。

(一) 对因治疗功效

中医中的病因,不仅指引起疾病的各种致病因素,也包括这些因素引起机体的一系列病理改变和病理产物。中药对因治疗包括祛邪、扶正、调理脏腑功能、消除病理产物等方面。如祛风、散寒、胜湿等偏于祛邪消因,主要针对致病邪气发挥治疗作用;如疏肝解郁和降胃逆、开宣肺气等偏于协调脏腑功能,主要针对脏腑功能失调发挥调节治疗作用;又如益气、滋阴、补血、壮阳等属于扶正功效,主要针对气血阴阳不足发挥补益治疗作用;而消食、利水、祛痰、化瘀等意在消除病理产物而发挥治疗作用。

(二) 对症治疗功效

"症"是疾病的单个症状、体征,它是疾病的现象,而不是病变的本质,对症治疗功效就是缓解或消除疾病的某些症状,以减轻患者痛苦,防止病情进一步恶化。如止痛、止血、止咳、止呕、止泻等皆属于对症治疗功效,对症治疗功效主要解除疾病当前阶段比较突出的表象问题。

对因治疗属于治本,对症治疗属于治标,中医临床用药时多根据病情辨证论治,多药合用,标本兼治。

(三) 配伍功效

配伍功效是指药物配合应用后所产生的新的功效。如桂枝汤中桂枝与芍药的配伍,《医宗金鉴》说:"桂枝君芍药,是于发汗中寓敛汗之旨;芍药臣桂枝,是于和营中有调卫之功。"两药相伍,一治卫强,一治营弱,共奏调和营卫之功。配伍是中药运用的基本形式,配伍功效的产生,源于药物的基本功效,但又不同于单味药物的功效,配伍功效的出现,极大地丰富了中药功效的内容,扩大了中药功效的应用范围,拓宽了中药功效的研究领域。

中药的分类主要按功效分,分为解表药、清热药、化痰止咳平喘药、平肝息风药、祛风湿药、活血化瘀药、行气药、止血药、芳香化湿药、消食药、利水渗湿药、安神药、补虚药、泻下药等。

二、中药的配伍

配伍是指根据病情需要和药物特点,有选择地将两味以上的药物配合应用。配伍的目的就是使临床用药更加有效、安全。因为疾病的发生与发展往往是错综复杂的,往往数病相兼,或表里同病,或虚实互见,或寒热错杂。单味药的力量有限,对于病势沉重者常显力量不济;对于复杂多变的病情,单味药物的作用有限,往往不能全面顾及;有的药物具有毒性,单独应用不安全。所以,配伍是中医临床用药的主要形式,合理的配伍能提高药物疗效,扩大使用范围,减低毒副作用,适应复杂病情。

药物配伍后,药物之间存在种种关系,如方剂学中讨论药物不同地位和作用的"君臣佐使"等。前人已认识到各种药物在配伍应用时,能起复杂的变化,并具有一定的规律性。《神农本草经》将其条理总结为"七情"配伍,在序例中云:"药有阴阳配合,子母兄弟,……。有单行者,有相须者,有相使者,有相畏者,有相恶者,有相反者,有相杀者。凡此七情,合和视之。""七情"之中,首先是单行,单行指用单味药治病。病情较单纯,选用一味针对性较强的药物能获得疗效,如清金散单用黄芩治疗轻度的肺热咳血;《十药神书》独参汤,以一味人参补气救脱;独行散以一味五灵脂破血逐瘀,治产后血晕。可见"七情"之中,除单行者外的6个方面皆是讲中药之配伍关系。

(一) 相须

相须是指性能功效相近的药物配合使用,可增强疗效。如苍术配白术,可增强化湿健脾之功;大黄配芒硝,能明显增强攻下逐热之效果;全蝎配蜈蚣,能增强止痉定搐之作用等。

(二) 相使

相使是指性能功效有某些共性,或治疗目的一致的药物配合使用,以一药为主,另一药为辅,能加强主药疗效。如茯苓使黄芪,能加强黄芪健脾利水之功效;木香使黄连,可增强黄连治疗湿热泻痢之效果等。

(三) 相畏

相畏是指一种药物能减轻或消除另一种药物的毒性或副作用的配合使用。相畏和相杀是同一种配伍关系的两种提法,是药物间相互对待而言的。如生姜能减轻或消除生半夏的毒性,谓"半夏畏生姜",也谓"生姜杀半夏"。

(四) 相杀

相杀是指一种药物能减轻或消除另一种药物的毒性或副作用。如生姜能减轻或消除生半夏的毒性或副作用,可以说生姜杀生半夏的毒。

（五）相恶

《本草纲目》云："相恶者,夺我之能也。"可见相恶是指一药能使另一种药物的某种或某几种原有功效削弱或消除,疗效降低的配合使用。如人参恶莱菔子,莱菔子能降低人参之补气作用;生姜恶黄芩,黄芩能削弱生姜温胃之功效;黄芩恶生姜,生姜能削弱黄芩清胃之疗效等。

（六）相反

《本草纲目》云："相反者,两不相合也。"可知,相反是指两药合用后,能增强原有毒副作用或产生新的毒性。如延胡索可增强马钱子的毒性效应;朱砂与昆布等含碘药物合用,生成碘化汞及导致汞中毒等。一般认为,"十八反"所涉及的药材之间存在相反的配伍关系。

综上可见,相须、相使药物因产生协同作用而增进疗效,是临床用药时应充分利用的;相恶的药物,因产生拮抗作用而抵消或削弱原有功效,是用药时应加以注意的;相畏、相杀的药物,则因相互作用而减轻和消除药物原有的毒性或副作用,是毒性药物应用时必须考虑选用的;相反的药物,因相互作用易产生增强毒副作用而属于配伍禁忌,原则上应避免使用。

三、中药的用药禁忌

中药具有治疗作用和毒副作用两重性,利用前者、避免后者是临床选药组方的基本原则。后者就是用药禁忌问题,包括配伍禁忌、妊娠用药禁忌和服药时的饮食禁忌等。

（一）配伍禁忌

中药七情中"相反""相恶"的配伍关系,均属用药禁忌。《神农本草经》指出:"勿用相恶、相反者。"但相恶配伍使药物某些方面的功效减弱,是一种可以利用的配伍关系,并非绝对禁忌。而"相反为害,深于相恶性",可能危害健康,甚至危及生命。因此,相反的药物原则上禁止配伍应用,在临床使用中应尽可能地避免,比较公认的配伍禁忌是历代医家概括的"十八反"和"十九畏"。

（二）"十八反"和"十九畏"

"十八反":乌头反半夏、瓜蒌、贝母、白蔹、白及;甘草反海藻、大戟、甘遂、芫花;藜芦反诸参(如人参、沙参、玄参、丹参等)、细辛、芍药。"十九畏":硫黄畏芒硝,水银畏砒霜,狼毒畏密陀僧,巴豆畏牵牛,丁香畏郁金,川乌、草乌畏犀角,人参畏五灵脂,官桂畏赤石脂,牙硝畏三棱。这里作为配伍禁忌的"十九畏"的"畏",即指反之意,根本不同于七情中"相畏"的含义。

"十八反"和"十九畏"为历史本草所载,《中国药典》中也规定反药不宜同用。对于"十八反"和"十九畏"的认识,历来存在分歧,但遵信者居多,故一直被视为配伍禁忌。现代对"十八反"和"十九畏"进行了一些研究,取得了不少成绩,但结论颇不一致。因此,不论古今应用,还是现代研究,反药能否同用,尚无统一认识,有待今后应用现代科学方法做更深入的研究,目前则应避免盲目配合应用。

（三）妊娠用药禁忌

妇女在妊娠期间,慎用和禁用某些损伤胎儿,甚至引起滑胎的药物,称之为妊娠用药禁忌。凡破血、破气、攻下及药性辛燥者,均为妇女妊娠期慎用药物。如牛膝、川芎、红花、桃仁、姜黄、牡丹皮、枳实、枳壳、大黄、番泻叶、芦荟、芒硝、附子、肉桂等。禁用的多系剧毒药,或作用峻猛之品及其具有较强滑胎作用的药物。如水银、砒霜、雄黄、轻粉、斑蝥、马钱子、蟾酥、川乌、草乌、藜芦、胆矾、巴豆、甘遂、大戟、芫花、牵牛子、商陆、瓜蒂、干漆、水蛭、虻虫、三棱、莪术、麝香等。

妊娠用药禁忌的理由是避免损伤胎儿,引起滑胎。因此,对母体不利、对胎儿不利、对孕产妇不利、对产后儿童生长发育不利的药物,即凡对妊娠期妇女和胎儿不安全及不利于优生优育的药物,均属妊娠禁忌药。如无特殊必要,应尽量避免使用,以免发生事故。

（四）服药时的饮食禁忌

服药饮食禁忌是指服用某些药物时须忌食某种食物的禁忌。又称服药禁忌,简称食忌,俗称忌口。

一般而言,服药期间一是忌食辛热、油腻、腥膻、有刺激性的食物。根据病情的不同,饮食禁忌也有所区别。患病期间，一般脾胃功能都有所减弱，因此应忌食可能妨碍脾胃消化吸收功能，影响药物吸收的食物；二是忌食对某种病证不利的食物。如寒性病，尤其是脾胃虚寒证应忌食生冷；热性病应忌食辛辣、油腻、煎炸类食物等。三是忌食与所服药物之间存在类似相恶或相反配伍关系的食物。如皂矾恶饮茶，因为皂矾遇茶易生成不溶于水的鞣酸铁而降低疗效，当忌之等。

四、中药的用药剂量

用药量，称为剂量，是指为达到一定的治疗目的，每一味生药的成人一日内服用量，即单味药的常用有效量。用药剂量得当与否，是保证用药是否安全的重要因素之一。临床应依据所用药物的性质、临床应用的需要、患者的具体情况等因素，来确定中药的具体用量。

（一）药物方面

用药剂量应考虑药物本身的质量、质地、性味、有毒无毒等因素。对无毒的药材而言，一般道地药材质量较好，药力充足，用量不必过大；反之，用量可大一些。药物性味较弱，作用温和、药味较平淡的药，用量可稍重；药性较强，作用峻猛、药味较浓烈的药，用量则宜轻；无毒药物用量可稍大，而有毒药物，特别是剧毒药物，则必须将用量控制在安全范围内。

（二）机体方面

主要应考虑患者的年龄、性别、体质、病程、病势、职业、生活习惯等因素。一般说来，老年人气血渐衰，脾胃虚弱，对药物耐受力较差，用药剂量宜轻。儿童身体发育尚未健全，5岁以下通常用成人量的1/4，6岁以上可按成人量减半使用；而青壮年宜重。对于一般药物，男女性别差异不大，但妇女在月经期用活血祛瘀通经药，其量不宜过大。体质强壮者用量宜重，体质虚弱者，用量宜轻。新病患者，因正气损伤尚小，用量可稍大；久病多体虚，用量宜轻。病情急重者宜重，病情轻缓者宜轻等。

用药剂量应考虑与临床应用目的、方药配伍及剂型等因素。如红花破血则多用，养血则少用；牵牛子通大便则少用，峻下逐水则用量宜重。一药单用与复方配伍用量亦不同：单用宜重，复方配伍宜轻；复方中作为主药宜重，作为辅药宜轻。如单用一味蒲公英治疮痈，可用至50g，若与其他药配伍则只需10~15g。剂型不同，剂量亦有差异：一般汤剂宜大，丸、散剂宜轻。

此外，确定药物的具体用量时，还应注意季节、气候、居住环境等自然环境因素，做到"因时制宜""因地制宜"。

五、中药的用法

中药的用法，是指中药的应用方法，涉及内容十分广泛。这里就中药的给药途径、剂型、服药方法及汤剂的煎煮方法予以讨论。

（一）给药途径

将药物引入体内的途径，称为给药途径。给药途径是影响药物疗效的因素之一，给药途径不同，药物吸收的速度、数量和作用强度也会有所不同，从而直接影响到药物的疗效。某些药物甚至必须经某种特定途径给药，才能发挥某种作用。如枳实静脉注射有升血压作用，而口服并无此疗效等。

中药的传统给药途径，除口服给药和皮肤给药为主要途径外，还有吸入给药、舌下给药、直肠给药、鼻腔给药、阴道给药等多种途径。20世纪30年代以后，中药的给药途径又增添了皮下注射、肌内注射、穴位注射和静脉注射等。临床用药时，具体选择何种途径给药，除了要考虑充分发挥各种给药途径的特点优势外，还应注意病证与药物对给药途径的选择。

（二）剂型

无论以什么途径给药，都需要将药物加工制成适合应用于医疗、预防、保健的一定剂型。传统中药剂型很多,有供口服给药的汤剂、膏剂、丸剂、散剂、酒剂、露剂等;有供皮肤用的软膏剂、硬膏剂、糊剂、粉剂、丹剂、搽剂、洗剂等;还有供插入体腔给药的栓剂、钉剂等。现代又研制出注射剂、片剂、胶囊剂、颗粒剂、浸膏剂、糖浆剂、气雾剂、膜剂等多种中药剂型。据统计,我国正式生产的中药剂型已达40多种。

(三) 服药方法

临床使用时主要给药途径是口服。口服给药的效果,除受到剂型等因素影响外,还与服药时间、服药多少及服药的冷热等服药方法有关。

中医临床服药一般是采用每日一剂,每剂分二服或三服。病情急重的,可每隔 4 小时左右服一次,昼夜不停,使药劲持续,以利顿挫病势。正如《补阙肘后百一方·序》云:"凡服汤云三服,再服者,要视病源准候,或疏或数,足令势力相及。"可见服药次数需根据病情和药性而定。《汤液本草》云:"药气与食气不欲相逢,食气消则服药,药气消则进食,所谓食前食后盖有义在其中也。"可见具体服药时间,除与病情需要和药物特性有关外,还应根据胃肠状况来确定。如饭前胃中空虚,药物能快速地进入小肠以保持较高浓度,一般治疗胃肠道疾病及攻下的药物宜饭前服用,这样可使药物不为食物阻隔而充分、及时发挥药效。而对胃肠道有刺激的药物,则宜饭后服用。饭后胃中存有食物,可减少药物的刺激性。有些需在肠内保持高浓度的药物,如驱虫药、峻下逐水药等,则宜空腹服用。空腹时,胃及十二指肠内均无食物,所服药物能迅速进入肠道充分发挥药效。此外,有的药物还应在特定的时间内服用。如镇静安神药宜于睡前 30~60 分钟服用等。一般汤药,除病情需要或特殊规定外,多宜温服。

(四) 汤剂的煎煮方法

中药的疗效除与剂型的类别有关外,还与制剂工艺有着密切的关系。汤剂是中医临床最常采用的剂型,且多由病家自制,其煎煮方法是否得当将直接关系到临床用药的预期疗效。

1. 煎药器具的选择   中药尤其是复方中药所含化学成分十分复杂,为了避免煎煮过程中因容器发生化学变化而影响药物疗效和用药安全,汤剂的煎药容器以选择化学性质稳定、不易与药物成分发生化学反应、导热均匀、保温性能较好的砂罐、砂锅等陶瓷器皿为好,也可用不锈钢锅。忌用铁、铜等金属器皿,以避免这些金属离子与药液中的化学成分发生反应引起药液变色,疗效降低,甚至产生毒副作用。

2. 煎药用水   煎药用水应洁净澄清、无异味、杂质及矿物质含量少的水,一般人们生活上的饮用水即可。加水的量应视药材的质地、吸水量的多少、煎煮过程中的蒸发量及煎煮后所需的药液量进行综合考虑。加水过少,药物的有效成分不易煎出,过多则煎煮时间势必延长,使部分成分散失甚至破坏,正如《本草纲目》所云:"剂多水少,则药味不出;剂少水多,又煎耗药力。"实际应用时,一般用水量为将饮片适当加压后,液面高出饮片约 2cm 为宜。

3. 煎煮方法   中药材大多是干燥品,有效成分多沉积于干涸、皱缩的药材组织内,为了缩短煎煮时间,便于有效成分的煎出,通常煎煮前须加水浸泡 30~60 分钟。煎煮过程中应根据药材的质地和药物的性质,控制火候及时间。一般煎药宜先"武"后"文",即用大火使药液尽快沸腾,然后改用小火保持微沸状态 30 分钟。对于滋补药或角甲、贝壳类药应当用小火慢煎,煮沸时间可略长。

一般情况下,一剂药煎煮 2 次即可,因 2 次可煎出药材中 80%~90% 有效成分,贵重药材可考虑煎煮 3 次。每次煎煮后,应滤取药液,并加压绞取药渣中所吸附的药液,以提高有效成分的利用率。

4. 煎药中的特殊处理   在中药煎煮时,一般药物都可以同时入煎。但部分药物因其性能、临床用途及药材特性不同,所需煎煮时间不尽相同。有时同一药物可因煎煮时间不同,其性能与临床应用将存在差异。所以煎制汤剂还应讲究先煎、后下、包煎等入药方法。有的药物还需另煎、烊化、冲服等特殊处理。

(1) 先煎:矿物类、角质类、甲类、贝壳类药物,因其有效成分不易煎出,与一般药物同用时应先煎一定时间后,再纳入其余药物。对所含有效成分难溶于水的药物,亦应先煎。有的剧毒药物如附子、川乌等久煎,可使毒性降低,为确保用药安全,也宜先煎,再纳入他药同煎。通常煎煮时间为30分钟左右。

(2)后下:因煎煮时其有效成分容易挥散或破坏而不耐煎的药物,宜后下煎,如含挥发性有效成分的药物,金银花、连翘、鱼腥草、薄荷、肉桂等;久煎有效成分易被破坏的药物,青蒿、大黄、番泻叶、白芥子等药物。一般是待其他药物煎煮10分钟左右后,再纳入此类药物同煎一定时间。

(3)包煎:有些因质地过轻浮于水面不便于煎煮的药材,粒度较细,淀粉、黏液质较多,煎煮时易糊化、难过滤的药材,如车前子、五灵脂;对咽喉有刺激性的有毛药材,如辛夷、旋覆花等,入汤剂时应用纱布包裹与其他药物同煎。

(4)另煎:人参、羚羊角等贵重药材与其他药物同用时,为避免煎出的有效成分被其他药渣吸附而造成贵重药材的浪费,宜另煎取汁,再与其他药物的煎液兑服。

(5)烊化:将某些药物放入水中或已煎好的药液中加热溶化称为烊化。胶类药材如阿胶、鹿角胶、龟甲胶等,与其他药物同煎时,易粘锅、熬焦,或黏附于其他药渣上而浪费药材,影响其他药物有效成分的溶出,应单独烊化,再与其他药液兑服。

(6)冲服:有些汁液类药材如竹沥、蜂蜜等,入水即化的药材如芒硝等,以及羚羊角、沉香等加水磨取的药汁,均不入煎,可直接用开水或药汁冲服。

第六节　中药现代化

一、中药现代化的含义与目的

中药现代化,简单地说就是从传统中药发展提高到现代化中药。具体地说中药现代化来源于传统中药的经验和临床,依靠现代先进科学技术手段,遵守严格的规范标准,研究出优质、高效、安全、稳定、质量可控、服用方便,并具有现代剂型的新一代中药,符合并达到国际主流市场标准,可在国际上广泛流通。这个过程,就是中药现代化。

中药现代化应用现代科学技术手段揭示中药防治疾病的本质,建立中药现代化研究开发体系,健全中药标准规范体系,改进中药生产工艺和质量体系,完善中药知识产权保护措施,开拓新的国际医药市场,使中药真正成为疗效好、安全性高,质量稳定和使用方便的现代中药,造福全人类。

《中华人民共和国中医药法》已于2017年7月1日正式实施,在法律保障下,规范的中医药健康事业得到可持续发展。党的十八大以来,党中央、国务院高度重视中医药事业发展,先后出台了一系列推进中医药事业发展的重要政策和措施。中医药事业迎来了"天时、地利、人和"的大好局面,进入前所未有的历史发展机遇期,中医药事业面临难得的历史契机。

二、中药现代化的意义

(一)中药现代化是弘扬民族文化,振兴中医药事业的需要

中医药学的发展深深植根于中华文化的土壤,是中华民族优秀文化的重要组成部分。在生命科学飞速发展和回归自然的世界潮流中,中国传统中医药学的发展,将为中华民族乃至整个人类作出新的重大贡献。因此,推进中药现代化进程,振兴中医药事业,是弘扬民族文化、维护国家利益的需要。

(二)中药现代化是推进我国传统医药事业改造的需要

中药产业是我国医药产业的重要组成部分,担负着维护人民健康、提高民族素质的重要作用。应用现代科学技术,有计划地开发利用我国丰富的天然药材资源,建立起我国自己的现代中药研究、开发和生产体系,创制出现代中成药制剂,全面提升产品的科技含量,增强产品的市场竞争能力,促进民

族经济的发展迫在眉睫。

（三）中药现代化是历史发展的需要

纵观中医药的发展史，不难窥见其不断革新、吸收科学进步成就，与时代科技同步发展的历史。中药虽有悠久的历史，但由于社会的进步，健康观念的转变，疾病谱的变化，卫生保健要求的提高，现代科学技术的飞速发展，要求具有传统优势特色的中药全面提升自身的科技含量和学术水平，其科学内涵需要通过现代科学技术加以证明和阐述。正如毛泽东主席指出："中国医药学是一个伟大的宝库，应当努力发掘，加以提高。"因此，中药现代化是其自身发展的必然。

（四）中药现代化是中医药学走向国际的需要

中药作为防病治病的重要武器，其悠久的历史，繁多的品种，广泛的用途，丰富的资源，诊治疾病的确切疗效一直为世人所瞩目。随着"健康中国"战略的深入推进，人民群众对健康生活的需求逐步提升，对于中医药高质量发展也有了更高的期盼；中医药作为中国原创科技、文化与产业的交汇点，"一带一路"倡议对于中医药走出去提出了更迫切的需求；新时期经济产业结构调整，创新、绿色、融合发展，更对中药产业提出了"提质增效"的要求。因此，以中药企业为载体，与产、学、研相结合，采用临床名优品种为对象进行科学研究，开发安全有效、质量稳定的现代中药，是中医药走向国际的需要。

三、中药现代化的主要内容

中药历史悠久、品种繁多、应用广泛。中药现代化是一项涉及应用现代科学技术研究中药的基本理论、资源、品质、性能、功效、加工、制剂、临床乃至知识产权保护等诸多领域的系统工程，内容十分丰富。

（一）中药材的现代化

中药材是中医药事业传承和发展的物质基础，也是关系国计民生的战略性资源。中药材讲究道地性，与农作物相比，中药材更注重品质。因此，中药材现代化需要独具特色的发展方向和思路。

①对中医中药在长期实践中所形成道地药材的研究，应用现代多学科的技术、方法阐明道地药材的科学原理，探讨道地药材形成的自然规律、本质特点，在此基础上，建立和发展道地药材的规范化生产基地和绿色无污染中药栽培体系，从源头上保证用药准确无误，也是实现中药产业化、中药资源可持续利用的基础；②以中医药理论为依据，以药效物质基础为指标，进行中药材质量检测的方法学研究，建立充分反映中药内在质量的客观的、科学的、规范的质量标准；③合理开发和保护药材资源，进行大宗中药材野生变家种、家养及珍稀濒危品种的保护和替代品的研究；④应用细胞工程、基因工程、发酵工程等现代生物手段，开展中药材生产的生物技术研究；⑤大力推广中药材生态种植模式和绿色高效生产技术，加大有机肥使用力度，大幅降低化肥施用量，严格控制化学农药、膨大剂、硫黄、农用地膜等农业投入品使用，重视资源综合利用和循环经济的发展；⑥大力研发适用的各类中药材农业机械，以代替不断减少的农业劳动力，降低人工成本，为中药材生产、烘干、储藏、运输提供方便高效的机械化服务。

（二）中药饮片的现代化

中药饮片是中药产业链中承上启下的关键环节，是我国中药产业的三大支柱之一。中药饮片产业具有地域性、资源依赖性、客户多元性、行业集中度低的特点。同时，中药饮片的生产技术水平也在不断提高；中药饮片生产过程实施 GMP 管理走向常态化，成为饮片企业最基本的生产要求；各生产企业对饮片质量投入了更多的重视，中药饮片的质量在不断提高；各种新型的中药饮片，如即食饮片、压缩饮片、小包装饮片、膨化饮片、超微饮片、中药配方颗粒等也不断涌现。另外，为了降低成本，保证药材来源和质量，饮片生产企业或建立符合规范的 GAP 药材种植基地，或与已有的 GAP 药材种植基地形成产业联盟，实现药材基地与饮片加工一体化已成为一种趋势。

（三）中药药效物质基础的现代化

中药之所以能防治疾病，是因为中药所含有的药效物质，即化学成分所致。因此，揭开中药中究竟含有什么物质、具有什么生物活性、能防治何种疾病、如何防治疾病等奥秘就成了中药现代化的关键所在。可以说中药药效物质基础的研究贯穿于中药现代化工程的全过程，是中药现代化的瓶颈工程。中药药效物质基础的研究，应在生物实验或药理实验指导下进行，主要应从以下几个方面着手：①应用现代科学技术，阐明单味中药的化学成分、药理作用、质控标准及作用机制，从更深层次加强对中药材化学成分的定性定量与药效间相互关联的研究，并在此基础上开展天然化学产物结构修饰研究。②加强对复方中药药效物质基础的研究。复方中药是中医临床用药的主要形式，利用中药的不同配伍组合，多组分的协同与制约作用，达到最佳药效，对中药防治疾病，尤其是难治性疾病具有独特疗效。但也正是由于复方配伍的多样性，化学成分的复杂性、相互配比的多变性、相互协同与制约作用的不确定性，致使复方中药药效物质基础的研究成为中药现代化的主要屏障。因此，复方中药药效物质基础的研究，应在中医的整体观和证论治疗理论体系指导下，进行复方中药药效物质的最佳配比研究。即在最大限度地富集真实反映和代表复方中药生物活性与临床疗效的药效物质基础上，探明该物质基础化学成分的种类及其量比关系，从而揭示中药的配伍规律及其多组分协同作用防治疾病的奥秘。进行复方中药煎煮或制剂制备过程中单味中药化学成分与药效物质基础间的动态关系研究，阐明化学成分间相互制约、相互协同作用，构建复方中药药效物质基础，中药的配伍不是简单的罗列，也不是简单的单味药物化学成分的相加。《中国药典》中的指纹图谱被作为中成药、中药提取物质量控制的方法。复方中药有效是一个物质群在起作用，指纹图谱等先进的方法控制复方中药的质量也为中药国际化奠定了坚强的基石。③进行中药药效物质基础确定的方法学研究，在有效单体化合物、有效部位、总提取物等不同层次的物质基础概念上，吸取多学科，特别是生命科学以外的学科的理论和方法，探索建立适合单味中药和复方中药物质基础的高效分离、分析方法。例如代谢组学的兴起，对研究中药复杂体系起到重要的作用，应用代谢组学可以阐明中药的效应物质基础和作用物质基础，实现中药的整体评价。通过检测一系列生物代谢物质，辨别研究对象的生理和病理状态，找出与之相关的生物标志物，从整体上把握人体健康和疾病治疗措施的效果。同时，中药谱效关系用于中药活性成分与质量评价研究，是在中药指纹图谱研究基础上，开展中药指纹图谱与中药药效相关性的一种研究方法，该方法为探究中药药效物质基础提供了思路。

（四）中药提取物的现代化

中成药的改进或开发中药新药，提取和精制是一个关键问题。传统中药提取物多为粗提物，存在成分不清、服用量大、质量不易控制等缺点。需要充分利用现代提取技术对中药进行提取，然而中药的有效成分复杂，而且有些有效成分是在加工炮制、煎煮和体内代谢过程中产生的，因此中药提取分离是一个难题，往往提取得越纯，药物疗效越低。所以对中药的不同处方，采取什么提取工艺，对提取液采用什么方法精制，精制到何种程度，都需认真研究。在提取过程中，必须以保证疗效为前提，并形成规范的提取精制工艺，对提取过程中的蒸气压、溶剂流量、温度等参数进行实时监控，保证得到质量稳定的产品。

（五）中成药的现代化

中成药是以中药材为原料，在中医药理论指导下，为预防及治疗疾病的需要，按规定的处方和制剂工艺将其加工制成一定剂型的中药制品。随着国家相关政策的支持，我国中成药行业得到了较快的发展。中成药的生产，从食品、农业等领域吸取经验，结合自身特点，形成具有中医药特色的生产体系，是中药现代化的重要目标。如在混合和粉碎方面，引入超微粉碎，其无尘管道可避免药粉在空气中交叉感染，并可保留名贵药材中的有效成分；又如应用于食品、化工和医药领域的超临界流体萃取技术，具有提取工艺时间短、收率高、有效成分提取较为完全的优点，尤其适合提取含有挥发油成分的中药。

另外,在中成药新制剂的研究与开发上,已突破中药传统的膏丹丸散等剂型,利用现代制剂技术开发多种新剂型,如泡腾片、肠溶胶囊、缓控释制剂、浓缩滴丸、注射剂、经皮给药剂型及靶向药物等,同时进行中药制剂新工艺、新辅料的研究,进行中药制剂质量标准的研究,开展中药剂型与疗效关系的理论与方法学研究。创制"三效"(高效、速效、长效)、"三小"(服用剂量小、毒性小、副作用小)、"五方便"(生产、贮藏、运输、携带、服用方便)的现代中药;使我国传统中药以治疗药物身份堂堂正正地进入国际医药主流市场,更好地服务于人类的健康保健事业,这也是中药现代化的基本目标之一。

(六) 中药药性理论研究的现代化

药性理论是研究药物的性质、性能及其运用规律的理论。中药药性理论是中药理论的核心,是中医药理论体系的重要组成部分,是指导中医临床用药的重要依据。中药药性包括性味、归经、升降浮沉等。由于中药药性与中医阴阳五行、脏腑经络等理论密切相关,而中医理论和概念又与现代医学存在较大差异。因此,中药药性理论研究是中药现代化的难点。

在中药药性研究中应重点进行药性、味、归经于一体的系统性理论与实验研究,探讨中药四气五味与人体生理系统功能的相关关系及其作用机制,探讨中药归经与药理作用、药物有效成分分配的关系,澄清中医脏腑与近代医学脏器在概念和内容上的联系与差异,解释归经中"经"的真正含义。进行中药方剂对机体整体的调节性、双向调节的机制研究,探讨中药各成分之间、药物与机体功能状态之间以及药物与机体内微生物之间的相关影响,为中药升降浮沉理论提供现代科学依据。进行适合中药药效病证的功能模型、遗传性病理动物模型及药理模型的研究,与现代科学技术相结合,多学科、多层次地研究中药药性理论,阐明中药药效物质基础。

(七) 中药药理研究的现代化

除了安全性外,有效性是药物的根本属性,应用药理学方法是评价药物有效性的基本手段。由于中药多是复杂的混合体,决定了中药药理研究的实验模型和研究方法具有自己的特点。因此,中药药理研究是中药现代化的重要前提,备受重视。在中药药理研究中,应抓住影响中药药理科学化、规范化的关键因素——方法学研究。重点进行适合中药研究特点的动物模型,尤其是适合微量成分的、快速筛选的药理模型和方法学研究,充分利用计算机自动控制、图像分析处理、分子生物学、基因工程等现代技术开展中药药理研究,建立规范标准的评价指标体系。

(八) 中药毒理学研究的现代化

中药的毒性反应,在中医临床应用中早已引起注意,历代文献中均有关于中药毒性的记载;但对中药进行毒理学研究,尤其是对中药中"有毒中药"配伍应用的研究尚不深入,可以说真正意义的中药毒理学尚未形成。因此,进行中药毒理学研究,对中药的安全性作出科学评价,是中药现代化的重要组成部分。中药毒理学研究的现代化包括:①对中药临床应用中的禁忌问题进行论证研究,尤其是"十八反"和"十九畏",对中药配伍关系的系统研究,阐明其科学内涵。②依据中医药理论,应用现代科学技术,弄清"有毒中药"和常用中药的毒性成分及其含量,用可靠准确的科学数据和理论阐述临床应用的安全性和有效性。③进行"有毒中药"的配伍应用研究,尤其是配伍的减毒增效限量标准和作用机制的研究,为临床安全配伍用药提供科学依据。④进行中药毒理研究的方法学研究,逐步完善真正意义上的中药毒理学。

(九) 中药质量标准的现代化

药品的质量标准是药品的生产和管理技术水平先进程度的重要标志。中药的质量涉及原药材的种植、栽培、采收、加工炮制、生产和运输等多个环节。中药的质量标准还只是对其中部分化学成分进行定性定量控制,专属性不强,标准也不够全面,不能取得医药界的公认,所以难以走向国际市场。应尽快建立符合中医药特色的中药系列质量标准规范化体系,应从中药的宏观效应出发,运用多指标对中药的质量进行整体评价。目前中药指纹图谱的应用,它具有全面和系统的特点,这与中药多成分协同作用的特点相吻合,将中药的药效与指纹图谱的化学成分变化相结合,可以建立中药谱效学——更高水平的中药质量标准。

四、中药现代化取得的成就与展望

1995 年,国家科学技术委员会联合十八个部委首次提出"中药现代化"问题。2002 年,发布了《中药现代化发展纲要(2002 年至 2010 年)》。纲要实施 20 多年来,我国中药科技事业以中药现代化国际化为主线,以保证安全有效、稳定可控为核心,中药现代化发展取得了显著的成绩。

(一)中药现代化得到了政府的重视与支持

我国政府十分重视中医药工作,并将中医药现代化作为一项长期战略任务,将中药产业作为我国的战略产业之一。党的十八大以来,以习近平同志为核心的党中央站在党和国家发展全局的高度,强调把发展中医药作为维护人民健康、推进"健康中国"建设、促进经济社会发展的重要内容纳入"五位一体"总体布局和"四个全面"战略布局之中,全面谋划、系统部署。党和国家领导人就中医药事业发展多次做出重要指示,系统阐释了"为什么发展中医药、发展什么样的中医药、怎样发展中医药"等重大理论和实践问题,为推动中医药振兴发展提供了理论指导和行动指南。党中央、国务院高度重视中医药事业发展,先后出台了一系列推进中医药事业发展的重要政策和措施。可以说,中医药事业迎来了大好局面,进入前所未有的历史发展机遇期。

(二)采用新方法、新技术传承发展中医药理论

新方法和新技术可以开拓新的研究领域,推动中医药实践和理论的传承创新。这种模式将会推进学科整体发展的深度和广度。青蒿素的研究,屠呦呦研究员正是受到《肘后备急方》的启迪,创建了青蒿素提取方法,并获得抗疟活性化学部位进而发现青蒿素,并经临床证明,疗效确切。后全国科技界联合攻关,破解化学结构,获得新的化合物,制成不同制剂,扩大临床应用再评价等,使青蒿素制剂走向全世界,挽救全球特别是发展中国家数百万疟疾患者的生命,获得了诺贝尔生理学或医学奖。青蒿素研究是中医药学和现代科学结合研究的结晶,是多学科合作的系统性创新性工作,是中医药对人类健康做出的巨大贡献。目前,现代色谱技术与光谱技术已广泛运用到中药的化学成分的分离纯化、结构鉴定以及中药质量控制中,如运用红外光谱、质谱、磁共振等技术对化学成分进行结构鉴定,HPLC-MS/HPLC-NMR 快速分离鉴定技术、计算机辅助药物设计与虚拟筛选、高通量药物筛选、谱效关系和组学等技术用于中药有效成分的发现研究,这也是中药现代化进程中的强力助推剂。

(三)中成药生产水平得到了快速提升

随着国家相关政策的大力支持,我国中成药行业发展迅猛。目前,我国中成药生产面临转型升级,为实现"绿色发展""智能制造"等目标,中药行业已不断借鉴与探索新的制药设备与工艺,包括粉碎与混合、提取与分离、浓缩与干燥、灭菌等单元环节,从食品、农业等领域吸取经验,结合中药的特点,以提高制药设备的集成化、连续化、自动化、信息化、智能化水平。国际上先进的生产技术如超临界流体萃取、膜分离、分子蒸馏、超微粉碎、中药絮凝分离、缓控释制剂、脂质体、纳米、中药经皮给药、中药复方多元释药系统等已用于中药制药行业,并取得了良好的经济效益。

(四)中药质量评价与控制方法体系得到了不断提升与完善

中药质量控制与评价模式的创新发展深刻影响中药质量与安全用药,同时对中药全产业链发展有巨大的促进作用。近 10 年来,随着中药现代化进程的加快,中药质量控制与评价模式从传统经验、主要有效成分及指标成分,快速发展到"一测多评"、指纹图谱、生物标志物等,带动了中药质量控制研究从初级向更深层次迈进。无论何种质量控制与评价模式,基本要求都是能够全面反映中药的质量信息,并且简单易行、快速准确,如《中国药典》2010 年版首次收录一测多评法,同时确定了中药质量控制从单指标向多指标、从指标成分控制向药效成分控制的发展方向;《中国药典》2015 年版新增8 个使用一测多评法的中药,范围也扩展至中药饮片、提取物及复方制剂;《中国药典》2020 年版进一

步增加了使用一测多评法的中药品种及范围。《中国药典》2015 年版一部新增 28 个特征图谱与 9 个指纹图谱,使得中药质量整体可控性明显增加;《中国药典》2020 年版收载中药液相指纹图谱鉴别法70 项,这标志着指纹图谱技术在中药(民族药)质量控制上的进一步应用。

第十章
目标测试

（李　楠）

第十一章

药学统计学与药学信息学

传统的统计学（statistics）常被定义为研究数据的收集、描述、分析、综合和解释，以获得新信息、做出新推断的学科。将数据的范畴外延扩大到信息就构成了信息学。信息学（informatics）是研究信息获取、处理、传递和利用的规律性的一门新兴学科，包括信息技术的研究、应用、统计和计算的实现。尤其现代计算机等技术日益发展，为扩展人类的信息处理能力提供了方便，统计学等应用得以快速实现，促进了信息学的发展。在药学领域中广泛深入开展信息学应用的研究形成了药学信息学。药学科学的研究日益需要药学信息学的支撑和服务，所以药学统计学和药学信息学的研究与发展势在必行。本学科主要研究药学统计学和药学信息学的基本知识，为从事药学统计学等药学信息学工作奠定基础。

第十一章
教学课件

第一节　药学统计学与药学信息学的发展与任务

一、药学统计学与药学信息学的发展

统计学的英文 statistics 最早是源于现代拉丁文"statisticum collegium"（国会统计学相关书籍）以及意大利文 statista（国民或政治家）。德文 statistik，最早是由 Gottfried Achenwall（1749）使用，代表对国家的资料进行分析的学问，也就是"研究国家的科学"。

统计学是一门很古老的科学，一般认为其学理研究始于古希腊的亚里士多德时代，迄今已有两千三百多年的历史。它起源于研究社会经济问题，在两千多年的发展过程中，统计学至少经历了"城邦政情""政治算数"和"统计分析科学"三个发展阶段。所谓"数理统计"并非独立于统计学的新学科，确切地说它是统计学在第三个发展阶段所形成的所有收集和分析数据新方法的一个综合性名词。概率论是数理统计方法的理论基础，但是它不属于统计学的范畴，而属于数学的范畴。

20 世纪以来，科学技术迅猛发展，社会发生了巨大变化，统计学进入了快速发展时期。归纳起来有以下几个方面：①记述统计向推断统计发展。②社会、经济统计向多分支学科发展。在 20 世纪以前，统计学的领域主要是人口统计、生命统计、社会统计和经济统计。随着社会、经济和科学技术的发展，到今天，统计的范畴已覆盖了社会生活的一切领域，成为通用的方法论科学。它被广泛用于研究社会和自然界的各个方面，并发展成为有着许多分支学科的科学。药学统计学就是这个阶段诞生的。③统计预测和决策科学的发展。④信息论、控制论、系统论与统计学的相互渗透和结合，使统计科学进一步得到发展和日趋完善。⑤计算技术和一系列新技术、新方法在统计领域不断得到开发和应用。⑥统计在现代化管理和社会生活中的地位日益重要。英国统计学家哈斯利特（Haslett）说："统计方法的应用是这样普遍，在我们的生活和习惯中，统计的影响是这样巨大，以致统计的重要性无论怎样强调也不过分。"

信息学（informatics）是研究信息获取、处理、传递和利用的规律性的一门新兴学科，包括信息技术的研究与应用、统计和计算的实现。尤其现代计算机等技术日益发展，为扩展人类的信息处理能力提供了巨大方便，统计学等应用得以快速实现，促进了信息学的发展。信息学更注重信息技术（information technology，IT）的研究，包括科学、技术、工程以及管理等分支，还包括信息的管理、传递、处理、相关的软件、设备及其相互作用等研究与应用。

20 世纪末,计算机和国际互联网普及以来,人们日益普遍地使用计算机来生产、处理、交换和传播各种形式的信息(如书籍、商业文件、报刊、唱片、电影、电视节目、语音、图形、图像等),并不仅停留在统计应用范畴。这个时期,发展了药学信息学(pharmacoinformatics)。1990 年,美国医学信息学协会(American Medical Information Association,AMIA)下设的 20 个工作组中的 1 个小组率先使用了药学信息学的名称。我国也几乎同时成立了中国医药信息学会(China Medical Informatics Association,CMIA),并加入了国际医药信息学会(International Medical Informatics Association,IMIA,http://www.imia.org)。

在企业、机关、学校和其他组织中,信息技术机构不断建立发展和充实起来,为达成领域战略目标而不断采用和发展信息技术,它包括管理和技术的成分。其管理成分包括信息需求分析、系统配置和信息流程规划;技术成分包括用于实现管理体系结构的信息技术标准、规则等。由于计算机是信息管理的中心,计算机部门通常被称为"信息技术部门"。有些机构称这个部门为"信息服务"(information service,IS)或"管理信息服务"(management information service,MIS),这个部门的负责人就是"信息主管"(chief information officer,CIO)。

药学信息学和药学统计学也逐渐发展起来。20 世纪 40 年代和 20 世纪 50 年代进行随机对照试验,把统计学应用在药学中;20 世纪 60 年代和 20 世纪 70 年代药学统计学应用在临床试验数据的新统计方法,例如使用置信区间和假设检验;20 世纪 80 年代和 20 世纪 90 年代新药学统计方法在复杂疾病研究中的应用。之后,新的药学统计学方法应用在个性化医疗以及临床试验新的需求。这使药学统计成为新药开发和其他医疗干预措施必不可少的重要领域。

21 世纪是一个信息时代,信息在医药领域的地位和作用已日益引起人们的重视,开发利用现代药学信息技术、加快医药科技创新,已成为医药现代化发展的一个不可缺少的条件。现代信息技术对药物研究的促进作用是加快实现药物研究科技创新的途径。药物、化学和信息等学科交叉汇聚,融合加速,学科界限日趋模糊,思路不断突破,逐渐形成新的科技体系,进入了前所未有的多学科集群创新时代。药学信息学已成为药学、生物和医药等领域的重要研究前沿和技术支撑点。

二、药学统计学与药学信息学的任务

药学统计学与药学信息学是多学科交叉融合的学科,它以药学科学为研究对象,包括药物研究、药学教育、药学情报、药学服务、药品生产、药品管理和药品经营等多个分支,涉及化学、生物、医学、材料、环境、能源等相关领域,主要任务是研究药学信息的获取、管理、处理、分析及利用等基础理论,探索信息检索技术、数据挖掘技术、网络通信技术、人工智能技术等在药学科研、药品生产及药学服务等领域中的应用方法。

药学统计学是运用概率论与数理统计的原理和方法,研究药学学科中数据收集、整理与分析的一门学科。药学统计学是认识和揭示药学领域里数量特征的科学分析方法,是药学领域科研的重要工具。药学统计学的主要目标是通过收集、分析和解释数据来评估药物的有效性、安全性和质量,以便制定决策和指导药物研究和开发的进程。比如在药品的生产、控制和质量管理,试验设计,配方和工艺优化,稳定性研究和有效期确定,分析方法验证,中间控制和放行标准制定等步骤均需要运用统计学方法。药学统计学的方法包括假设检验、方差分析、回归分析、生存分析等,这些方法可以帮助药学研究人员更准确地理解药物的特性和作用,以便更好地指导药物研究和开发的进程。

第二节　药学统计学与药学信息学的研究内容与方法

一、药学信息的获取

药学信息是药物研究、生产及管理过程中所涉及的一切文件、资料、图表和数据等信息的总称,是各种事物形态、内在规律和其他事物联系等各种条件、关系的反映。随着社会日益信息化,信息资源对人们的工作、生活至关重要,成为国民经济和社会发展的重要战略资源。因此,药学信息的获取能力已经逐步成为药学科研人员的基本素养和技术要求。在日常的工作中,药学工作者可以结合多种方法来获得可靠的药学信息。

除了传统的利用图书、工具书、CA 检索、专利检索等手段获取相关药学信息外,还可以通过互联网获取药学信息。由于网络药学信息具有发布迅速、容易获取、覆盖面广、丰富多样、可共享与持续性利用等特点,利用互联网结合各种信息检索途径,可以快速获得国内外有价值的药学信息。例如官方网站中华人民共和国国家卫生健康委员会网站(http://www.nhc.gov.cn)、国家药品监督管理局网站(https://www.nmpa.gov.cn/)、中国医药信息网(https://www.cpi.ac.cn)、美国食品药品管理局(FDA)网站(https://www.fda.gov/)等。网络上还有大量数据库,如 Nature 数据库(https://www.nature.com)等。

由于统计学的中心任务是由样本特征推断总体特征,药学统计学研究获取信息的首要方法是取样(也叫采样)。取样是否适当关系到统计工作的成败,所以取样在统计工作中是至关重要的。取样方案视取样的目的不同而异。取样是为了对事物的一般了解,还是特殊地为了验收某种商品,或是为了控制产品的质量,所采用的方案会不同。取样还与所关注的变量的性质有关。

如果是通过将时间轴上连续的信号每隔一定的时间间隔抽取出一个信号作为样本,使其成为时间上离散的脉冲序列,就有了样本之间的时间间隔称为取样周期(T_s),其倒数称为取样频率(f_s),这样的抽样叫连续抽样。例如通过高效液相色谱(HPLC)仪获取的数据。只要时间间隔设置得当,样本数据就会代表全部数据。

如果简单采取随机抽样,就必须满足:①总体中个体的抽取必须是相互独立的;②总体中所有个体被抽取的机会相等。否则,根据样本的观测值推断总体,结论无论如何也不可能绝对正确。例如,从叠放在库中的 100 大桶药物中的 10 桶取样,顺次从容易够得着的那些桶进行取样;或者,从一个大容器中对片剂取样时,图方便只从顶部取样。凡数据不代表总体时,所进行的统计也都不可靠。

二、药学信息的存储与管理

随着信息的日益数据化和电子化,尤其是伴随着互联网的发展,药学数据呈海量式增长。作为网络的驱动因素,信息数据正在成为网络的核心,信息的安全、高效存储和管理作为网络发展的基础,日益受到人们的重视。一方面,信息的多样化及地理上的分散性,对数据存储量的需求越来越大;另一方面,信息保持时间的增加和访问次数的增多,对数据的有效管理提出了更高的要求。

(一) 药学信息的存储

信息存储技术的主要目标是实现数据存储的安全性、高效性、可靠性、可管理性以及快速恢复能力和强大的网络特性。目前,存储备份技术、数据复制和同步技术、网络存储技术、虚拟存储技术等成为信息存储领域的研究热点。

传统的直接存储的模式是直接将存储设备连接到服务器上,一方面,当存储容量增加时,这种方式很难扩展;另一方面,服务器若出现异常,会使信息无法获得。因此,网络存储技术正逐渐成为主要的信息存储模式。信息的安全高效存储是实现信息管理的基础和保证。

(二) 药学信息的管理

信息管理是利用计算机硬件和软件技术对数据进行有效的收集、存储、处理和应用的过程。其目的在于充分有效地发挥信息的作用。随着计算机技术的发展,信息管理经历了人工管理、文件管理、数据库系统管理和网络管理四个发展阶段。利用数据库技术所建立的数据结构,更充分地描述了数据间的内在联系,便于数据修改、更新与扩充,同时保证了数据的独立性、可靠性、安全性与完整性,减少了数据冗余,提高了数据共享程度及数据管理效率。采用数据库组织原理和技术,通过将科学、权威和更新的药学及相关学科知识进行信息标准化处理后,以建设区域性和领域性的药学信息系统为目标,适应全程化药学服务的需求,已成为时代发展的必然。

三、药学信息的表示

怎样才能把数据更好地表示出来呢?最好的答案是图解。近代统计方法学奠基人费希尔(R. A. Fisher)说过,"图解并不能证明什么,但能使数据的突出特征醒目。"把原始数据列成表,可认为是提供实验结果最不精细的初始阶段。频率分布一类的总结表,可认为是对数据加工的第二阶段。求均值、中位数、方差、标准差和范围等一类概括数据的统计量,是对数据性质的简明描述。但在对实验结果加工的过程中,丢失了大量信息。数据的图解不丢失信息,是对数据分析和陈述的重要补充。它使统计分析做出的结论一目了然,起增益作用。有人说一张精心设计的统计图胜过一篇讲演稿。这与"百闻不如一见"的谚语是一个道理。

图表有着自身良好的表达特性,尤其对时间、空间等概念的表达和一些抽象思维的表达具有文字和言辞无法取代的传达效果。图表表达的特性归纳起来有如下几点:①信息表达的准确性。对所示事物的内容、性质或数量的表达应该准确无误。②信息表达的可读性,即在图表认识中应该通俗易懂,尤其是用于大众传达的图表。③图表设计的艺术性,图表是通过视觉的传递来完成,必须考虑到人们的欣赏习惯和审美情趣,这也是区别于文字表达的艺术特性。

随着计算机图形图像处理技术的进步和相应软件技术的成熟,各种具有图形能力的科学仪器越来越多地出现在药学各个领域,药学信息的可视化已经提到了日程上来,并日趋成为一个广阔的发展方向。

四、药学信息的处理与分析

药学信息处理的任务是通过对表示信息的数据进行解释加工,确定数据的含义和形式,从中得到有用信息。药学信息分析是指从混沌的药学信息和现有的药学数据中推演出未来的药学信息;从部分药学信息中推知总体的药学信息,以揭示相关药学信息的结构和发展规律。因此,药学信息分析是对各种相关信息的深加工,是深层次或高层次的药学信息处理,是一项具有研究性质的智能活动,它具有信息整理、信息评价、信息预测和信息反馈四项基本功能。药学信息分析的目的是为药学科学决策服务的。决策就是人们为实现特定目标,经过周密的推断分析,在众多实现目标的备选方案中选出最优方案的活动。

药学信息处理与分析方法包含对药学信息研究过程中所采用的一切方法和技巧。其方法是在收集、加工、存储和传递信息的基础上,采用定性和定量的方法对其进行处理,从中提取出更直观的知识,以便制订或选择决策方案。常规的药学信息分析方法大都是从统计学中获得,但是,随着信息技术在药学领域的深入应用,获取药学数据的数量是呈几何级数增长的,面对海量的信息和数据,用常规的药学信息分析方法来处理会有很多问题,必须找到有效方法,对信息进行合理组织、压缩提炼和知识提取;对数据进行科学分类,精确分析和汇总。由此产生了集统计学、数据库、机器学习等技术为一体的数据挖掘分析技术,数据挖掘和知识发现的科研活动在药学领域已得到逐步开展。药学科技工作者在掌握了药学信息技术的基础知识后,应该有意识地学习了解计算机的人工智能、模式识别、机器学习的理论知识与相关技术工具,为从事药学信息的数据挖掘科研活动打下基础。

五、药学信息的利用

药学信息利用,是指如何有效地利用所获得的药学信息来解决药学领域中的各种问题,不断地自我更新知识,并能用新信息提出解决问题的新方案。要充分利用已有的信息资源,就必须注重方法学。在创新药物研究中药学信息利用包括以下几个方面。

1. 科研选题中药学信息的利用　选题是科研工作的起点,是科研工作中具有战略性意义的一个重要环节,直接关系到科研工作的成败。因此,药学科研人员必须高度重视课题的选择。在借鉴和综合前人或前期发明创造的基础上,根据所获得的各种药学信息,确定研究方向和内容,并从现实条件出发,选择难度适宜的科研课题。因此,科研选题中药学信息的利用,具体地讲就是指如何从各种药学信息中发现问题、提出问题。在信息化的今天,药学学科越分越细,这就要求药学科研人员不断更新自身掌握的知识,接受新的药学信息。应用研究的选题必须具有发明新技术、新材料、新产品的可能性,或能够将已有先进技术应用于新领域的可能性,从而确保研究成果是前人未获得过的成就。选题方法多种多样,但选题基本程序一致。首先进行药学信息调研,即通过各种途径有针对性地收集资料;然后对信息资料进行科学的分析和筛选,从中发现或提出课题;在确认课题具有先进性和必要性后,便可着手设计科研方案。必要时可先进行预试验,以验证研究方案的可行性。

2. 科研方案设计中药学信息的利用　研究课题确定后,为指导研究工作或申报课题,应设计一个完整的研究方案,按规定的目标要求将技术路线、方法和步骤等以书面形式表达出来。一个科学合理、切实可行的研究方案是使研究工作顺利进行的保证,是决定研究工作取得成功的关键。因此,科研方案设计中药学信息的利用,就是指如何通过药学信息的反复调研提出最完善的研究计划,立项依据是研究方案中的关键部分,只有明确立项依据,项目才可能成立。研究人员就必须充分获取各种药学信息,了解所研究领域的现状、以往研究情况、目前已达到的水平及尚存在的问题等。在研究方案设计过程中,药学信息的调研工作,有助于设计者提高认识,扩大眼界,避免科研工作的盲目性、随意性,从而可以有意做一些提高性的研究工作。

3. 科研方案实施中药学信息的利用　科研方案设计完成后,还需经有关专家评审和有关部门批准立项后,方可正式开始实施。在具体实施过程中还会碰到各种各样的问题需要解决。实验中产生的大量信息必须及时进行收集、整理,有效存入数据库。根据实验方案,进行认真统计分析。并应随时关注与课题有关的最新报道,不断汲取药学信息,及时调整或充实研究方案,从而确保科研内容的先进性。

4. 科研总结中药学信息的利用　研究总结是科研工作的最后一环,药学科研人员通过对各种数据和资料的总结,结合最新药学信息,一方面可以找出有关科学规律或进行合理推论而指导其他研究。另一方面也可从中发现问题、提出问题从而使研究更深入、更具探索性,体现研究工作的学术价值。

5. 科研成果转化中药学信息的利用　科研项目经过研究人员精心努力完成后,还必须通过交流或进一步转化为生产力才能实现其科学意义或社会、经济效益,因此必须重视科研成果的转化问题。在科研成果转化过程中,药学研究人员必须重视各种药学信息,充分了解国家的有关政策与法规,了解相关医药企业的投资与生产信息以及市场供求信息,只有这样才能在成果转化中切实保护研究人员自身的合法利益和找到合适的合作伙伴。

6. 科研档案管理中药学信息的利用　科研档案是药学研究人员从事药学科研活动积累的原始资料和经过适当整理、分析的资料,具有真实、科学、专业、可使用等特性,实际上科研档案就是一个科研项目所产生的、按一定要求分类整理的全部药学信息。无论在科研档案的整理归档过程中,还是在科研档案的再使用过程中,药学研究人员都应及时了解各种相关药学信息,只有这样才能保证科研档案得到正确的整理和科学的应用。档案管理的最终目的就是使前人研究积累的药学信息资料为后人的研究提供服务,避免重复前人走过的弯路,从而提高药学科研工作的效率。

总之,药学信息与药学科研工作息息相关。无论是药学科研的选题与方案设计,还是药学科研方案的实施与总结,药学技术人员只有快速、准确、全面地获取各种相关药学信息,才能确保高水平地完成各项科研任务,从而大大提高科研工作的效率与水平。

第三节   统计估计和假设检验

统计学的主要任务之一是依据样本推断总体。推断的基本内容包括两个方面：一是依据样本寻找总体未知参数的近似值和近似范围；二是依据样本对总体未知参数的某种假设做出真伪判断。前者叫统计估计，后者叫假设检验。

一、统计估计

假设按《中国药典》对一批制剂进行含量均匀度检查，测定了一个样本 30 个个体的含量，其均值为 49.8mg。虽然可以肯定其总体均值不恰好是 49.8mg，但却能肯定它的最佳估计值是 49.8mg。这里是点估计。点估计有使用方便、直观等优点，但并没有提供关于估计精度的任何信息，为此提出了未知参数的区间估计法。这里就提出了用样本统计量作为总体统计量的可靠性问题。这个问题，可在报告估计值时陈述其置信区间（confidence interval）来回答。

置信区间是相信统计量如总体均值所在的区间。置信区间是由总体的性质（如分布的类型）、参数的样本估计值和想达到的置信度决定的。人们在统计工作中最关心的是均值的置信区间。如果把置信概率 P 定为 95%、风险 α 为 5% 即 1/20，则从一个总体取 20 个样本测定了 20 个样本均值，每个都有一个对应的置信区间，共 20 个，其中平均有 19 个包括总体均值，有一个不包括。如果把置信概率定为 99%、风险为 1% 即 1/100，则在测定了 100 个样本均值后，在 100 个置信区间中，平均有 99 个包括总体均值，只有 1 个不包括。

二、假设检验

为引出假设检验的概念，先举一个例子。计划进行一项临床研究，以比较一个降血压药和空白对照剂的药效。把该新药用于患者未加控制的初步研究表明，其活性大约使舒张压降低 10~15mmHg。计划进行的双盲方法（double-blind method）——一种试验药效的方法，给药者和服药者在给、服药物的当时，都不知道所给和所服的是活性药物还是空白对照剂。对第一组高血压患者，每天一次，给该药一定剂量的片剂；第二组患者，在相同的条件下，服用空白对照剂。在研究开始前每组患者都要量血压，以后每两周量一次，共进行 8 周。在这里只陈述有关的基线血压（即给药前的血压）和治疗 8 周后的血压。试验完成时，活性药物组和空白对照组血压从基线的变化称为差值 δ。

粗略地考虑，似乎只要比较活性药物组和空白对照组血压的平均变化并与过去的经验结合起来，就能做出该抗高血压新药是否有效的结论。见表 11-1，活性药物组平均血压降低 10mmHg，而空白对照组只降低 1mmHg。这是一个令人振奋的结果，只是受试患者少一些。但更仔细地进一步考虑，表中两组标准差都很大，说明数据缺乏一致性。这会使不同研究人员做出不同结论；至少会认为数据中潜在的不一致足以使结论变得模糊。但对数据这样的主观研究再仔细，也难以把药效和随机变异分清楚。如果两组数据的均值差异大而这种差异的标准差小，则可以做出明确的结论。在向国家药品监督管理部门提出报告时更要有这样的明确规范，以保证用药的安全、有效。假设检验就是这样一个评价观测差异是否能归于实验变异（即误差）的客观方法。

表 11-1   在一项高血压病研究中对活性药物组和空白对照剂组均值和标准差的比较

	活性药物组	空白对照剂组
患者数	11	10
平均血压降低 /mmHg	10	1
标准差 /mmHg	11.1	7.8

疗效差异的统计评价基础,是观测的疗效差异(即:活性药物疗效 – 空白对照剂疗效)与这个差异的变异程度之比。观测的疗效差异越大,变异程度越小,这个比值越大,药效越显著。这个比值可以用认同未知真药效的概率或统计语言陈述:这个比值比有关表列值规定的还要大,才能被认为是"统计显著"的。这就是通常说的"统计显著"即两种治疗存在真差异。

做出上述推断要进行假设检验。假设检验中的零假设(null hypothesis),是关于两个总体在某一参数如均值上一致(实际上差异为零)的假设 H_0。零假设也称为虚假设,因为同时还提出了备择假设 H_a(alternative hypothesis)。如果舍弃 H_0 而接受 H_a,则零假设就是虚设的。

以上讨论所涉及的是对给药和空白两个组获得的两个均值进行比较。表 11-2 所举出的例子,都是数据来自单一总体,需要把其样本均值或比率与某一假设值或标准值进行比较的实验。它们在药学研究中都具有典型性。为说明这类假设检验,试考虑一个研究评价工艺改革对片剂产品批平均含量影响的实验。为研究片剂配方中的药物含量,多年收集了大量数据。该制造工艺给出的平均含量 5.01mg,标准差 0.11mg,可认为就是工艺的真参数。对该传统工艺进行改进后制造了一批新片剂,取 20 片进行含量测定,得到表 11-3 的结果。进行含量测定的目的,是确定工艺改革是否改变了传统工艺的含量均值 5.01mg 即零假设中的 μ_0 值。

表 11-2 观测单一总体均值的实验

样本均值	假设值或标准值
药片片剂的平均含量	标示量
药片片剂平均崩解时限	药典片剂通则关于片剂崩解时限的规定
临床前研究中 n 只大鼠血压降低均值	值得临床研究重视的血压降低标准值
新药的治愈率	同类药物的治愈率

表 11-3 传统工艺改革后的 20 片片剂含量测定结果

单位:mg

单片含量				均值		标准差	
				$\overline{X}$	μ_0	S	σ_0
5.13	5.04	5.09	5.00				
4.98	5.03	5.01	5.18				
5.20	5.08	4.96	4.99	5.066	5.01	0.081	0.11
5.08	5.06	5.02	5.24				
4.99	5.17	5.06	5.00				

对表 11-3 中所述例子一类问题的假设检验,可以提出三个假设检验:

① $H_0: \mu = \mu_0, H_a: \mu \neq \mu_0$

② $H_0: \mu = \mu_0, H_a: \mu < \mu_0$

③ $H_0: \mu = \mu_0, H_a: \mu > \mu_0$

式中,①称为双尾或双侧检验,②和③称为单尾或单侧检验。假设检验的步骤这里从略。

概括来说,假设检验中的零假设是虚设的。如果它与实验数据矛盾,就舍弃它;如果不矛盾,就接受它。在这里用的是反证法。不过在这个反证法中的合理或不合理,不是绝对的,不是形式逻辑中的绝对肯定或绝对否定,而是根据人们在实践中广泛应用的一个原则:概率近于零的事件实际上是不可能发生的。假设检验是具有概率性质的反证法。

第四节　回　归　分　析

回归分析按其复杂程度的不同而被分为多种。本节只讨论其中最简单的简单线性回归分析,再涉及一种需要对自变量进行变换的线性回归问题,而把重点放在回归分析基本概念的建立上并熟悉其基本方法。

简单线性回归分析,是一种用最适直线规定两个变量 X 和 Y 间函数关系的统计方法。这条直线是 $Y = \beta_0 + \beta_1 X$,其中 Y 是因变量,X 是自变量,β_0 是直线在 Y 轴上的截距,β_1 是直线斜率。不用英文字母而用希腊字母代表直线的截距和斜率,意味着它们代表的是总体参数;不用 α_i 而用 β_i 代表它们,是由于 α 已用于代表风险率而 α_i 将用于代表实验设计中的固定因素。回归分析在药学工作中的应用是多样的。例如,在药物分析工作中确定药物吸光度与其浓度间的线性关系;在药动学工作中,希望用一个简单的线性方程式描述血药浓度与时间的关系;在药效学工作中,确定症状消除持续时间是否随剂量的增大而线性延长等。

统计学使科学工作者和社会受益的最后一个方面,就是建立数学模型。实际上,回归分析就是为客观事物中的变量间关系建立数学模型,其中最简单的是建立直线数学模型,只不过通常称之为绘制校准直(曲)线。现在,"回归"一词已成为研究变量间统计关系的同义语。变量间关系的研究几乎存在于所有学科。

一、基本原理

回归直线是根据若干个数据对绘制的,每个数据对代表 X-Y 坐标中的一个点 (X, Y)。两点确定一条直线。一条直线可以表示为

$$Y = \beta_0 + \beta_1 X \qquad\qquad 式(11\text{-}1)$$

已如前述。不仅两点可以确定一条直线,一个点和一个斜率也可以确定一条直线。但即使 X、Y 的关系已知是线性的,两个以上的点也不能恰好都在一条直线上,其原因在于存在遵守正态分布的实验误差。在这种情况,恰好通过所有数据点的直线是找不到的。只能找到一条离所有点都近的直线,所用的客观方法叫最小二乘法(method of least squares)。给定 n 个数据对 (X, Y),找到一条规定 X-Y 关系的直线,使所有数据对 (X, Y) 与拟规定的直线在 Y 轴方向的距离平方和最小,用数学的语言表示就是 $\sum\limits_{i=1}^{n} (Y_i - Y)^2$ 最小。这样的一条直线就是描述 X 与 Y 间关系的最佳直线。这样的直线称为最小二乘线。用微分求极小的方法,可以算出该直线的斜率和截距:

$$斜率 \hat{\beta}_1 = \frac{\sum\limits_{i} (X_i - \overline{X})(Y_i - \overline{Y})}{\sum\limits_{i} (X_i - \overline{X})^2} = \frac{n \sum\limits_{i} X_i Y_i - \left(\sum\limits_{i} X_i\right)\left(\sum\limits_{i} Y_i\right)}{n \sum\limits_{i} X_i^2 - \left(\sum\limits_{i} X_i\right)^2} \qquad 式(11\text{-}2)$$

$$截距 \hat{\beta}_0 = \overline{Y} - \hat{\beta}_1 \overline{X} \qquad\qquad 式(11\text{-}3)$$

式中,β 上的尖帽符号说明它们还不是总体参数,而是总体参数的近似值。有些计算器装有计算回归直线参数的程序。在计算机上还可以使用 SAS(statistical analysis system)等商业软件包进行更全面的数据分析。

二、回归分析在药物研究中的应用

在开发一种抗过敏新药时,要对不同剂量的药效进行实验研究。10 名患者服用了该新药一个特定的剂量,药物作用消失时立即记录。观测值列于表 11-4 中,X 是剂量,Y 是症状消除持续的时间,用 7 个不同的剂量,其中三个剂量重复给两名患者。从表 11-4 不难看出,Y 一般随 X 的增大而增大。但凭这种对数据的认识很难定量地把这个关系说清楚。

表 11-4　10 名患者服用新药的剂量与症状持续消除的时间

X/mg	3	3	4	5	6	6	7	8	8	9
Y/d	9	5	12	9	19	16	22	18	29	22

经过回归分析,把最小二乘法应用于这组数据,首先计算基本统计量 $\overline{X}, \overline{Y}, X^2, Y^2, XY$,然后用式 (11-2) 和式 (11-3) 计算 $\hat{\beta}_0$ 和 $\hat{\beta}_1$,即可得出:

$$\hat{Y} = -1.07 + 2.74X$$

这里两个变量间是最简单的线性关系。但是,两个变量之间的关系也不一定是线性的,且事物的一个属性常由更多变量所决定。例如,把 6 个浓度按两倍递增的纯青霉素溶液 (1~32U/ml) 置于进行生物测定的杯碟中。表 11-5 给出每个溶液以 mm 表示的抑菌圈直径,在这个长度的测量中发生较大的误差。如果对青霉素溶液的浓度 C 取以 2 为底的对数,则抑菌圈的直径与青霉素溶液的浓度呈线性关系。试求对应的回归直线方程。

表 11-5　青霉素溶液浓度的对数变换

C/(U·ml^{-1})	1	2	4	8	16	32
$X = \log_2 C$	0	1	2	3	4	5
$Y =$ 抑菌圈直径 /mm	15.87	17.78	19.52	21.35	23.13	24.77

同上,依式 11-2 和式 11-3 求出:

$$\hat{\beta}_1 = 1.782$$
$$\hat{\beta}_0 = 15.94$$

于是可以得到回归直线方程:

$$\hat{Y} = 15.94 + 1.782X$$

第五节　实　验　设　计

统计工作从收集数据开始。至于如何收集数据,则取决于所采用的取样方案和实验设计。统计工作中实验设计的这一部分,对整个工作的质量起决定性作用。实验设计可以很简单,也可以很复杂,但都有一个共同目标,即花费的人力、物力和时间最少,而提供的答案最准确;都有一个效率高低的问题。举一个非常简单的例子说明,用分析天平称量两个坩埚的重量 X 和 Y 有两个方法:①照习惯逐一称量。②把两个坩埚同时放在一个盘中称量,得到 $X+Y=W_1$,再把两者各放在一个盘中,在轻的一个中补加砝码至两盘平衡,得到 $X-Y=W_2$。于是得到 $X=(W_1+W_2)/2, Y=(W_1-W_2)/2$。①和②为求得两个坩埚的重量都进行了两次称量。但②称量得更精密,因为 W_1, W_2 在求和、求差的过程中,称量的随机误差互相会有部分抵偿。

一、基本原理

生产和实验过程常是复杂的,结果受许多因素大小不同的影响而有差异,这些差异在统计学中称为变差。为减免变差以做出正确的结论,必须进行实验设计。实验设计的基本原理是对照、重复和随机化。

有比较才能鉴别。对照是比较的必要基础,没有对照就没有比较。例如新药药效研究时,有给药组(试验组),要求设对照组。对照应符合齐同可比的原则。有阴性对照和阳性对照,还有正常对照和模型对照等。

重复是指基本实验的重复。重复有两个作用：①获得总体标准差的估计值 $\hat{\sigma}$，它是量度数据中变差的基本单位；②用大容量样本重复多次获得的均值，能把因素在实验中的效应估计得更精密，这对实验设计有重要意义。例如，在催化剂对药物化学合成反应收率影响的研究中，如果实验只用三个催化剂各进行一次，则从观测到的收率百分数 $X_1=72\%$（催化剂 1）、$X_2=64\%$（催化剂 2）和 $X_3=75\%$（催化率 3），很难对催化剂效应做出满意的推断。这是因为观测值的差异会是由实验误差造成的，而实验误差究竟有多大并不知道。相反，如果重复次数 n 合理地大，样本均值的实验误差足够小，观测到的 $\overline{X}_1=65\%$ 和 $\overline{X}_2=67\%$ 相近，而两者都比 $\overline{X}_3=76\%$ 小，即 $\overline{X}_1<\overline{X}_3$，$\overline{X}_2<\overline{X}_3$，则可以比较肯定地做出用第三种催化剂所得收率显著高的结论。

随机化是统计方法用于实验设计的基石。随机化意味着对实验材料和实验次序都随机地运作。统计方法要求观测值或误差是独立分布的随机变量。把实验恰当地随机化，会有助于把可能存在的外部因素效应平均化而减免。例如，在上述催化剂对化学合成反应影响的研究中，原料中的杂质和反应过程中的光照不同也可能对收率有影响。如果把不同催化剂、原料和实验次序随机化，则有助于把原料中杂质和光照条件等可能存在的外来因素的影响随机化而完全或部分地消除即减免，使催化剂效应突出。

下列步骤可用于实验设计与分析：①确认并陈述问题；②选择因素和水平；③选择响应变量；④选择实验设计；⑤进行实验；⑥分析数据；⑦做结论并提建议。

在①中，把拟研究的问题陈述清楚，常有助于对所研究的问题理解得更深刻和最终解决。在②中，实验者必须选择影响实验结果的独立因素。例如，在上述化学合成反应收率研究中，只选择催化剂一个因素和它的三个水平（处理）。在③中，要选择确能为所研究问题提供准确信息的变量作为响应变量，如上述化学合成反应中的收率。④在整个实验设计与分析工作中是最重要的。实验者必须根据想检出的响应差异和容许的风险大小选择适当的样本容量，确定数据收集的次序、拟采用的随机化方法和一个数学模型，以对实验数据进行统计分析。在想达到的统计准确性和花费的人力、物力和时间之间进行平衡是必要的。既有效，又经济的实验设计是最好的。在⑤中，应特别注意测量的准确性和保持实验环境始终如一。在⑥中，必须用统计方法分析实验数据。一旦进行完数据分析，即可在⑦中对结果做出结论或推断。对统计推断必须给以合乎规律的解释，评价其实际意义并提出相应的建议。在上述 7 个步骤中，④是中心，⑦是成果，但 7 个步骤是一个应通盘考虑的整体。

二、实验设计的分类

实验设计按因素的相互地位（是平等互相交叉的，还是分等级上级覆盖下级的）、性质（是固定的还是随机的）、多少，而有多种可能，加之还有完整、不完整的区别，更增加了实验设计的多样性。设计实验应以能从样本得到关于总体足够的信息为目标，而由研究对象的性质所决定。但为了节省人力、物力和时间，应尽可能采用简单的实验设计。

1. 两类基本的实验设计　根据因素相互地位的不同，实验有两种分类（classification）：等级的（hierarchic）即系统的和交叉的（cross）。

许多实验设计是等级分类和交叉分类两种基本设计的组合。例如，双向配置中每个交叉点中会有两个以上的观测值。

2. 两类不同性质的因素　在所有实验设计中，因素的水平可以有两种不同的性质：固定的和随机的。

3. 配置完整和不完整　无论因素的地位是分级或交叉、性质是固定或随机，其配置都有完整、不完整之分。在讨论因素的交叉分类时已经谈到交叉点上的实验可以是空白的。这样，实验设计就是不完整的。在三因素交叉分类中，如果每因素有三水平，交叉点上的实验重复三次，就要做 $3^4=81$ 次实验。这样多的实验减少一些是否对结论无影响；这些撒大网、面面俱到的实验是否抓住了关键;这样做是否符合因素间有交互作用的复杂体系:这些都是问题。因而不完整的实验设计就应运而生,种类特别多,有拉丁方设计、析因实验、正交试验法、均匀设计、筛选设计、响应面设计等。我国在 20 世纪 80 年代曾推广正交试验法,由国务院组织的专门机构进行,在许多行业取得丰硕的成果,对发展生产力做出重要贡献。相信实验设计的进步也一定能促进药学事业的发展。

　　尽管实验设计与优化的方法很多,但由于其实际设计过程涉及的试验数据较多而且算法复杂,采用传统的人工方法计算工作量大,精度不高。因此,基于计算机的实验设计方法是目前普遍采用的方法。基于计算机实验设计方法的软件很多,可根据需要选择专业的应用软件,或自行设计用于解决某一特定问题的应用软件。

第六节　常用现代药学统计方法

　　近年来,由于计算机与统计软件的普及,而且在药学数据实践处理中遇到的问题越来越复杂,药学工作者研究的对象往往涉及许多因素,需要探讨各因素之间的关系与变化趋势,以便尽可能全面地了解事物的本质,这就需要多元统计分析方法进行数据处理。随着现代分析仪器的出现,获得了高通量、高维的数据,如中药指纹图谱数据、代谢组学数据等,也需要多元统计分析方法进行分类和降维等处理。多元统计学中的各个模型在不断地发展中,为了与经典统计加以区别,往往称之为现代多元统计,本书侧重于常用多元统计方法介绍与应用。多元统计分析方法常用软件主要有 SAS、SPSS、R 和 MATLAB 等。

一、聚类分析

　　聚类分析(cluster analysis)是根据物以类聚的思想,进行分类的一种多元统计分析方法,通过样本的分类指标,把性质相近或相似的样本归为一类。这些类或组不是事先给定的,而是根据数据特点而定的。聚类分析已广泛应用于药物的研究、中药的鉴别与质量评价、代谢组学代谢轮廓的分析等领域。例如采用 HPLC 法测定不同产地的药材样品的指纹图谱,应用聚类分析和相似度计算方法对所得指纹图谱进行定性、定量评价;采用原子吸收分光光度法测定维吾尔族习用药菊苣微量元素的含量,探讨同科不同种维吾尔族习用药微量元素的含量与药效作用的关系的可行性;采用傅里叶变换红外光谱法并结合聚类分析法对不同产地的枸杞进行快速、准确的鉴别,为客观评价中药材的来源提供了一种新方法;通过高效液相色谱 - 串联四极杆飞行时间质谱,对收集的癌症患者和健康者的尿液样品中多胺含量进行检测和确定,并结合聚类分析法根据多胺含量对癌症患者和健康者进行聚类。

　　以代谢组学代谢轮廓数据分析为例,说明聚类分析在药学中的应用过程。通过研究人体尿液中多胺指标及其代谢物的含量,进行癌症的诊断。采用高效液相色谱 - 串联四极杆飞行时间质谱,对收集的 14 名癌症患者和 14 名健康者的尿液样品中多胺含量进行检测和确定,同时确定了 1,3- 二氨基丙烷(DAP)、亚精胺(SPD)、尸胺(CAD)、精胺(SPM)和腐胺(PUT)5 种含量,见表 11-6,其中编号 1~12、25、26 为癌症患者(1 表示患病),13~24、27、28 为健康者(0 表示健康)。

表 11-6　28 个健康者和癌症患者的多胺含量

单位:ng·ml^{-1}

No.	PUT	DAP	CAD	SPD	SPM	是否患病
1	108.0	8.92	28.11	22.37	9.10	1
2	140.0	8.03	1.180	18.01	10.96	1
3	109.1	9.15	0.261 0	6.300	10.25	1
4	178.9	18.03	0.355 0	11.31	5.930	1

续表

No.	PUT	DAP	CAD	SPD	SPM	是否患病
5	196.4	30.97	1.440	9.54	19.16	1
6	179.2	37.01	1.600	19.91	12.33	1
7	192.9	37.86	1.520	15.84	14.16	1
8	178.8	7.542	1.450	4.810	5.980	1
9	194.0	37.54	1.580	6.410	14.15	1
10	104.5	15.22	2.590	9.97	8.83	1
11	182.1	37.27	4.030	29.51	22.23	1
12	187.8	32.35	2.080	16.77	13.28	1
13	16.55	1.140	0.219 0	8.03	3.910	0
14	14.88	0.792 0	0.244 0	11.39	5.190	0
15	14.22	0.790 0	0.244 0	9.47	7.150	0
16	14.19	0.847 0	0.268 0	3.680	3.600	0
17	13.60	1.110	0.251 0	3.370	3.890	0
18	16.55	1.490	0.388 0	4.190	5.480	0
19	15.98	1.150	0.291 0	6.500	4.190	0
20	14.97	0.920	0.312 0	4.380	4.210	0
21	14.89	1.420	2.000	16.34	17.14	0
22	19.16	2.640	0.559 0	5.400	5.860	0
23	13.07	0.830	0.373 0	4.460	4.400	0
24	14.78	1.010	0.596 0	3.800	8.14	0
25	150.0	17.86	0.960	10.74	10.97	1
26	194.8	29.84	1.230	11.95	13.09	1
27	15.09	0.890	0.414 0	5.700	3.870	0
28	14.05	0.690 0	0.251 0	8.21	0.820	0

　　利用 SAS 9.2 的聚类(cluster)过程的平均法(average),依据 14 个癌症患者和 14 个健康者的多胺指标进行聚类分析。设编号 1~12(癌症患者),13~24(健康者)为已知样本;25、26(癌症患者),27、28(健康者)设为未知样本。首先对 1~28 号进行聚类分析,看是否分为两类,与此同时得出 25、26(癌症患者),27、28(健康者)与哪一类接近。

　　采用平均聚类法进行聚类分析,开始将 14 个健康者和 14 个患者各视为一类,然后将聚类最近的两类合并,并计算新类与其他类的距离,再按最小距离合并,每次缩小一类直至所有样品都成为一类,则聚类过程停止。对 28 个样品,依次聚成 27 到 1 类的聚类图如图 11-1 所示。

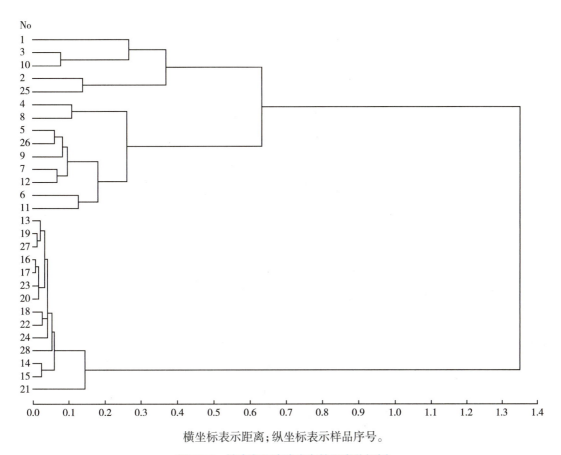

横坐标表示距离；纵坐标表示样品序号。

图 11-1　健康者和癌症患者的聚类分析树

从图中可以看出，聚成 2 类是比较合适的，按图中纵轴方向自上而下样品排序的序号，若聚成 2 类，则各类所包含的样品分别为 1,3,10,2,25,4,8,5,26,9,7,12,6,11 和 13,19,27,16,17,23,20,18,22,24,28,14,15,21。因为已知 1~12 为癌症患者，根据 25、26 的 5 个多胺指标，与 1~12 聚成一类，可以得出 25、26 被判断为癌症患者。已知 13~24 为健康者，根据 27~28 的 5 个多胺指标，与 13~24 聚成一类，可以得出 27、28 被判断为健康者。由此可见，聚类分析方法可以在代谢组学代谢轮廓中根据代谢指标进行分类，并且对于未知样本，若给定代谢指标可以初步判断。聚类分析算法可以用在疾病的诊断上，对癌症的诊断具有一定的指导意义。

二、判别分析

判别分析（discriminant analysis）又称分辨分析法，是指在一系列多因子（如 x_i）观测值的基础上，根据许多观测到的某些指标对所研究对象进行分类的一种多元统计模式识别分析方法。判别分析在药物研究、中药质量控制和代谢组学分析等方面已获得广泛的应用。例如通过对植物类中药所含元素多少和该药"味"之间关系的分析，建立药物的定量判别方程，再按照判别函数鉴别药物的真伪和对药物进行质量评定；在代谢组学中主要用于疾病诊断，用健康者和患者的特定生物标志物数据作为训练集，然后建立判别函数，再将未知样本的特定生物标志物指标数据代入判别函数，最后进行疾病诊断。

无论是距离判别分析、费希尔判别分析，还是贝叶斯判别分析，判别分析都有如下步骤。

1. 根据研究目的确定研究对象（样本）及所用指标。对于若干已明确分类的样本进行指标检测，收集数据，得到训练样本，即训练集。

2. 根据训练样本，用判别分析方法可建立判别函数。

3. 建立判别准则,对判别函数是否有实用价值进行考核。

4. 未知样品的指标代入判别函数,将未知类别样品的判别归类。

判别分析步骤如图 11-2。

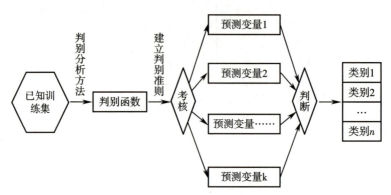

图 11-2   判别分析步骤

以代谢组学代谢轮廓数据分析为例,说明判别分析方法在药学数据分析的过程。通过研究人体尿液中儿茶酚胺(CA)及其代谢物的含量,进行阿尔茨海默病(AD)的诊断。采用高效液相色谱和荧光检测联用法对收集的 14 名 AD 患者和 14 名健康者的尿液样品中 CA 含量进行检测和确定,同时确定了肾上腺素(E)、去甲肾上腺素(NE)、多巴胺(DOA)、左旋多巴(L-DOPA)和 3,4- 二羟基苯乙酸(DOPAC)5 种儿茶酚胺及代谢物含量,见表 11-7,其中编号 1~14 为 AD 患者(用 1 来表示患病),15~28 为健康者(用 0 来表示健康)。

表 11-7   28 名阿尔茨海默病患者和健康者的儿茶酚胺及其代谢物的含量

单位:ng·ml^{-1}

序号	L-DOPA	NE	DOA	E	DOPAC	AD
1	3.180	3.107	9.53	3.173	8.71	1
2	2.976	8.47	4.496	3.115	8.71	1
3	2.945	7.713	9.16	4.839	4.803	1
4	18.46	17.99	41.99	3.370	11.44	1
5	4.708	8.07	21.05	3.736	5.018	1
6	15.67	34.04	33.77	2.633	7.163	1
7	21.76	42.29	27.83	2.579	5.880	1
8	3.388	31.71	24.05	3.149	12.60	1
9	2.525	14.67	53.82	3.444	10.27	1
10	22.05	68.55	12.55	2.867	18.20	1
11	33.20	11.54	13.15	2.939	21.89	1
12	8.75	4.010	8.63	2.975	14.79	1
13	11.55	37.11	3.848	2.503	13.66	1
14	31.77	48.64	23.13	4.643	13.83	1

续表

序号	L-DOPA	NE	DOA	E	DOPAC	AD
15	16.78	79.07	32.02	4.690	10.21	0
16	49.75	102.1	21.51	8.37	34.67	0
17	50.89	122.5	26.58	12.96	29.92	0
18	19.01	103.9	41.67	10.59	11.48	0
19	15.04	72.29	45.75	19.93	11.56	0
20	67.31	47.43	86.7	28.09	20.32	0
21	54.39	75.11	61.50	9.68	30.64	0
22	17.99	143.5	48.97	19.41	58.95	0
23	51.71	86.3	80.7	19.37	29.64	0
24	20.82	115.9	69.18	17.33	22.48	0
25	44.82	64.51	46.25	7.027	14.02	0
26	79.24	74.86	60.11	6.920	54.86	0
27	10.73	89.3	83.6	11.01	19.28	0
28	8.95	80.2	34.86	10.10	18.80	0

利用 SAS 9.2 的 DSCRIM 过程的贝叶斯(Bayes)判别分析进行 Bayes 判别函数的建立和通过儿茶酚胺及其代谢物的含量进行阿尔茨海默病的分类预测。在进行判别分析之前要对训练集的两组数据进行差异性检验,只有存在显著性差异,进行判别分析才有意义,所以首先对阿尔茨海默病患者组和健康者组两组数据的儿茶酚胺及其代谢物的含量进行显著性差异检验,两组存在差异。

用判别分析对训练数据集数据进行判别,得到的判别结果见表 11-8,其中包括每个观测的判别情况,包括原来为哪一类,分入了哪一类,即属于各类的后验概率值。

表 11-8　训练集属于哪一类的后验概率

序号	原组别	新组别	0 组概率	1 组概率	序号	原组别	新组别	0 组概率	1 组概率
1	1	1	0.000 0	1.000 0	9	1	1	0.000 0	1.000 0
2	1	1	0.000 0	1.000 0	10	1	1	0.179 5	0.820 5
3	1	1	0.000 0	1.000 0	11	1	1	0.000 0	1.000 0
4	1	1	0.000 1	0.999 9	12	1	1	0.000 0	1.000 0
5	1	1	0.000 0	1.000 0	13	0	0	0.897 5	0.102 5
6	1	1	0.001 1	0.998 9	14	0	0	1.000 0	0.000 0
7	1	1	0.014 4	0.985 6	15	0	0	1.000 0	0.000 0
8	1	1	0.000 0	1.000 0	16	0	0	0.999 9	0.000 1

续表

序号	原组别	新组别	0 组概率	1 组概率	序号	原组别	新组别	0 组概率	1 组概率
17	0	0	0.999 1	0.000 9	21	0	0	1.000 0	0.000 0
18	0	0	1.000 0	0.000 0	22	0	0	1.000 0	0.000 0
19	0	0	0.999 9	0.000 1	23	0	0	0.996 7	0.003 3
20	0	0	1.000 0	0.000 0	24	0	0	0.999 9	0.000 1

通过交叉验证,得到错误率为 4.27%,说明此 Bayes 判别分析方法对于阿尔茨海默病患者与健康者具有很好的分类效果。

用剩下的四组数据带入由训练集建立的判别分析函数进行预测,其结果见表 11-9,列出了判别结果和判入每类的后验概率,结果表明具有很好的预测能力。

表 11-9　预测集分类结果

序号	L-DOPA	NE	DOA	E	DOPAC	原组	0 组概率	1 组概率	新组
13	11.55	37.11	3.848	2.503	13.66	1	9.00×10^{-5}	0.999 9	1
14	31.77	48.64	23.13	4.643	13.83	1	0.160 5	0.839 5	1
27	10.73	89.3	83.6	11.01	19.28	0	0.998 3	1.660×10^{-3}	0
28	8.95	80.2	34.86	10.10	18.80	0	0.877 4	0.122 6	0

三、主成分分析

在药学试验研究中,常常需要在众多指标当中确定一些指标来描述药品的某些特征。虽然指标之间有一定的独立性,但也常常存在相关性,且指标之间关系复杂。需要一种进行简化的方法,在不损失或较少损失原有信息前提下,将原来个数较多且彼此相关的指标转化为个数较少但彼此独立或不相关的综合指标,也称降维。主成分分析(principle component analysis)是把高维数据降为低维数据的一种主要统计学方法,主要是将相关性强的指标压缩,从而得到几个综合性指标,通过原数据协方差矩阵的结构,寻找新的原变量线性组合,并且得到主成分。在药学数据分析中,主成分分析经常被用在中药质量控制特征峰的提取;代谢组学数据的生物标志物识别研究,把高维的信息压缩到几个综合指标(主成分)上,通过主成分描述机体代谢变化的情况。

以代谢组学代谢图谱数据分析为例,说明主成分分析方法在药学数据分析的过程。用 UPLC/MS 技术研究芫花引起的大鼠肝毒性变化的代谢组学,研究得到的代谢图谱数据作为数据集。数据集包括两组数据:芫花给药大鼠组(模型组)和健康大鼠组(控制组)。

代谢组学数据导入 Micromass Markerlynx 软件中进行数据预处理(峰对齐和识别)。经过预处理后的数据表示的是芫花给药组和健康组在不同保留时间的质荷比。解释变量由从色谱试验得到的代谢组指纹图谱数据组成,响应变量由相对应的保留时间升序排列组成。每个数据集包含 878 个变量,保留时间 0.3~7.6 分钟,每隔 0.001 分钟进行变化。每一个代谢物(特征)由同一行的数据决定,而芫花给药组和健康组的区别由定量数据决定。

利用 R 程序对数据进行主成分分析,芫花给药组和健康组的代谢组学图谱数据的得分图和荷载图如图 11-3 和图 11-4。图 11-3 中可以看到芫花给药组和健康组数据被清楚地分为两组。图 11-4 中的荷载图中的点代表的变量(用 × 标记),表示它们的浓度和相应的保留时间(也称作质子对),选择荷载图中离群远的点(对分类贡献大)作为潜在生物标志物,所以从 878 数据中选出 16 个数据作为潜在的生物标志物。

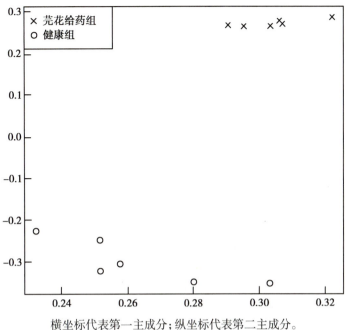

横坐标代表第一主成分;纵坐标代表第二主成分。

图 11-3　芫花给药组(×)和健康组(○)的代谢指纹图谱得分结果

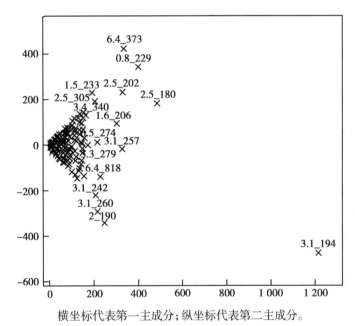

横坐标代表第一主成分;纵坐标代表第二主成分。

图 11-4　芫花给药组和健康组的代谢指纹图谱荷载结果

四、人工神经网络

人工神经网络(artificial neural network)是由大量处理单元广泛互连而组成的人工网络,用来模拟人脑神经系统的功能和结构而建立的模型,进行分类和预测,是处理非线性问题的多元统计分析方法。尤其在处理规律不明显、组分变量多的问题方面具有其特殊的优越性。人工神经网络模型分为,感知器(perception)神经网络模型、误差反向传输(BP)神经网络模型、径向基函数(RBF)神经网络模型和自组织映射(SOM)神经网络模型等。

考察不同配比的处方,以期获得缓释制剂处方理想的释放度,以此为例介绍人工神经网络在药学中的应用。考察的因素、目标及实验样本见表 11-10。

表 11-10   因素目标考察实验结果

No.	X1(A)	X2(B)	X3(C)	X4(D)	Y
1	1.000	2.250	3.750	2.500	63.3
2	1.125	2.750	4.750	2.000	174.4
3	1.250	3.250	3.500	1.500	124.0
4	1.375	3.750	4.500	1.000	185.7
5	1.500	2.000	3.250	2.750	99.4
6	1.625	2.500	4.250	2.250	176.6
7	1.750	3.000	3.000	1.750	142.6
8	1.875	3.500	4.000	1.250	168.2
9	2.000	4.000	5.000	3.000	121.6

利用 MATLAB 的人工神经网络工具箱进行数据分析。网络结构的确定:由于处方中影响释放度的组分有 4 个,对应 BP 神经网络应有 4 个输入节点、释放度作为一个输出节点。将实验中的 9 组数据作为训练样本,为防止出现拟合不完全过早终止循环,导致输出误差过大和网络训练误差太小的过拟合两种情况,设定期望输出误差定为 0.005。

利用 BP 神经网络构建函数,用 minmax() 函数自动搜索输入向量中,每个要考察因素的范围,隐含层节点个数为 10 及层数为 1,隐含层和输出层的传递函数分别为 tansig(S 型)和 purelin(线性),网络训练次数设为 3 000 次。

当网络训练结束达到误差要求时,对 4 和 7 两个样本进行仿真预测,并设置不同的隐含层节点数,训练网络,结果见表 11-11。

表 11-11   不同隐含层节点数时网络预测值和实验值结果比较

隐含层节点数	预测值	实验值
8	Y4=173.3	185.7
	Y7=142.9	142.6
12	Y4=185.7	185.7
	Y7=142.6	142.6
15	Y4=185.7	185.7
	Y7=142.6	142.6
18	Y4=185.7	185.7
	Y7=142.6	142.6
20	Y4=185.7	185.7
	Y7=142.6	142.6

这样就可以选择预测值与试验值最接近的隐含层节点数,再选择其他与训练集相同的参数设置,通过输入不同配比的处方预测缓释制剂处方的释放度。

第七节　真实世界数据、真实世界证据和真实世界研究

新药临床试验研发耗时长、成本高,在降低药物研发成本方面,真实世界研究是新方法之一。随着信息技术的快速发展,医疗机构等收集了各种与患者健康状况、常规诊疗和保健有关的数据,按功能类型可分为医院信息系统数据、医保支付数据、登记研究数据、药品安全主动监测和自然人群队列数据等。如何进行真实世界研究并把真实世界数据转换成为真实世界证据,进行数据治理,是真实世界研究面临的挑战。真实世界证据的应用为新药注册上市的有效性和安全性、已上市药物的说明书变更、药物上市后要求或再评价提供证据。

一、概述

全球范围内,中国是真实世界研究热点地区。2016 年,美国国会通过《21 世纪治愈法案》,明确美国食品药品管理局(Food and Drug Administration,FDA)可在合适情况下使用真实世界数据,作为医疗器械及药品上市后研究及新适应证开发的审批证据。随后,真实世界研究成为制药企业等拓展的重要方向。

近年来,中国真实世界研究相关政策指南的发展还是比较迅速的。2018 年 8 月,在第八届中国肿瘤学临床试验发展论坛上,发布了《真实世界研究指南(2018 年版)》。系统性对真实世界研究提供建议和指导,同年 9 月在第三届中华医学事务年会(CMAC)发布了《真实世界研究实践专家共识》,从国内外真实世界研究现状等基本问题谈起,探索了真实世界研究目前存在的误区、流程、应用场景等问题。从监管层面,2019 年 5 月国家药品监督管理局药品审评中心(Center for Drug Evaluation,CDE)发布了《真实世界证据支持药物研发的基本考虑(征求意见稿)》,并于 2020 年 1 月发布《真实世界证据支持药物研发与审评的指导原则(试行)》,文中明确指出,利用真实世界证据是儿童药物研发的一种策略。考虑到我国儿童药物研发及药品注册中的实际需要,同年 5 月,CDE 发布了《真实世界证据支持儿童药物研发与审评的技术指导原则(征求意见稿)》。经过 3 个月的征求意见,2020 年 8 月《真实世界研究支持儿童药物研发与审评的技术指导原则(试行)》正式发布。此指导原则也是对《真实世界证据支持药物研发与审评的指导原则(试行)》的进一步补充。2020 年 8 月初,CDE 发布《用于产生真实世界证据的真实世界数据指导原则(征求意见稿)》,从真实世界数据的定义、来源、评价、治理、标准、安全合规、质量保障、适用性等方面,对真实世界数据给出具体要求和指导性建议,以帮助申办者更好地进行数据治理,评估真实世界数据的适用性,为产生有效的真实世界证据做好充分准备。2021 年 4 月,《用于产生真实世界证据的真实世界数据指导原则(试行)》正式发布。

二、真实世界数据、真实世界证据与真实世界研究的概念

对于真实世界数据、真实世界证据与真实世界研究的定义不同的文献对其描述略有不同,但是核心是一致的。下面引用 CDE 在颁布的《真实世界证据支持药物研发与审评的指导原则(试行)》中给出的定义为:①真实世界数据(real-world data,RWD)是指来源于日常所收集的各种与患者健康状况和 / 或诊疗及保健有关的数据。并非所有的真实世界数据经分析后都能成为真实世界证据,只有满足适用性的真实世界数据才有可能产生真实世界证据。②真实世界证据(real-world evidence,RWE)是指通过对适用的真实世界数据进行恰当和充分的分析所获得的关于药物的使用情况和潜在获益 - 风险的临床证据,包括通过回顾性或前瞻性、观察性研究,或者实用临床试验等干预性研究所获得的证据。③真实世界研究(real-world research/study,RWR/RWS)是指针对预设的临床问题,在真实世界环境下收集与研究对象健康状况和 / 或诊疗及保健有关的数据(真实世界数据)或基于这些数据衍生

的汇总数据,通过分析,获得药物的使用情况及潜在获益-风险的临床证据(真实世界证据)的研究过程。

真实世界数据并不等于可以得到真实世界证据。它需要经过合理设计的真实世界研究,对适用于产生真实世界证据的真实世界数据进行适当的和充分的分析,以得到真实世界的证据。因此,为了能够得到真实世界的证据,首先明确需要解决的临床问题,设定统计假设。然后收集真实世界的数据,经过合理和充分的设计和分析,最终生成用于支持监管决策的真实世界证据。

三、真实世界研究常用统计分析方法

真实世界数据的主要来源包括医院信息系统数据、医保支付数据、登记研究数据、药品安全性主动监测数据、自然人群队列数据、组学数据、死亡登记数据、患者报告结局数据、移动设备的个体健康监测数据、公共健康数据和患者随访数据等。由于真实世界数据量大,采集数据时间跨度长,与随机对照试验收集到的数据比较,目前的真实世界数据会出现因缺乏数据记录、采集、存储等流程的严格质控,而造成真实世界数据的不完整,给利用真实世界数据进行分析产生真实世界证据增加了难度。另外,真实世界数据尤其是登记研究数据的收集具有倾向性,会导致对真实世界数据分析的结果产生偏倚的潜在风险。以上的风险和挑战,使得不是所有的真实世界数据都可以转化为真实世界证据,尚需要对真实世界数据的质量加以评估。

《用于产生真实世界证据的真实世界数据指导原则(试行)》指出,真实世界研究收集的真实世界数据是否适合产生真实世界证据的评估可分为两个阶段:第一阶段是从可及性、伦理、合规、代表性、关键变量完整性、样本量和源数据活动状态等维度,对源数据进行初步评价和选择,判断其是否满足研究方案的基本分析要求。第二阶段包括评估以下内容,数据是否与特定临床研究问题具有相关性;数据的质量是否可靠;采用的或拟采用的数据治理机制(数据标准和通用数据模型)是否适合进行评价分析,以及经治理的数据是否适用于产生真实世界证据。

数据治理(data curation)是指针对特定临床研究问题,为达到适用于统计分析而对原始数据所进行的治理,其内容包括但不限于数据安全性处理、数据提取(含多个数据源)、数据清洗(逻辑核查及异常数据处理、数据完整性处理)、数据转化(数据标准、通用数据模型、归一化、自然语言处理、医学编码、衍生变量计算)、数据传输与存储和数据质量控制等若干环节。真实世界数据治理包括个人信息保护和数据安全处理、数据提取、数据清洗、数据转化、数据质量控制等内容。

(一)描述性统计分析

对于真实世界研究,正确有效的描述性统计分析可以发挥较为重要的作用。描述性统计分析是一种基本的统计分析方法,以一种简单有效的方式计算、描述和总结所收集的研究数据。在真实世界数据分析中常用的描述性统计分析包括采用均值和中位数的统计量分析数据的集中趋势;采用方差、标准差、四分位范围和数据取值范围等统计量分析数据的离散程度;采用偏度和峰度等统计量分析数据的分布形态。描述性统计分析既有优势,也有不足。通常,数据已经可用,因此使用起来既方便又高效,不存在选择上的困难。然而,描述性统计分析通常只能说明数据的自然形态与数据的分布状况,以及数据在两组或者多组之间的差异描述。对于推测的原因和结果之间的关联(如治疗方案与感兴趣的临床指标间的因果)可能不清楚。

(二)调整分析

在真实世界研究中,会存在较多的混杂因素,且混杂因素较为复杂(例如混杂因素为多分类变量或连续变量),因此通常会将混杂因素以协变量的形式加入统计模型中,以达到修正混杂因素对临床指标的影响,使得临床指标在不同治疗方案之间的差异确实由治疗方案的不同所引起。

1. 协变量的选择　协变量选择方法大致分为两类:一类是基于治疗方案的治疗原理和治疗路径构成的因果关系网络,识别出影响评估治疗效果的相关因素,将混杂因素作为协变量纳入模型,同时

避免纳入中间变量,但对于复杂情况,可能需要调整中间变量进行修正,对此额外引入的偏倚,应注意采用合理的统计分析方法同时进行控制。另一类协变量选择方法是基于高维自动变量选择的方法,从数据中学习变量间的相关关系,筛选出与治疗方案或结局变量相关的变量作为协变量。候选变量的选择方法通常是从文献中总结得出,非实验性研究的数据收集主要是前瞻性的,需要经过深思熟虑制订计划,以确保对所有重要研究变量的完整收集。各种与患者健康状况、常规诊疗和保健有关的多用途数据源具有较高的维度,研究人员面临的新挑战是从这些较高维度的数据源中选择一组变量,这些变量表征了患者在选择治疗时的基线状态,从而能够识别因果效应,或者至少产生最小的有偏估计。

2. 利用传统的多变量回归模型进行调整分析　回归模型正在越来越频繁地应用于临床和流行病学研究,以评估治疗效果、研究风险因素、探索预后模式,并得出对个别患者的预测,以及其他用途。大多数回归模型都是根据感兴趣的临床指标的建模方式来描述的。比如在线性回归中,临床指标是连续的,而逻辑回归的临床指标是二分类的,生存分析的临床指标事件(如死亡、疾病进展等)则涉及时间。多元回归分析是处理混杂问题最重要的分析方法之一。如:在对两种治疗方案治疗的晚期胰腺癌患者的治疗效果进行分析比较研究中,利用新药资助项目数据库[the New Drug Funding program(NDFP)database],其中以治疗组为因变量,年龄、性别、既往放疗、既往胰腺切除术、农村城市状况等因素为潜在的混杂变量,通过逻辑回归模型进行调整分析,混杂因素得以修正。

3. 倾向评分　倾向评分这一概念最早出现在 1983 年 Rosenbaum 与 Rubin 合作发表的一篇名为《倾向评分对于观察研究中因果效应的中心作用》的论文中。2010 年之后,国际上越来越多的研究者将倾向评分法应用到流行病学、健康服务研究、经济学以及社会科学等领域。

倾向评分可以综合概括所有已观测到的协变量的组间均衡性。对基于影响因素的倾向评分进行调整,可以有效地控制混杂效应,是一种在有较多影响因素的情况下调整混杂效应的方法。倾向评分一旦被合理估计,就可以用不同的方法来控制真实世界队列研究中的混杂因素。如在比较两种治疗方案治疗晚期胰腺癌患者效果的研究案例中,进行倾向评分分析,以解释潜在的混杂因素,消除两种治疗方案在观察特征上系统差异的相似程度。倾向评分与因果关系推断的需求密不可分。所谓因果关系就是在保证其他条件都可比的前提下,评估干预治疗对于患者预后的影响。这是为什么随机对照试验是推断因果关系的"金标准",即通过随机化过程对所有的基线因素进行平衡。也就是说,在满足入选条件的患者中,他们是否接受治疗是通过完全随机化决定的。因此观察到的患者结局的差异,一定是治疗与否所导致的。

4. 疾病风险评分　疾病风险评分与倾向评分作用相似,是一个基于所有影响因素的综合指标,定义为假定无干预治疗和特定影响因素条件下,发生临床研究结局事件的可能性。估计疾病风险评分的方法一般分为:①利用研究样本的所有观测值,将干预治疗和影响因素作为自变量,研究结局作为因变量进行拟合,得到相应的疾病风险评分预测值;②利用无干预治疗的受试者估计疾病风险评分,然后将所有研究样本的影响因素取值回代入疾病风险评分模型,得到相应的疾病风险评分预测值。对于结局事件常见而处理因素罕见,或者可能存在多重干预的研究,疾病风险评分方法是一种较好的选择,能够平衡不同组间样本的基线疾病风险。对于处理因素多水平,且部分水平较罕见的情况,建议选择疾病风险评分方法。当混杂因素异质性很大时,基于疾病风险评分的匹配方法可以提高疗效差异估计的精度,并使研究者能够在较大比例的治疗人群中评估治疗效果。然而,与基于倾向评分的匹配方法相比,基于疾病风险评分的匹配方法的精确建模可能具有更大的挑战性。

5. 工具变量　采用上述传统多元回归、倾向评分和疾病风险评分等方法只能控制已测得到的混杂因素,对未知或无法测量的混杂因素无法调整。工具变量能够控制未观测到的混杂因素,进而估计出治疗方案与临床研究终点的因果效应,不涉及具体对混杂因素或影响因素的调整。如果某因素与治疗方案相关,并且对临床研究终点指标的影响只能通过影响治疗方案实现,同时与治疗方案和临床研究终点指标的混杂因素不相关,那么可以把该影响因素引入作为工具变量。使用工具变量最大的难点在于找到合适的工具变量。①工具变量必须与治疗方案和临床研究终点指标的混杂因素不相关;②工具变量对临床研究终点指标不能有直接影响;③工具变量必须与研究的治疗方案相关,而且相关性越高越好。较为常见的工具变量估算方法是两阶段最小二乘法。在非随机研究中,感兴趣的暴露组可能不具有可比性,忽略未观察或未测量变量对结果的混杂效应的分析可能有严重偏倚。未校正的分析结果可能具有高度的误导性。使用工具变量是分析这些数据的一种有效和稳健的方法。

(三) 缺失数据考虑以及敏感性分析

缺失数据在真实世界研究中通常难以避免,不仅结局变量可能缺失,协变量也有可能缺失。研究者和申办方应考虑优化试验设计,尽可能地将缺失率降到最低。在进行主要分析前,应先尝试分析数据缺失的原因。对于缺失数据,选择正确的方法进行填补和分析是避免偏倚和信息损失的有效手段。恰当的填补方法应根据缺失机制和临床问题建立相应的假设来确定。通常缺失数据按缺失机制可以分为:完全随机缺失(missing completely at random,MCAR)、随机缺失(missing at random,MAR)和非随机缺失(missing not at random,MNAR)。完全随机缺失指数据缺失的概率与所有已测或未测的协变量及结局变量均无关。随机缺失指在给定的已测协变量取值和结局变量条件下,数据是否缺失是随机的,与潜在结局无关。而非随机缺失指数据的缺失概率与缺失值本身有关,同时也可能与已测协变量及结局变量有关。

对于缺失数据的插补方法都是基于一定的假设条件下实施的,有些假设条件是无法验证的,因此无论哪一种缺失数据的插补方法均无法保证最终估计是无偏的估计。需要针对假设进行敏感性分析,以期对因果推断结果的稳健性进行评价。

第八节　药学统计学与药学信息学应用

一、利用药学信息技术促进创新药物研究

药学信息学是应用信息科学理论,以计算机为主要工具,对药物开发、药品生产控制及管理、药学服务等全程中的信息运动规律和应用方法进行研究,以扩展药学工作者思维功能为目的而建立的信息科学与药学及各相关学科交叉融合而产生的新兴边缘学科。药学信息学顺应药学学科自身的需求而带有鲜明的药学特点,运用信息技术及计算分析方法收集、管理、辨析和处理药学研究数据,进而解释药物实验现象、发现新的知识及规律、指导药物研究、加速新药创制以及确保合理用药,促进药学学科的知识创新。

药物研究与开发是一个复杂而漫长的过程。一般要经过药物资源调查、药物设计与筛选、化学合成与改造、药效学、药物代谢、安全性评价、工艺及制剂、质量检测与控制、临床评价、中试放大、产业化生产和市场反馈等多个阶段。药学研究的每个阶段都离不开药学信息,药学信息的获取行为贯穿于药学研究的全过程。捕捉药学信息,掌握药学最新科研动态,站在学科前沿,才能使各项工作具有新颖性、科学性和先进性;以最快的速度获取最新、最准确的药学科技信息,密切掌握发展动态,才能加快药学研究工作的进程,减少投入,提高成果产出率。

随着药学科研工作更加深入和广泛地开展,药学科研工作者需要使用各种新型的仪器设备与先进的分析技术,需要缩短新药开发周期和处理大量的多变量数据。昔日以化学分析为主的经典分析

化学,已发展成为一门以众多仪器分析(包括色谱、光谱、质谱、核磁共振及各类仪器联用等)为主的现代分析化学。计算机技术与分析仪器的结合促进了化学及药学测量数据获取方法的重大进步,这一进步不仅实现了分析仪器数据的自动采集、传递和储存,而且使分析仪器的自动化操作成为现实。在药学科研领域不断提出的越来越高的各种分析要求面前,人们认识到计算机科学和融入了信息技术的新型分析工具及分析方法,将为解决药学及生命科学等许多学科所提出的复杂研究体系辨识难题及自动化地提取和解析仪器分析实验数据,提供强有力的技术工具。

计算机技术的发展,有力地促进了信息科学向药学科学的渗透。近年来,我国逐步认识到利用药学信息技术和网络技术获取药学信息、实现药学资源共享、获得决策支持、提供药学服务的重要性。利用药学信息促进药物研究和科技创新的途径是:①通过实验,建立创新药物研究信息化流程,以信息科学为理论指导,运用计算机技术对创新药物研究全程信息流进行分析,收集、整理、辨析、提取相关信息,构建药学信息处理平台。②聚合创新药物研究的数据资源,建立创新药物研究多维数据模型及相应的数据库。在此基础上,应用各种数据挖掘技术对其特征信息进行数据挖掘,分析、解释药物实验现象,发现数据中存在的关系和规则,为建立科学的创新药物研究评价体系提供理论依据,用以缩短新药开发周期,指导众多药学科研工作者快速、合理地开展创新药物理论和实践研究,使其研究活动建立在更科学、更开放、更规范的平台上。③以资源系统整合为主线,开发建设开放的创新药物研究信息化网络应用平台和创新药物研究数据挖掘系统软件,促进信息的传递和共享,在此基础上,以建立科技共享机制为核心,充分运用国际、国内资源,搭建具有公益性、基础性、战略性的平台,该平台主要包括知识产权信息服务平台、软件研发与综合测试技术支撑平台、科技信息资源共享与服务平台和产学研科技成果应用转化平台等,为药物研究长远发展与重点突破提供强有力的支撑。

二、药学统计学与药学信息学应用发展

随着计算机分子图形学的发展,新药化合物设计已进入三维定量构效关系技术发展阶段,可对配体和受体三维结构进行识别和优化计算,直接为药物分子定量优化设计提供关键技术,形成了计算化学、组合化学和高通量筛选三位一体的计算机辅助药物分子设计技术,其发展趋势是将信息技术全面和系统地应用于药物研发、药品生产、药物作用机制研究、药品质量控制、临床合理用药等方面。例如:应用动力学原理和数学建模方法定量描述药动学;将定量构效关系、虚拟药动学、毒理学等各种计算药学技术集成,发展虚拟筛选技术,创建基于知识的计算工具来解决药物开发中的高通量筛选问题;运用模式识别、数据挖掘、机器学习等计算智能方法,建立计算机辅助三维药物设计技术,采用分子对接、构效关系、分子类药性、多样性、虚拟筛选等方法进行药物分子设计;在药物临床应用领域,研究个体化给药方案的构建方法和"数字药房"的解决方案以及各种专家系统,并用信息化方法对药物应用进行经济学评估等。

网络环境下的药学信息技术服务是药学信息学的一个重要应用模式。通过建立药学信息技术云平台,提供全方位的药学信息咨询服务、药学统计计算、计算机辅助药物设计等。这种工作模式,将医药生产、检验、科研、销售、教育、监管广泛联系起来,成为一个相互协作的整体,发挥着提供创新药物、促进医药科技人员互相沟通的作用,从而提高药物治疗的安全性、有效性和经济性,实现改善与提高人类生活质量的理想目标。

随着计算机技术发展和数据分析理论的更新,大数据和人工智能正带来一场信息社会的变革。医药领域中出现了大量的结构化数据和非结构化数据。医疗健康大数据分析技术正被广泛地应用在辅助临床决策、精准医疗、药物挖掘、临床合理用药、医药智能手术机器人等领域。人工智能正在向医药专业领域智能化发展。在药学统计学领域,可用于自动化数据输入和清理过程,开发用于分析大型

数据集的新统计方法等。在药学信息学领域,可用于开发新的药物发现工具,设计新的药物输送系统,开发药品安全性评价等新方法,加速药物研发和上市过程。

　　人工智能在药学统计和药学信息学中的应用仍处于早期阶段。药学人工智能具有广阔的发展前景,对于加速药品研发、生产、流通和保障药品使用安全等方面具有重要作用。

第十一章
目标测试

（李佐静）

第十二章

高等药学教育与药学人才

第一节　高等药学教育

一、高等药学教育的组成

我国高等药学教育主要包括药学高等职业教育、药学本科教育、药学研究生教育等,主要培养专科生、本科生、硕士研究生、博士研究生、博士后等不同层次人才。这几个层次由低到高,其教育的任务由简到难、由泛到专,总体共同服务于我国药学事业的发展。

(一) 药学高等职业教育

药学高等职业教育面向高中毕业或相当于高中毕业文化程度的同等学力青年,或具备实践经验或工作经验的医药卫生人员,经统一考试合格入学,一般修学 3 年毕业。这一层次人才的培养任务主要由地方医药职业技术学院或地方医学院承担。其目的是培养生产、建设、管理、服务第一线的,德、智、体、美全面发展的高端技术应用型人才。1999 年《中共中央国务院关于深化教育改革全面推进素质教育的决定》下发以后,各省、自治区、直辖市人民政府批准建立了一大批职业技术学院,医药卫生类高职高专教育得到了迅速发展。具有实践经验的医药卫生人员的专科教育一般由医科、药科或综合类大学承担,截至 2021 年,我国设置药学相关专业专科学校一共 207 所。

(二) 药学本科教育

药学本科教育面向高中毕业或相当于高中毕业文化程度的同等学力青年,经统一考试合格入学,修学年限一般为四年;或面向具有药学专科毕业文凭,具有实践经验或工作经历的医药卫生人员,经统一考试合格入学(专升本),修学规定学分毕业。以上两者按照国家学位管理办法规定,凡已较好掌握本门学科基础知识、专业知识和基本技能,并具有从事专业技术工作的初级能力者,可授予理学或工学学士学位。截至 2021 年,我国设置药学相关专业本科办学点 846 个,办学点最多的专业分别是制药工程(280 所)、药学(250 所)、生物制药(115 所)、药物制剂(102 所)。开设药学专业的院校主要可以分为两类:一类是专业药学院校,主要代表院校有中国药科大学、沈阳药科大学和广东药科大学。另一类是综合性大学开设的药学院系,如北京大学药学院、复旦大学药学院、四川大学华西药学院等。

(三) 药学硕士研究生教育

药学本科毕业生或者具有相关专业文化程度的同等学力青年,经过统一考试合格入学,经过 3 年左右硕士研究生的专业学习和研究工作,论文答辩合格,毕业后可授予硕士学位。目前国家药学硕士研究生分为学术型和专业型研究生。学术型研究生教育以培养教学和科研人才为主,授予学位的类型主要是学术型,分为药物化学、药理学、药剂学、药物分析学、微生物与生物工程学和中药学等专业;而专业型研究生则注重应用实践能力,为培养特定职业高层次专门人才而设置。学术型研究生为全日制学习,学制一般为 3 年;专业型研究生分为全日制学习和半脱产两种形式,学制 2~3 年。

(四) 药学博士研究生教育

药学硕士研究生毕业后愿意继续深造,经报考合格,再经过 3 年左右的深入学习和研究,论文答辩合格,毕业后可授予博士学位。药学博士研究生培养的学位分为药物化学、药理学、药剂学、药物分析学、微生物与生物工程学和中药学等专业。博士研究生的毕业要求相对较高,按照学位规定的要求,可以申请延迟毕业,但总学制最长不得超过 6 年。

(五) 药学博士后教育

药学博士研究生毕业后,可以选择在国内外药学博士后流动站进行培训,进一步提升自身的科研能力与经历。现在很多高校招聘教师都需要有药学博士后研究工作的经历,这也可能成为未来的趋势。

二、高等药学教育专业与课程体系介绍

根据教育部颁布的《普通高等学校本科专业目录》,其中药学类相关本科专业课程体系设置情况如以下十余个方面。

(一) 药学专业

学制四年,培养系统掌握化学、生命科学、基础医学等相关基础学科基本知识和实验技能,掌握药物化学、药理学、药剂学、药物分析学、生药学和天然药物化学等药学各主要分支学科的基本理论、基本知识和基本技能,了解临床用药的基本知识和药事管理的法规与政策,了解药学及相关学科的发展动态和前沿信息,科学研究方法受到初步训练,具备自主获取知识和应用知识的能力;能够在医药科研院所、药品生产和流通企业、医疗卫生机构、医药院校、药品检验和药品监管与应用等领域,从事药物研究与开发、药物生产、药物质量控制、药物临床应用等方面工作的药学专门人才。

(二) 药物分析专业

学制四年,培养系统掌握化学、生命科学、基础医学等相关基础学科基本知识和实验技能,掌握药物分析、体内药物分析、药物代谢、药物化学、药理学、药剂学等学科的基本理论、基本知识和基本技能,了解药事管理的法规与政策,了解药物分析学科及相关学科的发展动态和前沿信息,科学研究方法受到初步训练,具备自主获取知识和应用知识的能力;能够在药物研发、药物生产、临床应用、药品检验、药品监管等领域,从事药品质量标准研究、药品分析检验、体内药物分析、药物质量控制和管理等工作的药物分析专门人才。

(三) 药物制剂专业

学制四年,培养系统掌握化学、生命科学、基础医学等相关基础学科基本知识和实验技能,掌握药剂学、生物药剂学、药物动力学、药用高分子材料学、药理学、药物化学、药物分析等学科的基本理论、基本知识和基本技能,了解药事管理的法规与政策,了解药剂学及相关学科的发展动态和前沿信息,科学研究方法受到初步训练,具备自主获取知识和应用知识的能力;能够在医药科研院所、药物制剂生产和流通企业、医疗卫生机构、医药院校、药品检验和药品监管等领域,从事药物制剂的设计、研究、生产、质量控制、技术改造与应用、管理等方面工作的药剂学专门人才。

(四) 药物化学专业

学制四年,培养系统掌握化学、生命科学、基础医学等相关基础学科基本知识和实验技能,掌握药物化学、药物设计学、药物合成反应、化学制药工艺学、药理学、药物分析、药剂学等学科的基本理论、基本知识和基本技能,掌握新药设计与合成路线设计、药物生产工艺研究的基本理论和技术方法;熟悉药品生产质量管理规范,了解药物化学及相关学科的发展动态和前沿信息,科学研究方法受到初步训练,具备自主获取知识和应用知识的能力;能够在药品研究机构、药品生产和流通企业、医药院校、药品监督管理和检验等领域,从事化学药物的设计、研究、开发、生产、工艺改进、生产过程管理和经营管理等方面工作的药物化学专门人才。

(五) 中药学专业

学制四年,培养系统掌握化学、生命科学、中医学等相关基础学科基本知识和实验技能,掌握中药学、方剂学、中药化学、中药药剂学、中药鉴定学、中药炮制学、中药药理学、中药分析等学科的基本理论、基本知识和基本技能,了解药事管理的法规与政策,了解中药学及相关学科的发展动态和前沿信

息,科学研究方法受到初步训练,具备自主获取知识和应用知识的能力;能够在中医药科研院所、中药生产和流通企业、医疗卫生机构、医药院校、药品检验、药品监管与应用等领域,从事中药的研究与开发、生产、质量控制、品质鉴定和临床应用与管理等方面工作的中药学专门人才。

(六) 临床药学专业

学制五年,培养系统掌握化学、生命科学、基础医学、临床医学等相关基础学科基本知识和实验技能,掌握临床药理学、临床药物治疗学、临床药物动力学、药源性疾病及防治、临床药物评价及药物化学、药理学、药剂学等学科的基本理论、基本知识和基本技能,具备相关的临床医学知识及技能,了解临床药学及相关学科的发展动态和前沿信息,科学研究方法受到初步训练,具备自主获取知识和应用知识的能力;能够在大中型医疗机构、医药科学研究单位、医药院校、药品流通企业、药检和药事管理等领域,从事临床药学技术服务(包括临床药物治疗方案设计与实施、治疗药物监测、临床合理用药监管等)、临床药学研究、临床药物评价、临床药学教育、药学信息与咨询服务以及药品流通等方面工作的临床药学专门人才。

(七) 中药制药专业

学制四年,培养系统掌握化学、生命科学、中药学、化学工程与技术等相关基础学科基本知识和实验技能,掌握中药方剂学、中药鉴定学、中药炮制学、中药化学、中药药剂学、中药制药分离工程、中药制药工艺学、中药制药设备与车间设计等学科的基本理论、基本知识和基本技能,掌握中药饮片、中药制剂生产的基本理论、生产技术和质量控制,熟悉中药行业管理规范的方针、政策和法规,了解中药制药及相关学科的发展动态和前沿信息,科学研究方法受到初步训练,具备自主获取知识和应用知识的能力;能够在医药院校、医药科研院所、中药生产与流通企业、药品检验和药品监管等领域,从事中药新药研究与开发、中药制剂工艺与工程设计、中药新剂型与新辅料研究、中药生产过程质量控制与管理、中药品质鉴定和注册与认证等方面工作的中药制药专门人才。

(八) 制药工程专业

学制四年,培养系统掌握化学、生命科学、化学工程与技术等相关基础学科基本知识和实验技能,掌握化学制药工艺学、制药分离工程、制药设备与车间工艺设计、制药过程自动化技术、药品生产质量管理工程、制药过程安全与环保、药物化学、药物分析、药理学、工业药剂学等学科的基本理论、基本知识和基本技能,具有研发制药工程新技术和解决复杂制药工程问题的能力,具备制药工程与药事管理的产业政策和法律法规知识,了解制药工程及相关学科的发展动态和前沿信息,科学研究方法受到初步训练,具备自主获取知识和应用知识的能力;能够在医药工业及其他相关领域,特别是化学制药领域,从事制药工艺研究、产品研制、技术开发、工程设计、生产管理和经营管理等方面工作的制药工程专门人才。

(九) 生物制药专业

学制四年,培养系统掌握化学、生命科学等相关基础学科基本知识和实验技能,掌握基因工程、蛋白质工程、生物制药工艺学、生物制药设备、工业药剂学、药理学、生物药物分析等学科的基本理论、基本知识和基本技能,具备生物药品开发和生物制药工艺与工程研究和设计的初步能力,熟悉生物工程及药事管理的法规与政策,了解生物制药及相关学科的发展动态和前沿信息,科学研究方法受到初步训练,具备自主获取知识和应用知识的能力;能够在生物药物相关研究开发单位、生产和流通企业、医药院校、药品检验和药事管理等领域,从事生物药物新产品、新技术及新工艺的研究、质量控制、生产、经营与管理等方面工作的生物制药专门人才。

(十) 药事管理专业

学制四年,培养系统掌握药学、管理学、法学、经济学等相关基础学科基本知识和实验技能,掌握药事管理学、中国药事法规、国际药事法规、药品注册管理、药品质量管理规范、药物警戒与风险管理、药物经济学、药品知识产权等学科的基本理论、基本知识和基本技能,掌握药事活动的基本规律,了解药事管理及相关学科的发展动态和前沿信息,科学研究方法受到初步训练,具备自主获取知识和应用知识的能力;能够在各级药品监督管理、卫生行政管理、市场监督管理、社会保障、医药经济宏观调控等部门,以及药品生产与流通企业、医药科研院所、医疗卫生机构、医药相关的社会中介机构等领域,从事药物研发注册、生产、流通、使用等各环节监督管理工作的药事管理专门人才。

(十一) 中药资源与开发专业

学制四年,培养系统掌握化学、生物学、中药学等相关基础学科基本知识和实验技能,掌握中药资源学、中药鉴定学、中药生物技术、中药资源生态学、药用植物学、药用植物栽培学、中药化学、中药分析、中药炮制学、中药药剂学等学科的基本理论、基本知识和基本技能,熟悉中药资源管理的法规与政策,了解中药资源与开发及相关学科的发展动态和前沿信息,科学研究方法受到初步训练,具备自主获取知识和应用知识的能力;能够在中医药科研院所、中药材生产和加工及流通企业、卫生机构、中医药院校、中药资源综合利用、中药检验和监管等领域,从事中药资源调查、鉴定、生产、加工、质量控制、资源管理、新药开发与临床应用等方面工作的中药资源与开发专门人才。

(十二) 其他药学相关专业

其他药学相关的专业包括中草药栽培与鉴定、维药学、藏药学、蒙药学、海洋药学、动物药学等。

三、我国高等药学教育发展现状与改革方向

(一) 我国高等药学教育发展需求和趋势

长期以来,我国高等药学教育主要致力于以药品研发、生产、流通等为核心的制药工业人才培养,为我国医药产业和国民经济发展提供了大量药学专门人才,发挥了人才库和智囊团的重要作用。但是,我国药学教育的发展尚不能完全满足国家发展战略的需求。近几年,为了适应我国医药产业的发展趋势,包括由仿制药为主向自主创新药为主的战略重心转移,民众对高质量药学服务的需求日益增长,以及高等药学教育与国际接轨等,我国高等药学教育面临重大风险挑战和发展机遇。

21世纪生命科学迅猛发展,全球医药产业也面临深刻调整,药学学科基础与技术手段发生了革命性的变化,医药产业作为"朝阳产业"被许多国家和国内众多地区列为重点扶持发展的战略产业,21世纪人类对健康的需求和对新型药物的需求也比历史上任何时候都迫切,我国高等药学教育只有跟上时代的步伐,才能不辜负人民对我国高等药学教育发展的期望。在过去的几十年里,我国的药学工业和药学教育的规模得到了飞速的发展,质量也有大幅提升。我国药学教育的机构和部门的设立如雨后春笋、势如破竹,为今后的创新转变创造了条件。近年来,国家大力倡导自主知识产权的新药创制,从理念和政策上均做出了调整。因而,大批的国内药企也已经做出了调整部署,认识到必须下决心从老式的生产、营销模式向创新、创质的模式转变。我国的药学机构首先需要自我革命,培养一批具有创新精神和钻研能力的教师队伍,并且把创新的理念播种到新一代的药学人的心中和脑中,让我国在国际药学战场上牢牢抓住主动权和优先权。

总之,在未来的一段时期内,我国药学学科的发展趋势将从高速发展转变为高质量发展。根据我国医药事业最新的发展规划,我国将由一个药物生产大国转变为药物创制强国,新药研制将由仿制为主向自主创新为主转移。因此,这些根本性的改变不仅需要大批能够从事一线生产的高素质技能型人才,更加需要培养、教育出一批研究型创新人才、高级技术工匠人才和具备先进管理理念的人才。

(二) 我国高等药学教育改革和突破

未来我国高等药学教育改革应针对药学专门人才的培养规格以及药学人才知识、能力、素质方面的要求,坚持知识、能力、素质协调发展的原则;确立以基础理论、基本知识、基本技能为重点的教学内容,积极吸纳反映医学模式、卫生服务模式转变所必需的各种新概念、新知识、新技能;加强教材建设,逐步实现药学教材的多样化、个性化、现代化,形成具有层次、专业特点的高质量教材;在课程设置上要求采取整体优化原则,扩大选修课种类和数量,加大各院系之间的学术交流,扩展学生的知识面,积

极为学生提供跨学科选修课、主辅修、双学位等多种教学形式和机会;注重实践性教学环节,将校内教学与基地教学、社区教学相结合。同时,改革教学方法,加强对现代化教学技术手段的学习、研究和应用,积极利用教育信息化提供的新知识传播途径和方式,加强校园网或局域网络的建设;充分利用现有信息资源和各种音像手段,搞好多样化的电化教育和计算机辅助教学,培养学生的自学能力、获取知识的能力和创新能力。

1. 培养学生的爱国情怀,激发学生投身祖国药学发展的雄心壮志,培育学生创造精神,引导学生创新能力。高等药学教育者需要以此作为药学教育的核心,渗透到药学教育的每一个环节,同时也作为药学教育者的自我要求和从业准则。

2. 倡导各药学教育机构准确定位,办出自身特色,分类评价,重点求精。要结合实际,形成各药学院校自身的特色,形成具有中国特色的、多样化的人才培养模式。因此每所学校都要根据自身的优势和特色在办学模式、办学层次、办学规模上准确定位,忌求全(类型全)、求大(规模大)。大中专院校定位培养专技人才,发扬工匠精神,普通院校定位培养拔尖人才,发扬革新精神,重点院校定位培养领军人才,发扬首创精神。不论培养何层次人才,只要根据定位培养出精品人才,就是成功。

3. 继续推行专业认证,倡导同质化培养,保障人才培养过程的质量。专业认证是一种在国际上实施多年、得到广泛采纳的手段,能够保证和提高专业教育质量。严格的高校专业认证,可以确保各级专业人才的水准和质量。因此,医药、卫生、建筑设计、工程、规划、法律和师范等行业领域的专业,在国外均实行专业认证制度。为了保证未来的药学专业人员在进入职业领域之前,受过系统而规范的专业与职业的训练,申请专业注册师资格的人员必须在经过专业认证的院校学习并获得相应的专业学位。在美国对药学专业的认证由美国药物教育委员会(American Council on Pharmaceutical Education, ACPE)负责。2008 年,为规范我国高等学校药学类本科专业认证工作,构建我国高等药学教育质量监控体系,提高药学类专业办学质量,帮助有关高校寻找药学类专业办学过程中存在的问题、顺应发展思路,我国建立了全国药学类本科专业认证实施办法。2009 年在全国 11 所药学类院校实行药学类专业试点认证工作。在过去几年中,教育部已经启动了大量的专业认证,使得国内的高等药学教育更加规范化,获得了非常大的收获。但是还需要认识到,我国的认证工作还处于起步阶段,专业认证在我国整个高等教育评估和高等教育保障体系中的地位和作用还相当薄弱。随着高等教育大众化的进程,以及经济全球化引发的人才流动,为了改变全国举办药学专业的院校层次和水平参差不齐的现状,为了更好地与国际社会接轨,我国十分有必要开展对药学类专业的专业认证工作,逐步探索一条紧密结合职业资格准入制度、有中国特色的药学专业认证道路。

4. 加大对创新型和创业型药学人才培养的力度。目前我国的高等药学教育在这一方面存在显著的错位情况,很多药学教育者没有创业的经验和经历,缺乏创新的理念与能力,造成培养出来的药学人才也没有前瞻思维和创新精神,满足于药物的首仿,缺乏根本性创新的新药物。

为了克服这个紧迫问题,首先,加大建设具有培养创新型和创业型药学人才的基地,建立规范的、具有资质的一批基地,能够凸显出创新型和创业型药学人才培养的能力。如果以培养高级专业人才为目标,学校应重视学生教育与生产劳动和社会实践紧密结合,培养高层次行业创新人才。构建产、学、研园区和药学学生创业园区,依托园区的孵化功能造就行业内的创业人才,探索创新人才培养方案。同时,药学类院校要加强与医药企业和研究院所的合作,加速科技成果向现实生产力的转化。其次,加快建设具有培养创新型和创业型药学人才能力的高端师资队伍,吸纳已有创新和创业经历的国内外领军人才加入师资队伍,让他们一边研究、一边教育,或一边创业、一边教育。应当建立药学教育师资队伍的流动机制、互通机制,让企业的高端人才有机会到高校来讲课,让高校的优秀师资有机会到企业中兼职。最后,加快制定适应培养创新型和创业型药学人才的政策与法规。

5. 保持与国际接轨,取长补短,积极发展有中国特色的药学专业学位教育。目前美国药学方面唯一入门学位为 6 年制药学博士(Pharm. D.)学位教育(这里的药学博士是一种专业学位),美国的

"Pharm. D."教育分为两种模式即 2+4 模式和 4+2 模式。2+4 模式是在美国任何一所高校接受 2 年综合基础教育,达到药学院校所要求的必修课程学分后,经考核进入药学院接受 4 年专业教育,最后经考核授予"Pharm. D."学位。4+2 模式是通过 4 年药学本科教育获得药学学士学位后,再接受 2 年临床医学教育和临床实践。美国 2005 年停止了 4 年制的本科教育,主要是由于 20 世纪美国医药工业效率的迅速提高促使原来的生产型人才需求减少,社会需要更多、更广、更深的临床药学人才,从而促使"Pharm. D."培养模式的发展。

日本的药科大学和欧美国家相比,在基础科学教育方面加大了力度。20 世纪 90 年代,日本药学本科毕业生到医院和社会药店的比例超过了 60%,这促使日本在药学人才培养的过程中加强了临床实习和医疗系统方面的教育。2006 年,日本全国国立大学药学部修改了原来的 4 年制本科教育,设置 6 年制以及"新"4 年制两种独立的本科药学教育体系。6 年制的目标是培养能够在不断发展的医疗领域担任负责药物治疗的药剂师,从事疾病预防和治疗的临床药学工作;"新"4 年制以培养活跃于药物研发以及生命科学领域的科研人员、技术人员和医药情报人员等多种多样的人才为目标,在学习物理、化学、生物领域的药学基础的同时,培养研究思维和研究能力。美国、日本的药学教育模式对我国药学教育有一定的借鉴作用。

以上改革均充分体现以学生为中心的原则,因材施教,充分考虑学生在基础、兴趣、特长、能力等方面的差异及对教学的不同要求,构建了多通道、多规格和模块化的培养框架。改革的整体目标是期望在若干年内,经过系统性的改革探索,带动高等教育改革在总体上有所突破,使我国的药学教育更好地适应当今和未来科学技术的迅猛发展,适应社会经济的变革,适应生命科学和生物技术的蓬勃进步。

第二节　药学人才

未来世界发展,知识和创新越来越成为提高综合国力和国际竞争力的决定性因素。知识就是生产力,创新就是驱动力。因此,创新性人力资源逐渐成为推动经济社会发展的战略性资源。现在,各国、各地区都把人才的培养和竞争放在首要位置。中国高等药学教育自 1906 年创办至今,已经走过了一百多年的历程,在几代药学教育工作者的共同努力下,培养了数以万计的高级药学人才,为中国医药事业的发展做出了巨大的贡献。在不断发展的过程中,我国高等药学教育始终将药学人才培养作为核心内容,坚持"为国育才、为党育人",把立德树人作为自己的根本任务。

医药本科教育的培养目标是:培养适合我国社会主义现代化建设需要的,德、智、体、美全面发展的,能够从事医药科技研发和管理的高级医药专业人才。基本培养要求是:①热爱祖国,拥护中国共产党,走社会主义道路;热爱医药事业,有为人民医药事业而献身的精神;遵纪守法,艰苦求实,具有良好的思想品质和职业道德。②掌握本专业的基础理论、知识、技能,达到高等学校医药本科专业规定的本专业业务要求,具备大学生应有的文化修养;基本具备独立自学、独立思考和从事本专业业务工作的实际能力。③掌握一定的体育和军事基本知识,养成良好的体育锻炼和卫生习惯;身心健康,能够履行建设祖国和保卫祖国的神圣义务。

随着医药科学的发展,医药科技、技术和管理已具体分化为两种类型。第一类为研究型药学人才,这类人才毕业后可以在医药研究机构、教育机构、制药企业等,从事新药的研究与开发或继续深造。第二类为应用型药学人才,比如能够解决药品研究、药品生产中的工程技术问题的技术型人才;能够对药品质量进行控制,能够指导合理、安全用药的药师型人才;能够进行科学决策、组织协调和管理质量的管理人才和经营人才。应用型药学人才毕业后可以在药品生产、经营机构从事药品生产质量管理、工艺设计、检验、质量控制和药品营销工作,可以在各级医疗机构、药品经营机构从事临床药学、药品调剂、合理用药咨询等执业药师工作。无论哪类人才都需要具备扎实的多学科基础,宽广的专业知识,较强的能力和较高的素质。

一、药学人才的知识结构

知识结构的模式多种多样,目前中国大学培养的多是宝塔型知识结构的人才,这种知识结构将基本理论、基本知识作为宝塔的底部,学科前沿知识作为宝塔的塔顶。强调基本理论、基础知识的宽厚扎实、专业知识的精深,容易把所具备的知识集中于主攻目标上,有利于迅速接近学科前沿。但随着社会发展,另一种蜘蛛网型知识结构的人才也非常受社会用人单位的欢迎,这种知识结构,是以自己的专业知识作为一个"中心点",与其他相近的,作用较大的知识作为网络的"纽结"相互联结,形成一个能够在较大范围内纵横驰骋的知识网。这种人才知识结构呈复合型状态,进入中国的外资机构尤其重视此类人才。建立合理的知识结构是一个复杂长期的过程,学生应根据自己的专业特点以及兴趣爱好涉猎汲取,充分利用大学的宝贵资源,丰富自己的知识结构。

合理的知识结构,既要有扎实的专业知识,又要有广博的知识面,具有事业发展实际需要的最合理、最优化的知识体系。药学人才的知识结构包括通识教育和专业教育。

(一) 通识教育

1. 自然基础科学知识　自然基础科学是指研究自然界的物质结构、形态和运动规律的科学。药学人才应掌握的自然科学知识包括数学、物理、化学、医学、生命科学和信息科学等。任何自然科学的发展都需要数学作为基础,任何技术的发展都离不开物理学,在信息时代,任何科学都必须运用计算机信息技术。药学是一门跨生物学、医学和化学三大学科的综合性学科,这三门学科亦是药学人才必须掌握的基础知识。药学学科的基础课有无机化学、有机化学、分析化学与物理化学等。

2. 人文社会科学知识　人文社会科学在本质上是关于人与社会的科学。广博的人文知识、高尚的人文精神、良好的人文修养才有利于药学人才素质的提高。大学生应当努力学习政治、经济理论以及艺术、文化方面的人文知识,形成健康的观念、精神、情感和价值。塑造积极发展,乐观向上的性格。还应当注意学习药学与其他人文学科交叉的知识,如医学心理学、医学伦理学、医学文献学等,同时有一定的管理学、经济学、市场营销学等学科的基本知识,把握药品市场的规律。

(二) 专业教育

1. 药学专业知识　药学是应用型学科,药学学生必须掌握现代药学的专业知识才能更好地成为专业人才。药学专业基础课有药学导论、药用植物学等。专业课有药理学、药物化学、天然药物化学、药物分析学、药剂学、生物药剂学与药代动力学、生药学等。毕业生应获得以下几方面的知识和能力:掌握药剂学、药理学、药物化学和药物分析等学科的基本理论、基本知识;掌握主要药物制备、质量控制、药物与生物体相互作用、药效学和药物安全性评价等基本方法和技术;具有药物制剂的初步设计能力、选择药物分析方法的能力、新药药理实验与评价的能力、参与临床合理用药的能力;掌握文献检索、资料查询的基本方法,具有一定的科学研究和实际工作能力。熟悉药事管理的法规、政策与营销的基本知识。了解现代药学的发展动态。

2. 医学专业知识　除了以上传统的专业课外,随着医药学科的发展和医药模式的转变,药学学生还应更多地掌握生物化学、分子生物学、病理学、临床医学概论、微生物免疫学等生命科学和医学专业知识。

二、药学人才的能力结构

知识不等于能力,能力通常是指运用知识解决实际问题的本领。学会怎样做人,怎样做事,怎样与人相处,都是学生必须掌握的生存能力。能力可以分为认知活动的能力,如分析问题和解决问题的能力、独立思考与独立工作的能力、自学能力、创新能力;又可分为实际活动的能力,如实践动手能力、交往能力、组织管理能力。下面重点讨论自学思考能力、创新创造能力、实践动手能力和人际交往能力等。

(一) 自学思考能力

大学教育对学生的自学能力有更高的要求。一方面,大学时代的教学方法与中学有很大的不同,知识的掌握很大程度上需要用自学的方法完成。另一方面,身处知识信息高速发展的时代,大学阶段所学的知识也只是一个学科基础,其他的知识必须依靠毕业后的终身学习来完成,所以年轻人在大学阶段培养自学习惯、提高自学能力是十分重要的。

自学能力的培养首先要学会自主学习、自觉学习、自主思考;发明家爱迪生说过:"如果你年轻时就没有学会思考,那么就永远学不会思考。"在学习中遇到疑难问题,力争通过查找资料、多方获取信息,求得解决方法。自学能力要在自学实践中才能培养提高。

(二) 创新创造能力

创新是一个民族的灵魂,哈佛大学校长普西认为:一个人是否具有创造力,是一流人才与三流人才的分水岭。药学学生在掌握药学专业理论知识的前提下,创新能力日益成为职业能力中最重要、最关键的部分。学生毕业走上工作岗位,不但要有专业知识,还要有发明创造能力,能对现有的药物生产工艺、流程、管理机制等方面提出独到的见解和改革措施。作为药学学生还应认识到,我国加入WTO后,面对国外大量的知识产权保护协议,必须调整药学发展战略,从仿制药品走向创新药品。

创新能力并不仅仅是指偶尔出现的创新灵感或想法,而是指在已有知识的基础上提出新理论、新构想或发明新技术、新产品,从而创造性地解决问题的能力。创新能力是一种综合性的本领,首先要有打破常规的勇气和意识,并且通过自身培养的创新思维和创新技能,不断将想法付诸实践。大学生具有充沛的精力和无限的热情,对事物有强烈的好奇心,同时有坚固的知识基础和学习能力,具有极大的创新潜力,加上创新素质和创新能力的培养,潜力将会得到巨大发挥。

大学生应当如何培养创新素质、提高创新能力呢? ①要树立远大目标,培养和保持强烈的求知欲和永不满足的进取心,不安于现状,敢于冒险,不计得失,富有献身精神;如果一进大学,给自己设定的目标就是四年后找到一份稳定的工作,可能将无法更好地激发出创新意识和创新欲望。②要培养独立思考能力和自由的思维方式,不受传统观念束缚,不固执己见。③要培养优良的意志品质,有较强的责任感,并且勤奋、严谨、认真。

(三) 实践动手能力

实践是成才的重要途径,没有实践,任何能力都无从谈起。动手能力对思维的发展起促进作用。药学科学和技术活动是一种实践性很强的工作,药学学生应当非常注重培养自己的实验动手能力。除了科学实验实践活动外,大学生还应积极参与社会实践、公益劳动、社会服务等活动。通过社会实践了解社会、培养各方面的能力,实现自我价值。

(四) 表达沟通能力

表达沟通能力是指运用语言阐明自己的观点、意见或抒发感情的能力,主要包括口头表达能力和书面表达能力。一个人想让别人了解你、重视你,更好地发挥你自己的才能,前提就是要有表现自己的能力。要准确表现自己,就离不开出色的表达沟通能力。不仅在参加工作走向社会后,会立即强烈地意识到这一点,而且,在求职择业的时候也会有切的感受。比如撰写求职信、自荐信、个人材料,回答招聘人员提问,接受用人单位的面试等,每一个环节都需要较强的表达沟通能力。

(五) 适应社会和人际交往能力

适应社会和改造社会是对立统一的两个方面。现实生活常常不尽如人意,五彩纷呈的现实生活使刚刚步入社会的大学毕业生眼花缭乱,很不适应。大学毕业生面对现实生活中的消极现象,可能会产生不安、不满的情绪,而一些以改造社会为己任的大学生却忽视了适应社会这个前提。人类文明总是在继承与创新的矛盾运动中发展的。适应社会,正是为了担当社会赋予的职责和使命。适者生存,生存正是为了发展。对社会、环境的适应,是主动的、积极的适应,不是消极的等待和对困难的退缩,更不是对消极现象的认同,大学生只有具备较强的社会适应能力,走向社会后才能尽可能地缩短自己的适应期,充分地发挥自己的聪明才智。

人际交往是大学生成长与社会化过程中的重要组成部分,任何人都生活在社会群体中,人与人交往是必然的。德国学者斯普兰格说:"在人的一生中,再也没有像青年时期有那样强烈地渴望被理解的愿望。没有任何人像青年那样处在孤独之中,渴望着被人接受和理解。"良好的人际交往是大学生肯定自我价值,促进身心健康的一种需要。同时,作为一名未来的科技工作者,提高人际交往能力,可以充分表达自己的智慧,可以更多地得到他人的理解和支持,对自己的专业发展也是十分有利的。作为一名未来的医药工作者,职业特点决定要与人交往,为患者服务。人际交往能力的提高,可以充分了解患者,与患者更好地沟通交流,才能提高药学服务水平。

现代大学生在人际交往中往往不敢交往、不愿交往、不善交往,这严重影响大学生的心理健康,影响他们的综合素质提高。培养良好的人际交往能力,应做到:①认识到该能力在人才发展中的作用,而且要主动有意识地培养人际交往能力;②注重健康情绪和健全人格的培养,掌握控制、表达、发泄情绪的适当渠道和方式,变消极情感、冲突情感为积极、健康的情感。缩短人际距离,营造和谐气氛;③坚持正确的交际原则:真诚待人,平等待人,宽容待人,求同存异,互助互利;④学习人际沟通的方法和技巧,加强语言沟通,学会倾听,语言语气要委婉、幽默,学会赞美、感谢别人。

(六)组织管理能力

虽然不是每个大学毕业生都会从事管理工作,但是在实际工作中每个从业者都会不同程度地需要组织管理才能。现代社会职业表明,不仅领导干部、管理人员应当具备组织管理才能,其他专业人员也应当具备。随着时代的发展,"纯书生型"的人才已不能适应社会的需要。近年来,许多用人单位在挑选录用大学毕业生时,在同等条件下,往往会优先考虑那些曾担任过学生干部,具有一定组织管理能力的毕业生。这正反映了时代的客观要求。

三、药学人才的综合素质要求

当今社会发展迅速,对于人才素质也提出了更高和更全面的要求。人才素质的主要内涵是知识体系、综合能力、思想品德、心理素质等基本素质的综合。药学人才也应必须具备这几个方面的基本素质。

(一)思想政治素质

思想政治素质包括三方面内容:正确的世界观、人生观、价值观;坚定的理想信念和政治立场、政治信念和政治态度;现代的思想观念。

培育坚定的理想信念,拥护中国共产党的领导和中国特色社会主义制度,遵守宪法和法律。确立积极向上的人生观和社会主义的价值观,能够运用历史唯物主义与辩证唯物主义的基本观点分析问题、观察问题。自觉、积极、热情、主动投身到社会主义现代化建设的伟大社会实践之中,同时实现自我价值。为了迎接新的挑战,在思想素质上,大学生还应重视现代思想观念的形成和培养。要注意培养改革意识、竞争意识、公民意识、民主意识、平等意识、环境意识、持续发展意识等,要注意培养世界性眼光。

(二)道德品质素质

道德品质素质包括自觉遵守维护社会主义道德、社会公德、家庭道德和职业道德这几个方面。在社会主义道德和社会公德方面,要按照中共中央、国务院颁发的《新时代公民道德建设实施纲要》要求,把爱祖国、爱人民、爱劳动、爱科学、爱社会主义作为公民道德建设的基本要求;把集体主义、爱国主义作为公民道德建设的基本原则;把爱国守法、明理诚心、团结友善、勤俭自强、敬业奉献作为基本道德规范,努力提高人才的基本道德素质,促进人的全面发展。

职业道德是指人们在职业活动、履行其职责和处理各种职业关系过程中所发生的,其思想和行为应当遵循特定的执业行为规范,高等医药院校是培养高等医药人才的摇篮,他们将来或许走到药品的生产、经营的岗位上，是合格药品的提供者；或许走到国家药品检验、监测的岗位上，为人民能用上放心药严格把关；或许走进医院的各个科室，为患者的用药安全出谋划策。加强医药人才的职业道德修养，才能使他们更好地为本专业和社会的发展做出贡献，满足社会和人民的需要。

医药道德属于从事医疗行业的职业道德更为具体的要求，其规范的内容是：忠于医药事业，为患者的生命负责，一切为了人类健康；尊重科学、刻苦钻研、作风严谨、对技术精益求精；热爱患者，满腔热情，一视同仁；尊重患者，严守秘密；尊重同行，团结协作。大学生在校学习阶段要逐渐培养道德评价能力，逐步确立自己道德理想和道德信念。思想政治和道德素质是人类的灵魂，是统帅。

（三）心理健康素质

心理是指动机、兴趣、情感、意志、气质、性格等非智力因素，这些因素在人才综合素质中也起到非常重要的作用。心理健康素质是指健康的心理活动。如果在大学生在学习生活中热情高涨，表现出朝气蓬勃、奋发向上、热情乐观的态度，就能维持对学业的兴趣爱好，增强克服困难的信心，增强学习动力。具有良好素质的人，一般能清楚地认识自我，当社会和外界环境发生变化时，能正确地调整改善自我，增强心理承受能力，使自己的思想和行为适应客观实际的要求。人才的心理素质有共性，也有个性。在培养人才良好的心理素质共性的同时，还要注重发挥人才的个性，但一定要把个性纳入正确的认识轨道，使人才心理素质的个性发挥正效应。

第三节　药学人才的就业

大学生就业一直是党和政府最关心、社会最关注的问题之一。数量逐年增加的大学生，毕业后能否顺利地走向就业岗位既关系到我国人才的发展，又关系到社会能否和谐发展。党中央、国务院高度重视和关心高校毕业生就业，教育部也把高校毕业生就业摆在突出位置。

一、药学人才的就业方向

药学人才的就业方向十分广阔，与药品相关的各个领域，主要包括研究开发、生产、管理、营销及使用等领域都需要药学专业的毕业生，具体而言有各级医院、科研院所、医药企业、国家医药管理机关等单位。主要工作类型有：科研人员——在研究所、药厂的研究部门，从事药物的研发工作；生产技术人员——在企业的各个岗位，从事药品生产工作；医院药剂师——在医院药剂科，从事制剂、质检、临床药学等工作；药检人员——在药检所，从事药物质量鉴定和制订相应质量标准等工作；公司职员——在医药贸易公司或制药企业，从事药品销售、流通及国内外贸易等工作。

目前药学本科毕业生担任工作岗位总体包括：市场推销、销售或销售管理人员，医院药剂科药剂师或管理人员，医药公司生产、销售与管理人员，互联网药品销售与管理人员，临床监查员，教学或教学管理人员，公务员，药品注册及管理人员，市场研究人员；药学研究生毕业担任工作岗位总体包括：药品研发或管理人员，生产或生产技术管理人员，企业部门负责人。工作类别呈多元化，这种多元化在一定程度上也反映了社会各界对各类医药人才需求的趋势。

二、药学人才的就业现状

药学发展关系着每个人的健康，越来越受到国家和社会的重视。我国的药学事业近几年的发展也是非常迅猛的，许多药品都得到了国际市场的认可，也与外国企业建立了合作关系，社会对药学人才的需求正在增加，本专业的大学生就业率高达95%。制药业发展较快，尤其是生活水平提高以后，人们对保健品的需求在增大，企业对药学人才比较青睐。还有一块就是生化药品，这是一个新兴也是尖端的行业，发展前景很好。升学或者步入制药厂和医药研究所，从事各类药物开发、研究、生产质量保证和合理用药等方面的工作,以及从事药品销售代理等都是药学本科毕业生近年来的选择。

(一)继续深造成为越来越多毕业生的选择

中国加入 WTO 后,促进中国的高新科技企业飞速发展。拥有"自主知识产权"成为时代的需要,这对高新技术人才的需求也将随之进一步加大。本科生的学历层次和科研训练不再能满足药学高科技发展的需要。那些有志于从事尖端科研的学生就希望不断提高自身能力来实现自己的人生目标,毕业后能成为高级管理人才和高科技人才,并为此做好准备,因此选择了继续深造。另一方面的原因则是因为就业的区域性、行业性压力,大学生就业难导致选择继续深造的比例大幅增高,这意味着研究生教育收益率提高,自然会吸引更多人投资研究生教育。

(二)医药企业成为药学本科毕业生就业主渠道

从近十年来各高校的药学毕业生就业情况看,就业的分布情况因为地域有所不同,但总的来说,在企业工作的毕业生占大多数,2004 年后在药品生产企业工作的药学毕业生约占所有就业毕业生的50%,同时,越来越多的国外医药大公司正逐渐将生产和研发部门转移到中国,这些都为大学生提供了一定数量的就业机会。在全国就业形势不容乐观的情况下,药学类专业毕业生的就业前景仍然普遍看好。药学类毕业生供小于求,各医药公司、制药企业是吸收这类毕业生的大户,制药企业对人才的需求是稳中有升。据相关就业工作负责人介绍,近五年,中国药科大学、沈阳药科大学、四川大学华西药学院、复旦大学药学院、北京大学医学部药学院的毕业生就业率接近 100%,总体供需比达到1∶(3~4)。而药物制剂、天然药物化学等专业的研究生供需比甚至达到 1∶10。

(三)临床药学发展扩大了对药学本科生的需求

曾经我国医院管理"重医轻药"的思想根深蒂固,多数药学人员只有中专或大专水平,要求较低,只需要看懂说明书,分清药品、药材即可,临床药师只负责进药、发药,不能或者不愿意对患者提供更多的服务,比如交代服药时间、服用方法、剂量、交代药物的不良反应、告知饮食对药物的影响等,更不会辅助医师进行药物的临床监测和用药指导。但随着国际社会对医院用药安全的关注,在我国药物治疗的安全性与有效性、药物上市后的监测、新药评价、合理用药等临床药学工作越来越受到重视。2022 年 5 月,国务院令第 752 号《国务院关于修改和废止部分行政法规的决定》对《医疗机构管理条例》的部分条款予以修改,决定自 2022 年 5 月 1 日起施行,为我国医疗卫生系统实现多学科、多专业之间的互相协同和制约奠定了基础,对我国的临床药学的学科建设和临床药师的成长起到阳光雨露的作用,这将极大促进临床药学人才的需求。2005 年,为贯彻《医疗机构药事管理暂行规定》,适应医疗机构开展临床药学工作、逐步建立临床药师制的需要,推动与规范临床药学人才培养工作,卫生部决定开展临床药师培训试点工作的通知;2006 年,首批 19 所医院开展临床药师培训;2007 年,第二批新增 31 所医院;2010 年,第三批新增 43 所医院;到 2015 年,有 194 所医院临床药师培训基地对外招生,按照在职进修的形式,对学员开展 1 年的培训工作。截至 2020 年,我国在各省、自治区、直辖市共建立了 275 家临床药师培训基地,累计培养临床药师 1.7 万人,我国二级、三级医院目前临床药师需配备 8 万余人,专业临床药师缺口仍然巨大。

(四)药学毕业生就业仍存在区域相对集中的问题

药学类本科毕业生主要选择在京、津、沪和浙、苏、粤、鲁的沿海城市、直辖市及省会城市就业,仅有少数毕业生选择了国家急需人才的边远或农村地区。一些著名的大型药企由于地域问题,也很难招到满意的人才。

三、树立正确的择业观

面对巨大的竞争压力,拥有正确的择业观有助于大学生把握就业择业的机会。大学生的就业观念是其世界观、价值观和人生观的综合体现,高校毕业生只有培养和树立正确的就业观念,顺利步入社会,才能将知识与能力更好地奉献给祖国的药学事业。

（一）基层干起观念

大学生在校所学的知识往往只是停留在理论阶段，与实际应用还有一段距离。所以他们进入社会工作还需要学习岗位上所必需的基本技能。这就要求刚进入社会的大学生树立从基层做起的观念，经过实际工作的积累，一步步地构筑起适应社会需要的知识结构。实际最需要毕业生的边远地区、中小城市、艰苦行业的基层一线中小型企业等，人才奇缺，非常希望能接收到优秀大学毕业生，但却没有多少毕业生愿意到这些地方去，即使去的毕业生也容易流失。

中央组织部、教育部等七部门联合印发《关于引导和鼓励高校毕业生到城乡社区就业创业的通知》，鼓励高校毕业生围绕社区服务需求就业创业，助推城乡社区治理体系和治理能力建设。习近平总书记给中国石油大学（北京）克拉玛依校区毕业生回信中提到，希望全国广大高校毕业生志存高远、脚踏实地，不畏艰难险阻，勇担时代使命，把个人的理想追求融入党和国家事业之中，为党、为祖国、为人民多作贡献。到基层去正成为越来越多高校毕业生的选择。近年来，教育部会同中央组织部、人力资源和社会保障部、共青团中央等部门，共同推进做好"特岗计划""西部计划""三支一扶"和"大学生村官"等基层就业项目，引导广大毕业生到基层一线，到祖国和人民需要的地方建功立业。刚进入社会的药学毕业生必须树立基层观念，到祖国最需要的地方去工作，一点一滴地积累实际经验，将来才能有运筹帷幄之举，最终实现自己的人生价值和社会价值。

（二）自主创业观念

《关于做好2023届全国普通高校毕业生就业创业工作的通知》中提到支持自主创业和灵活就业。各地各高校要积极鼓励和支持高校毕业生自主创业，在资金、场地等方面向毕业生创业者倾斜，为高校毕业生创新创业孵化、成果转化等提供服务。推动中国国际"互联网＋"大学生创新创业大赛等大学生创业项目转化落地。各地教育部门要配合有关部门落实灵活就业社会保障政策，为毕业生从事新形态就业提供支持，推动灵活就业规范化发展，切实维护高校毕业生合法权益。同时，国家在政策上和基地建设上，对大学生自主创业也都给予了大力的支持。由此可见，大学生自主创业已成为一股必然的趋势。

创业观念对大学生来说，机遇大于挑战，若能将专业课程与创业教育相结合，充分挖掘校友等社会资源，在专业领域共同探讨，合作发展，大学生创业"自己当老板"将成为大学生步入社会的新航道。目前正是我国医药行业的大变革时期，只要敢于拼搏，追求卓越，就能获得真诚的回报。影响大学生进行创业的首先是思想观念问题。许多家长和学生认为，个体经营者不如国家干部"体面"，所以，宁愿"千军万马过独木桥"去考公务员而不向自主创业这方面考虑。另外，许多人虽然有创业意向，但究竟干什么，存在着挑肥拣瘦，甚至歧视某些行业的思想观念，所以，在接受高等教育的过程中，学生要树立正确的择业观。降低自己就业的期望值，调整心态，摒弃"天之骄子"的观念，以"普通劳动者"的心态，低调就业，特别是在创业行业选择上，要一视同仁，只要是有发展前景的项目，就要坚决付诸行动。大学生由于没有社会经验，而且技能较单一，而创业需要较强的各方面能力，所以要促进大学生能够积极参与创业，就必须利用学校教育阶段对他们进行创业方面的培训。现在我国从国际劳工组织引入的KAB（know about business，中文名为"了解企业"）和SYB（start your business，中文名为"创办你的企业"）等创业培训项目，从创业构思到组织结构、预算、管理以及创业计划书的制作、后期服务等方面都做了比较好的编制，很适合用于对大学生进行创业前培训。另外，通过培训还要让有意从事创业的学生了解党和国家对大学生创业的有关政策，以便他们在创业中能够利用政策扶持，提高创业的成功率。创业对社会经济发展具有积极作用，但是大学生创业面临的许多困难依靠自己是较难克服的，政府也从各个方面予以了扶持和引导，特别是在政策上有所倾斜，在项目、税收、贷款场地扶持、专家指导等方面都提供了相关保障。

（三）敬业奉献观念

敬业者应当是具有责任心、奉献精神和成就感的人，是在工作中讲究诚信的人，是以圆满完成工作任务而非升迁和报酬多寡来要求自己的人。现在一些药学毕业生看到医药经济高速增长与药学人才相对短缺的矛盾,到企业不久,不想为企业贡献多少,就想工资待遇问题,否则就辞职。或者工作稍有不如意,就忙着跳槽。大学生要发展、要成才,还是要静下心来,在平凡的工作岗位上爱岗敬业,自觉地把自己的前途、命运和企业的前途、命运联系在一起,才会迎来自己辉煌的时刻。敬业必需精业。所谓精业,就是要熟悉业务、精通业务,要做到熟悉和精通业务,大学生应从学好专业知识做起,加强社会实践,培养动手能力。参加工作以后,要充分调动自己的聪明才智,在学识和业务上才能与时俱进,为持续晋升创造了良好条件。敬业要从小做起。在日常生活中,有大量事务性的、琐碎的工作需要去处理,因此,敬业就是要从每一件事上做起。

第十二章
目标测试

（周其冈）

参考文献

[1] 毕开顺.药学导论.4版.北京:人民卫生出版社,2016.

[2] 唐德才,吴庆光.中药学[M].4版.北京:人民卫生出版社,2021.

[3] 李经纬,余瀛鳌,蔡景峰,等.中医大辞典[M].2版.北京:人民卫生出版社,2005.

[4] 吴一龙,陈晓媛,杨志敏.真实世界研究指南:2018版.北京:人民卫生出版社,2018.

[5] 国家药品监督管理局.国家药监局关于发布真实世界证据支持药物研发与审评的指导原则(试行)的通告(2020年第1号).(2020-01-03)[2023-06-05].https://www.nmpa.gov.cn/yaopin/ypggtg/ypqtgg/2020010
7151901190.html.

[6] 国家药品监督管理局药品审评中心.国家药监局药审中心关于发布《真实世界研究支持儿童药物研发与审评的技术指导原则(试行)》的通告(2020年第22号).(2020-08-27)[2023-06-05].https://www.
nmpa.gov.cn/xxgk/ggtg/qtggtg/20200901104448101.html.

[7] 陈凯先.生物医药科技创新前沿、我国发展态势和新阶段的若干思考[J].中国食品药品监管,2021(8):
4-17.

[8] 程蒙,杨光,黄璐琦.《中国中药资源发展报告(2019)》综述——中药资源发展七十年历程与展望[J].中国食品药品监管,2021(3):16-27.